Mariel Croon

Schwanger
werden

▮ Den richtigen Zeitpunkt finden

▮ So steigern Sie Ihre Fruchtbarkeit ganz natürlich

▮ Ungewollt kinderlos? Alle medizinischen Hilfen

Aus dem Niederländischen übersetzt
von Karin Arends-Kailer

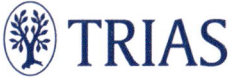

Inhalt

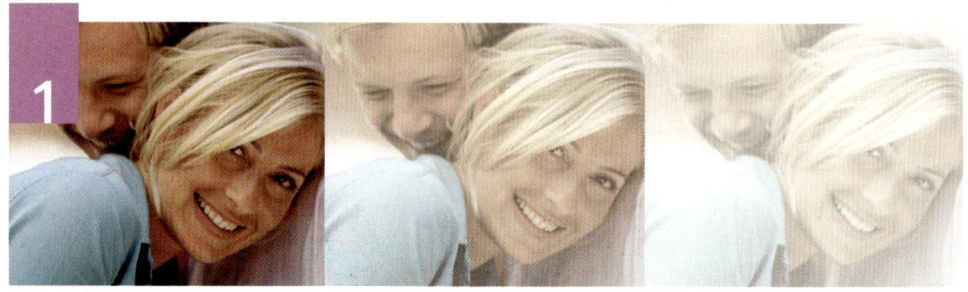

Die Entscheidung

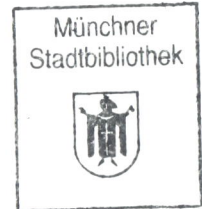

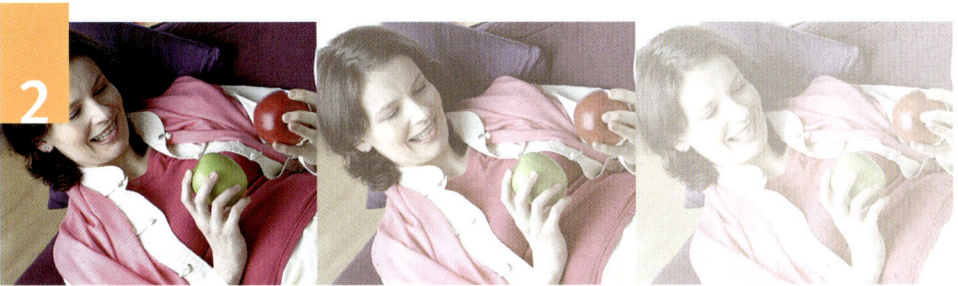

2

Gute Vorbereitung ist die halbe Arbeit

Inhalt

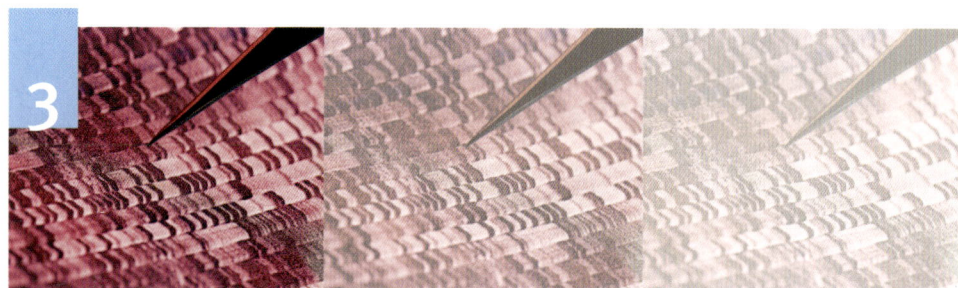

3

Hauptsache gesund

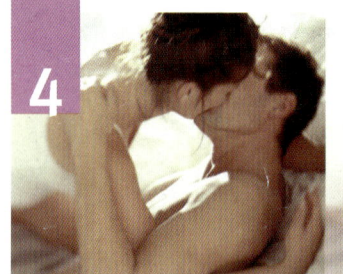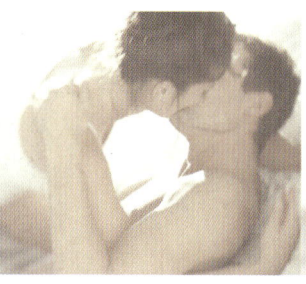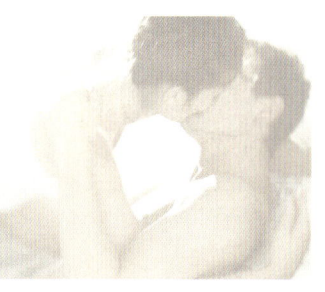

4

Infektionen

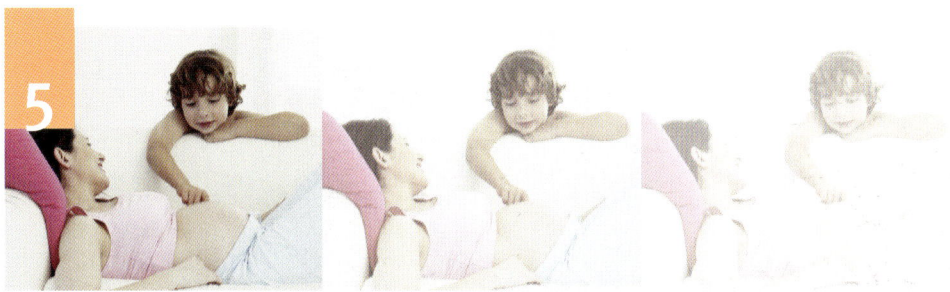

5

Schwanger werden

Inhalt

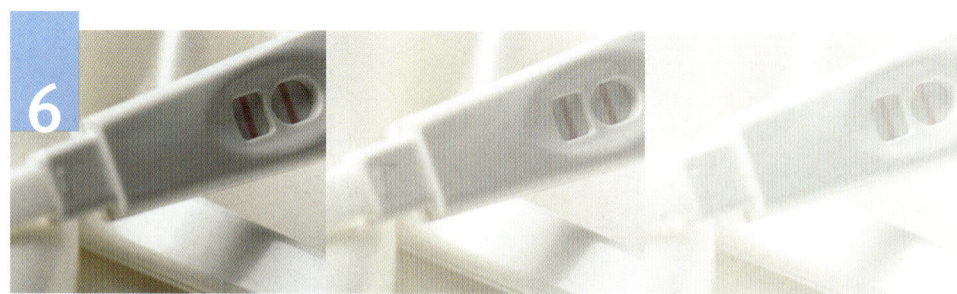

6

Wenn es nicht spontan klappt

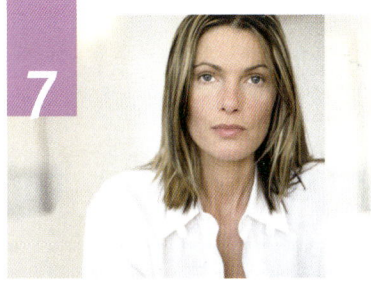
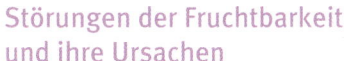
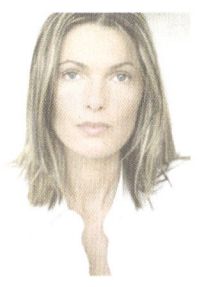
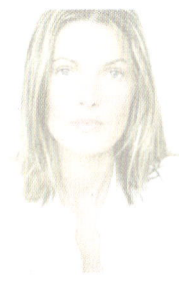

7

Störungen der Fruchtbarkeit und ihre Ursachen

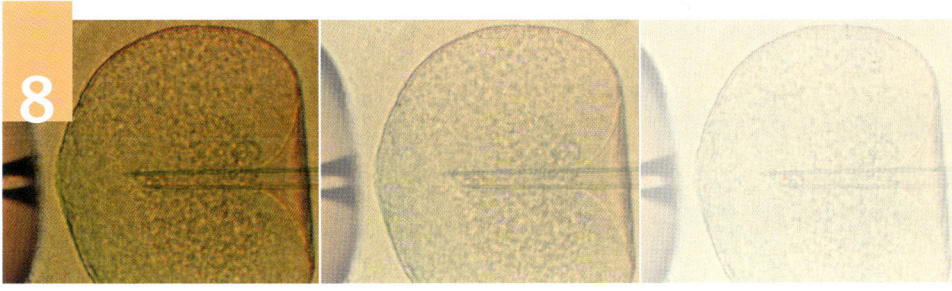

8

Fruchtbarkeitsbehandlungen

Inhalt

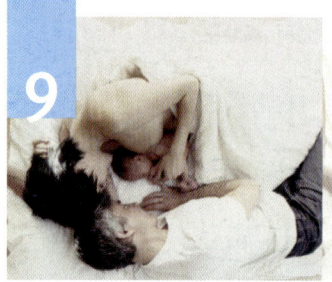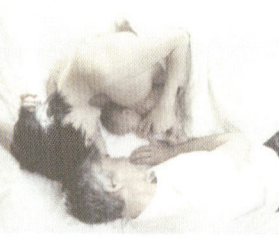

9

Ein Dritter im Spiel

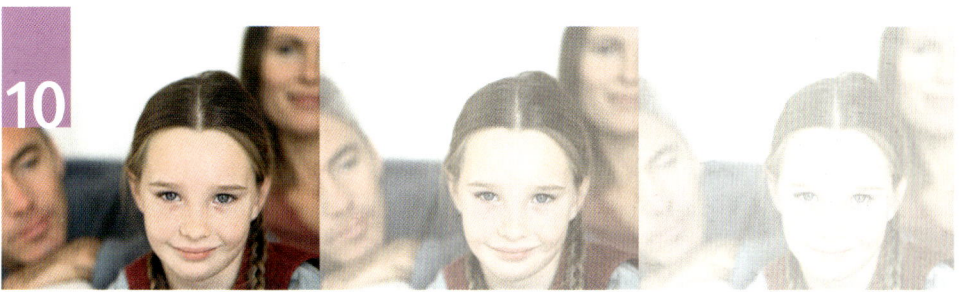

10

Wenn alle Versuche vergebens waren

Einleitung

Wie es zu diesem Buch kam

An die Lektionen über Fortpflanzung in der Schule erinnere ich mich nicht mehr ganz genau. Mir ist noch im Gedächtnis geblieben, wie der Lehrer verlegen einer Gruppe von johlenden Jugendlichen zu erklären versuchte, wie der Menstruationszyklus verläuft. Die Jungs waren gerade im Stimmbruch, die Mädchen hatten zum ersten Mal ihre Tage und alle waren sie mehr an der Praxis interessiert als an der Theorie.

Aber wenn dann später endlich die Theorie in die Praxis umgesetzt und ein Kind gezeugt werden soll, ist das Schulwissen bei den meisten Frauen – und Männern – ziemlich weit weg. Die meisten Frauen haben, wenn sie einmal um die dreißig sind, ihr halbes Leben lang versucht, eine Schwangerschaft *zu verhindern*. Wie sollte man dann plötzlich wissen, wann der günstigste Zeitpunkt für eine Befruchtung ist, wie oft man miteinander schlafen soll, welche Lebensdauer eine Samenzelle hat und wie man feststellen kann, wann der Eisprung bzw. die Ovulation bevorsteht? Ob man gleich schwanger werden darf, nachdem man die Pille abgesetzt hat? Und ob man schon gesund zu leben beginnen muss, bevor überhaupt eine Schwangerschaft vorliegt? Und ob man die Chance auf ein gesundes Kind selbst beeinflussen bzw. erhöhen kann? Und wenn ja: wie?

Über das Zeugen von Kindern wurde schon sehr viel geschrieben, aber fast nur, wenn Ärzte und Medikamente im Spiel sind. Retortenbabys, sechzigjährige Frauen, die durch Eizellspenden Mutter werden und weit kompliziertere technologische Kunststückchen der Reproduktionsmedizin machen regelmäßig Schlagzeilen. Aber normal schwanger werden ist so alltäglich, dass kaum darüber geschrieben wurde und wird.

Die Erforschung der menschlichen Reproduktion wird erschwert, da »die Tat« sich im Verborgenen vollzieht und die Befruchtung allen Blicken entzogen im Innern des Körpers erfolgt. Dadurch wird selbst die ganz normale Empfängnis in ihrer Alltäglichkeit ein geheimnisvolles Ereignis, das sich nur schwer untersuchen und beschreiben lässt. Dies stellte auch die Frau eines Journalistenkollegen bei ihrer Suche in Buchhandlungen und Bibliotheken fest, als bei ihr das Schwangerwerden nicht von selbst ging. Und so kam es, dass ich mich dazu entschloss, dieses Buch zu schreiben. Und zwar für Frauen *und* Männer, denn schwanger werden ist keine typisch weibliche Angelegenheit. Sobald meine drei männlichen Kollegen, die alle drei Wirtschaftsjournalisten sind, entdeckt hatten, dass ich früher Hebamme gewesen war und einiges über Schwangerschaften wusste, gab es für sie fast kein anderes Gesprächsthema mehr. Der erste hoffte, dass es ihm und seiner Frau bald gelingen würde ein Kind zu zeugen. Der zweite gab verlegen zu, dass das auch ihn beschäftigte und der dritte hatte gerade das zweite Kind bekommen und kannte alle Probleme. Auch er hatte zu Anfang gedacht: ›Wir wollen ein Kind, aber was hat das für Konsequenzen? Muss jetzt geplant werden, wann wir miteinander schlafen? Muss das nach Plan erfolgen und wenn ja, nach welchem? Und wird auch von mir verlangt, dass ich gesünder lebe und auf meine Ernährung achte?‹

Der letzte Punkt, nämlich schon vor der Schwangerschaft gesund zu leben, ist kein überflüssiger Luxus. Wer eine Schwangerschaft gut vorbereitet und dafür seinen Lebensstil anpasst, erhöht die Chance auf ein gesundes Kind. Das trifft zwar verstärkt auf Frauen zu, aber auch angehende Väter können die Gesundheit ihres Kindes beeinflussen. Der dringende Rat, mit dem Rauchen aufzuhören, gilt nicht nur Frauen, sondern auch Männern. Rauchen beeinträchtigt u. a. die Qualität des Samens. Außerdem raucht die schwangere Ehefrau ungewollt mit und das schadet dem ungeborenen Kind.

So gibt es mehrere gute Ratschläge, die ihren Nutzen bewiesen haben. Das heißt also, dass die Verantwortung der Eltern in spe schon vor der Zeugung beginnt. Manche empfinden das als eine Belastung. Lebensregeln und Einschränkungen sind schließlich keine Garantie für ein gesundes Baby. Opfer bringen, etwas das nun einmal zum Elternsein gehört, fängt schon an, bevor das Kind da ist, das man lieb gewonnen hat und für das man gerne Opfer bringt. Und über etwas, was völlig spontan und sorglos sein müsste, nämlich miteinander schlafen um ein Kind zu zeugen, muss plötzlich nachgedacht werden. Eltern mit gesunden Kindern sagen manchmal: Gott sei Dank brauchten wir damals überhaupt nicht darüber nachzudenken. Aber Eltern mit behinderten Kindern sagen oft: Hätte ich das alles nur gewusst. Vielleicht hätten die Ratschläge, zum Beispiel Folsäure einzunehmen, geholfen. Vielleicht auch nicht. Sie bräuchten aber auf jeden Fall nicht mit dem Gedanken zu leben, dass sie ihrem Kind die Behinderung vielleicht hätten ersparen können.

Vieles, was in diesem Buch steht, war in den achtziger Jahren noch nicht bekannt. Man glaubte, dass sich das Baby einfach nimmt was es braucht, eventuell sogar auf Kosten der Mutter. Als ich selbst mit meiner ältesten Tochter schwanger war, habe ich nicht nur zu Hause und in Lokalen schwer ›mitgeraucht‹, ich bin auch in tropische Länder gereist, habe Popkonzerte besucht und Abmagerungskuren gemacht, weil ich Angst hatte zu dick zu werden. Obwohl ich schon damals Hebamme war, wusste ich nicht, dass all diese Dinge unnötige Gesundheitsrisiken für das Baby waren.

Meiner inzwischen fünfzehnjährigen Tochter geht es gut. Aber während der Schwangerschaft wuchs sie nicht schnell genug, sie wurde mit einem Herzfehler geboren und sie hat Asthma und Ekzeme. Ich werde immer mit der Frage leben müssen, ob es geholfen hätte, wenn ich gesünder gelebt hätte. Deshalb gehöre ich absolut zu der Gruppe von Frauen, die sagen: ›Wenn ich es nur gewusst hätte, dann wäre ich viel vorsichtiger gewesen.‹ Nicht nur während meiner eigenen Schwangerschaft, sondern auch bei meiner Arbeit als Hebamme. Bei manchen Ratschlägen, wie zum Beispiel das Rauchen aufzugeben, wäre ich härter aufgetreten. Und andere Ratschläge, wie zum Beispiel nicht zu dick werden, hätte ich überhaupt unterlassen.

Das Positive an allen Informationen ist, dass man in gewisser Weise selbst aktiv zur Gesundheit des Kindes beitragen kann schon vor oder während der Schwangerschaft.

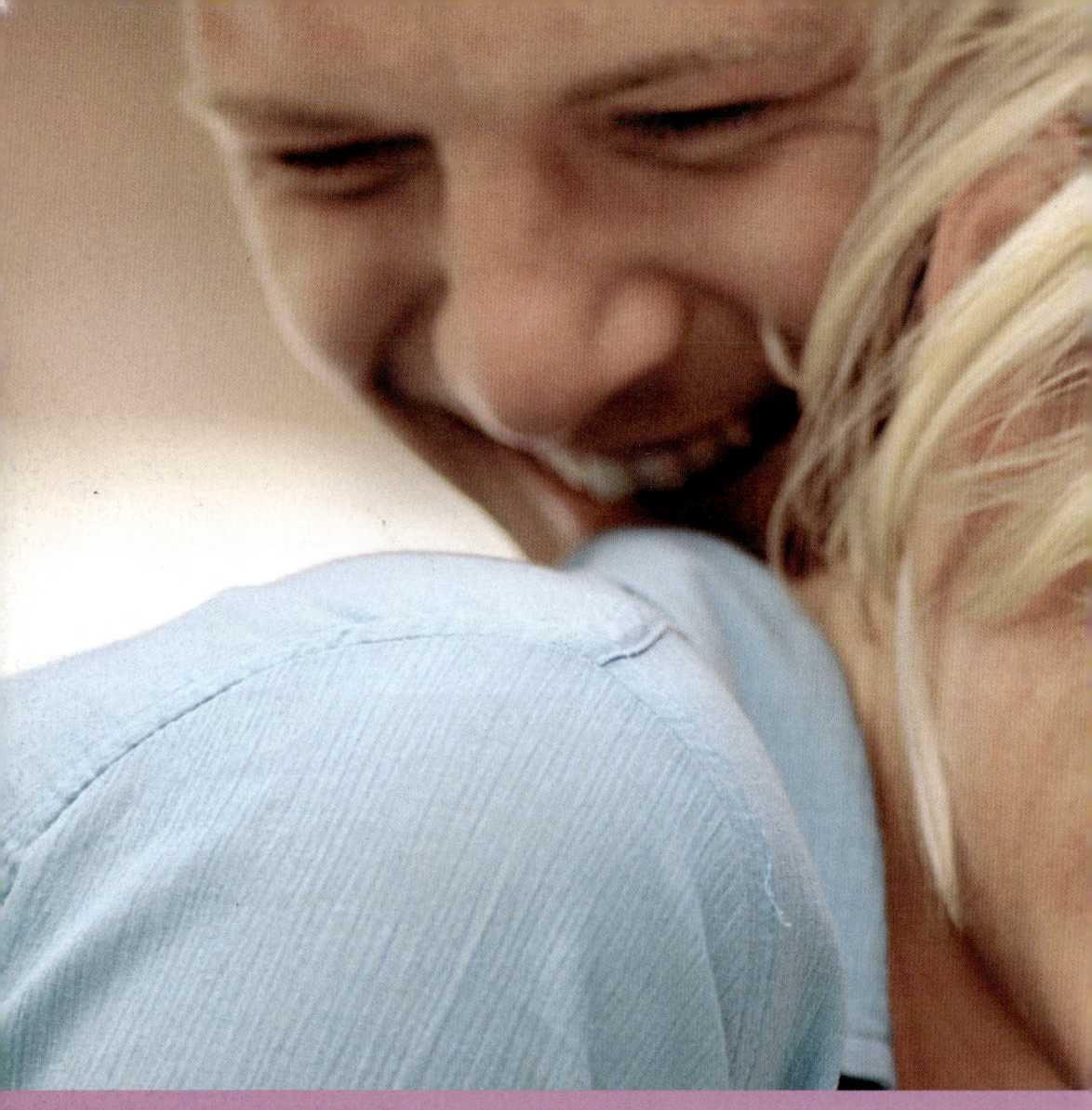

Viele junge Frauen gehen davon aus, Kinder kriegen sei etwas, was man leicht auf später verschieben kann. Männer leben noch stärker in dem Glauben, bei ihnen ticke keine biologische Uhr, ganz abgesehen von der Frage, ob man überhaupt Kinder bekommen sollte. Nach dem dreißigsten Lebensjahr nimmt bei Frauen die Reproduktionsfähigkeit ab und nach dem fünfunddreißigsten Lebensjahr sogar rapide. Wenn Paare langsam auf die Vierzig zugehen, würde bei näherer Betrachtung ein Kind ganz gut in ihr Leben passen. Aber für viele ist es dann schon zu spät. Einfach schwanger werden gelingt nicht mehr. Deshalb ist eine frühzeitige Abwägung geboten, denn sonst wird einem die Entscheidung abgenommen.

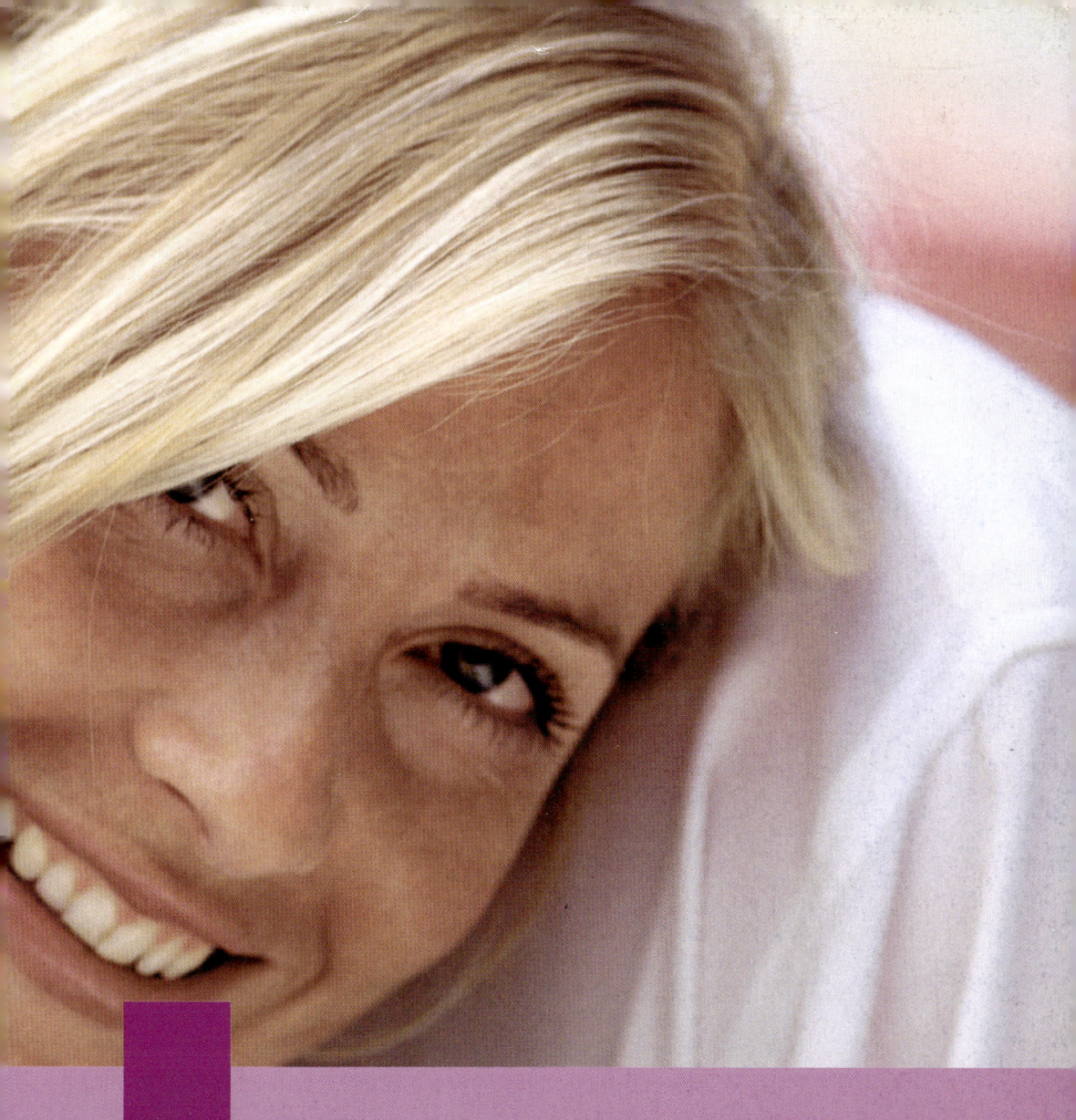

1

Die Entscheidung

Die Entscheidung

Wollen wir ein Kind?

Deutsche Frauen werden im Durchschnitt zum ersten Mal mit 28 Jahren Mutter. Und dieses Alter steigt immer noch. Spät Mutter zu werden ist zwar günstig für Karriere und Stundenlohn, hat aber seinen Preis. Denn ein Aufschieben der Mutterschaft kann ungewollt und unbeabsichtigt bedeuten, die Mutterschaft ganz aufzugeben, weil es nämlich später oft nicht mehr gelingt, schwanger zu werden.

Da beim Hinausschieben einer Schwangerschaft der Partner eine wichtige Rolle spielt, sollte man rechtzeitig beginnen, mit ihm über einen eventuellen Kinderwunsch zu reden.

»Freunde mit Kindern vergessen uns einfach.«

Vincent[1]: ›Wir sind fast dreißig Jahre zusammen, Isabelle ist 48 und ich 52. Anfangs wollten wir bewusst keine Kinder. Isabelle tanzte bei einem Ensemble und ich ging als Künstler völlig in meiner Arbeit auf, stand zehn, fünfzehn Stunden am Tag in meinem Atelier.‹

Isabelle: ›Wir haben es immer schön gehabt zusammen. Wir fanden es wichtig, uns zu entwickeln, viel zu lesen, aber auch ins Theater und in die Oper zu gehen. Aber es war auch ein bisschen »der Zeitgeist«. Es herrschte eine Stimmung, die fast »antikind« war. Daran lag es aber nicht unbedingt, denn wir haben schon recht früh damit angefangen, über Kinder zu reden.‹

Vincent: ›Wir haben das Thema eigentlich nie vermieden. Wir wollten eben einfach keine. Ich machte mir auch Sorgen ums Geld. Ich war damals noch kein Lehrer an der Kunstakademie und Aussichten auf einen festen Job gab es nicht.‹

Isabelle: ›1982 stellte ich plötzlich fest, dass ich schwanger war. Ich merkte es daran, dass ich keinen Kaffee mehr vertrug

und nur noch auf flachen Schuhen gehen wollte. Ich merkte es gerade noch früh genug für eine Abtreibung. Ich war unglaublich erleichtert. Wir waren einfach noch nicht reif für ein Kind.‹

Vincent: ›Wahrscheinlich wäre unsere Beziehung dadurch in die Brüche gegangen. »Nein, nicht auch das noch«, dachte ich damals, »das schaffe ich nicht«. Heute verstehe ich eigentlich gar nicht mehr, warum ich damals so reagiert habe.‹

Isabelle: ›Mit 33 habe ich dann schließlich bei dem Ensemble aufgehört. Eigentlich wäre das für mich der richtige Zeitpunkt gewesen. Ich habe mich dann zur Bewegungstherapeutin ausbilden lassen. Und auch danach wäre es noch gegangen. Aber ich dachte mir: Erst eine eigene Praxis aufbauen. Und im Stillen wartete ich auch auf so eine Art »Brutneigung«, während ich an meiner Karriereplanung arbeitete.

Eine Kollegin, die mit mir im gleichen Ensemble war und gleichzeitig mit mir aufgehört hat, wurde schwanger. Ich interessierte mich sehr für ihre Schwangerschaft und hoffte, dass der Funke überspringen würde, aber das war nicht der Fall. Man muss doch irgend etwas spüren, um sich entscheiden zu können! Die Spirale entfernen zu lassen ist ja schließlich eine ganz bewusste Ent-

---

[1] Manche Frauen und Männer, die für dieses Buch befragt wurden, werden unter ihrem eigenen Namen zitiert, andere zum Schutz ihrer Privatsphäre unter Pseudonym.

scheidung. Ich konnte das einfach nicht. Und leider wiesen die Ärzte einen damals nicht darauf hin, dass man das Kinderkriegen nicht zu lange aufschieben soll. Im Gegenteil: Als ich 34 war, sagte der Frauenarzt zu mir: »Nur keine Eile. Sie haben ja noch Zeit genug.«‹

Vincent: ›Das änderte sich eigentlich, als wir über 35 waren. Man geht dann weniger aus, wird häuslicher. In der Zeit besuchte uns mein Bruder aus Australien mit seiner Familie. Ich begegnete zum ersten Mal seinem Sohn. Der Junge hatte genau die gleichen Hände wie mein Bruder, als er mit neunzehn Jahren auswanderte. Das traf mich und ich stellte zu meinem Erstaunen fest, dass man das Leben weitergibt und dass es in den eigenen Kindern wiederkehrt. Zwei Jahre später starb mein Vater und kurz danach bekam meine Mutter einen Schlaganfall. Und plötzlich, ja plötzlich sieht man Vergangenheit und Zukunft in einem ganz anderen Licht.‹

Isabelle: ›Mit 40 bekam ich dann eine Gebärmuttergeschwulst. Der Gynäkologe machte mir klar, dass es höchste Zeit war, wenn ich noch ein Kind wollte. Aber wir blieben unentschlossen. Bis schließlich wieder einmal ein Echo gemacht wurde und der Gynäkologe – diesmal ein anderer – auf den Bildschirm schaute, dann auf mich, und plötzlich sagte: »Sie sind ja schwanger.« Mein Herz schlug höher und ein Glücksgefühl durchströmte mich. Aber direkt darauf kam die Ernüchterung: »Ich fürchte aber, das geht nicht gut.« Aber es war trotzdem um uns geschehen.
Es dauerte noch eine Woche, bevor die Blutungen einsetzten und ich sicher wusste, dass es vorbei war. Aber in dieser Woche fühlte ich mich wirklich schwanger. Zwanzig Jahre hatte ich auf dieses Gefühl gewartet und jetzt endlich erkannte ich es. Wir wollten schrecklich gerne ein Kind. Aber ich war inzwischen 41 und hatte ein Myom, das weiter- und weiterwuchs und immer mehr Beschwerden verursachte. Wir haben noch ein ganzes Jahr lang versucht, schwanger zu werden, aber dann musste meine Gebärmutter entfernt werden und der Traum war aus. Es tat mir schrecklich leid, dass Vincent und ich keine Kinder mehr bekommen konnten.‹

Vincent: ›Ich weiß eigentlich gar nicht, ob ich mir damals der Folgen bewusst war, als wir uns gegen Kinder entschieden. Ich glaube, dass ich dadurch ein Stück von mir selber nicht kenne. Zu Weihnachten oder im Sommer, wenn man am Strand überall Familien sieht, dann nagt es an mir. Dann wird mir auch bewusst, dass wir nie Enkel haben werden. Jetzt, hinterher, denke ich oft: Verdammt noch mal, wenn ich noch mal die Wahl hätte, würde ich mich anders entscheiden.‹

Isabelle: ›Vor einigen Jahren starb meine Schwester. In der Zeit, in der sie krank war und starb, habe ich gesehen, wie stark das Band war, das sie mit ihren Kindern hatte und wie viel Unterstützung ihr Mann von ihnen bekam, als er seine Frau verlor. Und wie die ganze Familie bei der Beerdigung beisammen war.‹

Vincent: ›Ja, das fehlt uns. Jemand, der Freude und Leid mit einem teilt.‹

Isabelle: ›Man wird dadurch auch so verletzlich, denn wenn einer von uns geht, bleibt der andere allein zurück.‹

Vincent: ›Als unsere Freunde Kinder bekamen, hat sich die Freundschaft verändert. Der Kontakt ist komplizierter geworden. Sie vergessen uns einfach, rufen nicht mehr an. Sie lernen neue Leute über die Schule der

Die Entscheidung

Kinder kennen, treffen sich mit anderen Eltern. Und, ehrlich gesagt, störte es uns auch manchmal, wenn auf Festen und bei Feiern immer nur über die Kinder geredet wurde.‹

Isabelle: ›Es entsteht ein gewisser Abstand, ich fühle mich oft ausgeschlossen. Das trifft mich tief. Mir fehlt es tagtäglich, ein Kind. Dass man etwas zurücklässt, das so innig mit einem verbunden ist. Darüber habe ich schon viele Tränen geweint. Aber das lässt man dann auch wieder hinter sich. Man kommt zu einem gewissen Punkt, an dem man sich sagen muss: So, jetzt wird es Zeit, dass ich einen Schlussstrich ziehe.‹

Vincent: ›Ja, und das gelingt dann auch. Das Wichtigste ist ja, dass wir zwei es immer noch gut miteinander haben.‹

Isabelle: ›Ich bin unheimlich froh darüber, dass ich das Gefühl noch gekannt habe, diesen Kinderwunsch. Das hat meinem Leben eine neue Art von Wärme gegeben.‹

Wir machen ein Kind. Oder doch nicht?

Sie kannten einander schon lange, bevor sie Kinder bekamen, die beiden Paare – in den Dreißigern –, die einander vor dem Eingang des Tiergartens begegneten. Sie hatten sich seit Jahren nicht mehr gesehen. Es war offensichtlich, dass die beiden Frauen ungefähr gleichzeitig Mutter geworden waren. Die beiden Kleinkinder, die ungeduldig quengelten, weil sie endlich weiter wollten, waren etwa im gleichen Alter. Sie wurden ausführlich vorgezeigt und bewundert und auf einmal fragte der eine Vater den andern: ›Kommt bei euch noch ein Zweites?‹ Worauf der andere antwortete: ›Wissen wir noch nicht. Und bei euch?‹

›Wissen wir auch noch nicht‹, grinste dieser. ›Nein, also im Ernst, uns reicht es eigentlich so, ich glaube kaum, dass wir noch ein zweites Kind machen.‹

Worauf der andere, in Lederjacke und mit Stoppelhaarschnitt, im reinsten Berlinerisch antwortete: ›Kinder macht man nicht, die kriegt man.‹

Vielleicht lag es an seiner Erziehung, vielleicht hatte sein Kleiner damals auch lange auf sich warten lassen, jedenfalls war sich der Vater in der Lederjacke der Tatsache bewusst, dass Kinder nicht auf Abruf kommen.

Für den anderen Vater war die Familienplanung eine sehr übersichtliche Angelegenheit. Er wollte zwar noch darüber nachdenken, aber alles hing nur davon ab, ob und wann er sich für ein neues Baby entscheiden würde.

Da, vor dem Eingangstor zum Tiergarten – und nicht zufällig dort – wurde moderne Elternschaft demonstriert. In unserer heutigen Zeit, in der beide Eltern arbeiten, teilen moderne Eltern immer bewusster ihre Zeit ein. Kinder werden in die Freizeitplanung mit einbezogen, damit sie zum Glück ihrer Eltern beitragen. Wir bekommen Kinder, wenn es uns passt, oder besser gesagt: Wenn es uns nicht passt, sorgen wir dafür, dass wir keine Kinder bekommen.

»Kindersegen Anfang des 20. Jahrhunderts.«

Susanne: ›Meine Oma fragte 1935 den Pfarrer, ob sie ›aufpassen‹ dürfe, wie Knaus-Ogino oder die Zeitwahl-Methode damals genannt wurde. Sie fand, dass vier Kinder ausreichten, denn sie war viel krank und die Familie hatte wegen der hohen Arzt- und Arzneikosten Geldprobleme. Aber der Pfarrer fand, dass sie Gottes Wasser über Gottes Land laufen lassen müsse und es kamen also noch drei.

Ich wäre nicht ehrlich, wenn ich es dem Pfarrer übel nehmen würde, denn hätte er sich anders verhalten, wäre ich heute nicht hier – mein Vater war nämlich die Nummer sechs. Aber meiner Oma hätte ich gerne ein ruhigeres Leben gegönnt. Sie ›machte‹ keine Kinder, die kamen einfach. Ob sie es wollte oder nicht.‹

Verlorene Generation

Durch die Pille und den stark zurückgegangenen Einfluss der Kirche ist es leichter geworden, eine Schwangerschaft zu verhüten. Aber im Gegensatz dazu ist es sehr viel schwerer geworden, sich bewusst für ein Kind zu entscheiden. Für die meisten ist es zu einem Problem und damit zu einer Aufgabe geworden.

Wollen wir ein Kind oder lieber doch nicht? Wenn ja, was wäre dann der richtige Augenblick? Ist es vernünftiger, erst Karriere zu machen und die Schwangerschaft aufzuschieben oder erst schwanger zu werden und sich dann verstärkt um die Karriere zu kümmern? Und wenn kein Partner da ist: Ist es eine Option, ein Kind allein großzuziehen?

Nicht-Entscheiden ist auch eine Entscheidung. In den meisten Fällen bedeutet es Aufschub, denn solange die Pille oder ein anderes Verhütungsmittel nicht abgesetzt wird, wird man normalerweise nicht schwanger. Im Westen werden Frauen immer später Mutter. Das durchschnittliche Alter steigt immer noch.

Fehlende Kindertagesstätten erschweren es den Müttern, ihren Beruf auszuüben und die Betreuung ihres Kindes für diese Zeit anderen zu überlassen. Viele Frauen schieben ihre erste Mutterschaft auf, bis sie ihre Karriere gesichert haben, nehmen dann eine Teilzeitstelle und bringen dann Kinder und Beruf unter einen Hut.

TIPP

Sich rechtzeitig fragen

▮ Stellen Sie sich frühzeitig die Frage: ›Will ich ein Kind und wenn ja, unter welchen Umständen?‹ Das gilt für Frauen *und* Männer, auch für die, die den richtigen Partner noch nicht gefunden haben. Es gibt ja auch andere Möglichkeiten, ein Kind zu bekommen als nur innerhalb einer festen Beziehung. Denn wer kinderlos bleibt, sollte es wenigstens aus freiem Willen sein.

Die Entscheidung

Diese Art von Lebenslaufplanung hat Vorteile. Eltern über dreißig sind stabiler und haben finanziell mehr Möglichkeiten als jüngere. Sie sind sich sicherer und bereit, die verlangten Opfer zu bringen. Ausbildung bzw. Studium sind abgeschlossen, die geplante Weltreise gemacht und die wilden Jahre vorbei. Und auf der Karriereleiter geht es endlich nach oben.

INFO

Kinder- und Karriereplanung

▌ 26 Prozent der heute 30-jährigen Frauen in den alten und 31 Prozent der Frauen in den neuen Bundesländern bleiben nach Ergebnissen des Bundesministeriums für Familie kinderlos. Manche bewusst, manche wegen beeinträchtigter Reproduktionsfähigkeit, manche, weil sie nicht rechtzeitig den richtigen Partner gefunden haben und viele, weil sie die Entscheidung zu lange aufschieben.
Gerade Frauen mit einem höheren Bildungsniveau und besseren Karrierechancen entscheiden sich erst spät für Nachwuchs und verzichten auf ein zweites Kind, um im Beruf den Anschluss zu halten.

▌ Aufschub der Schwangerschaft hat einen günstigen Einfluss auf das Einkommen der Frauen. Wenn Frauen ihre Karriere jung unterbrechen, weil sie Mutter werden, drückt das längerfristig ihre Aufstiegschancen stärker, als wenn sie erst Mutter werden, wenn ihre Karriere einigermaßen gesichert ist.

Interessantes Detail: Es ist das Einkommen des Partners, das für den Zeitpunkt entscheidend ist, an dem das erste Kind geplant wird.

Aber aufgeschoben ist oft aufgehoben. Das Aufschieben einer Mutterschaft, so berechnete das niederländische Amt für Statistik, wird in fünfzig Jahren eine Dreiviertel Million ›verlorener Kinder‹ zur Folge haben. Kinder, die geboren worden wären, wenn Frauen sich früher zu einer Schwangerschaft entschlossen hätten bzw. entschließen würden. Bei manchen Frauen ist es bei einer späten Entscheidung dann endgültig zu spät. Sie schaffen es nicht mehr rechtzeitig, Mutter zu werden. Bei wieder anderen bleibt es zwangsläufig bei nur einem Kind. Aufschub kann also bedeuten, dass zwar Kinder geboren werden, aber nicht so viele, wie man sich gewünscht hat.

Im Schnitt bekommen deutsche Frauen 1,3 Kinder. Diese Ziffer sinkt immer noch und liegt weit unter den 2,2, die man zur Aufrechterhaltung des Bevölkerungsniveaus braucht. Für den Staat sind diese Zahlen wichtig, da das Bevölkerungsniveau zur Zeit sinkt und die Bevölkerung überaltert. Wenn immer mehr Frauen kinderlos bleiben, gibt es in zwanzig, dreißig Jahren zu wenig Arbeitskräfte für die Wirtschaft, um die Renten zu finanzieren und die Staatsschuld zu tilgen.

Aufschieben – und damit in vielen Fällen definitiv davon absehen, Mutter zu werden – kommt am häufigsten bei akademischen Frauen mit akademischen Partnern vor. Außerdem besteht bei emanzipierten modernen Frauen ein erhöhtes Ehescheidungsrisiko. Das ist ein weiterer Faktor, der die Aussicht auf Mutterschaft weiter verringert, da die meisten Kinder immer noch vorzugsweise innerhalb einer Ehe bzw. stabilen Partnerschaft geboren werden.

Schmutzige Windeln und Läuse

63
4̵5̵
1̵8̵

Die Entscheidung für oder gegen ein Kind ist eine rein persönliche Entscheidung. Rational spricht eigentlich wenig dafür. Ein Kind ›borgt‹ sich den Körper der Mutter, kostet Geld, Nachtruhe und Freiheit, ist schlecht für die berufliche Karriere, bringt schmutzige Windeln, Lärm, Unruhe und Läuse ins Haus, setzt die Beziehung mit dem Partner unter Druck und verlangt seiner Umgebung eine Dienstleistungshaltung ab. So besehen lässt man es also lieber sein. Ein Leben ohne Kinder ist billiger, übersichtlicher, weniger stressig und wesentlich sauberer.

Es sind deshalb auch meist keine rationalen Argumente, die dem Entschluss zugrunde liegen, ein Kind haben zu wollen. Es ist vielmehr ein Verlangen, oder vielleicht auch ein biologischer, hormongesteuerter Drang. Da aber viele Frauen die Pille oder ein anderes Verhütungsmittel einnehmen, ist – Drang oder nicht – eine rationale Entscheidung nötig, um diese Mittel abzusetzen und so eine Zeugung überhaupt erst zu ermöglichen.

Die Abwägung wird dadurch erschwert, dass die Zweifler noch nicht die Liebe fühlen, die sie später ihrem Kind entgegenbringen und diese deshalb nicht in ihre Entscheidung mit einbeziehen können. Nicht-Eltern kennen diese Erfahrung ja noch nicht. Und genau diese Liebe ist es, die Eltern dazu bewegt, die Opfer zu bringen, die das Erziehen von Kindern ihnen abverlangt.

Eltern zu sein stellt hohe Anforderungen, auf jeden Fall muss man bereit sein, mindestens achtzehn Jahre lang die unablässige Sorge für das Kind zu übernehmen. Doch trotz dieser Anforderungen und aller Opfer entscheiden sich viele für die Elternschaft, meist sogar zwei oder drei Mal. Das heißt also, dass doch etwas Gutes daran sein muss, und eigentlich ist das gar nicht so erstaunlich. Als Vater oder Mutter ist man für das Kind eine wichtige Bezugsperson. Man wird bedingungslos geliebt und akzeptiert. Als Eltern lernt man andere Eltern kennen, in der Kindertagesstätte, im Kindergarten oder in der Schule. Freundinnen und Freunde der Kinder und deren Eltern kommen zu Besuch. Das soziale Leben wird somit reicher und ausgefüllter.

Die kinderlose Minderheit

Sonntagabend. Bei Sabine Christiansen hält ein rot-grüner Politiker vor den Landtagswahlen ein Plädoyer für die Umwelt. Er beginnt sein Statement mit der Aussage: »Sie wollen doch auch eine bessere Welt für Ihre Enkel?«

Die Kinderlosen schalten weiter. Sie werden hier ausgeschlossen. Offensichtlich ist die Umwelt nur wichtig, um die Zukunft der eigenen Nachkommen sicherzustellen. Kinder kriegen ist die Norm. Obwohl Kinder in der westlichen Gesellschaft keinem wirt-

Die Entscheidung

schaftlichen Zweck dienen – ganz im Gegenteil –, bleiben nur wenige Paare freiwillig kinderlos. Von den Ehepaaren, die fünfzehn Jahre zusammen sind, sind weniger als 10 Prozent gewollt oder ungewollt kinderlos. Alles ist auf Familien eingestellt. Selbst zwischen zwei wildfremden Menschen kommt das Gespräch schnell auf Kinder.

Wer keine Kinder hat, erfährt diese Familienkultur oft als unangenehm. Oft wird nach dem Grund ihrer Kinderlosigkeit gefragt. Sie stehen unter Erklärungszwang, Eltern dagegen nie. Sozial gesehen hat das Kinderkriegen demnach große Folgen.

Kinderlose beklagen sich, dass Freunde oft kein anderes Thema mehr haben als die Kinder. Das Gerede über die beste Schule, die falschen Freunde, den besten Sportclub und das schickste Ballettstudio ist für sie geradezu abschreckend. Sie haben den Eindruck, als würden Eltern sich auf das Niveau der Kinder reduzieren, als würde ihre Welt so klein wie die des Kleinkindes. Es ist für sie absolut unverständlich, dass ihre Freunde, mit denen sie sich früher so gut unterhalten konnten, sich plötzlich nicht mehr für die Weltpolitik interessieren. Der Job ist plötzlich unwichtig geworden, die Kleidung wird zusehends legerer und weniger sauber, man geht nicht mehr aus und hat für nichts mehr Zeit. Für andere Eltern ist das erkennbar, aber für Kinderlose unbegreiflich und nur mit einem Kopfschütteln kommentierbar.

Diese unterschiedlichen Lebensweisen führen schließlich dazu, dass Freundschaften verwässern. Man lebt sich auseinander, weil die Interessen auseinander gehen und man unterschiedlich viel Zeit in soziale Kontakte und die Pflege von Freundschaften investiert. Die Wege von Menschen mit Kindern und ohne Kinder trennen sich nur allzu oft.

Bruttrieb

Es trifft nicht alle Frauen, aber die meisten erfasst so zwischen 25 und 35 eine Art ›Bruttrieb‹. Für sie ist die Mutterschaft eine Möglichkeit der Selbstverwirklichung und deshalb wollen sie ein Kind. Auch Männer sind nicht ganz frei davon, doch sieht man es bei ihnen wesentlich seltener. Ein befreundeter Arzt berichtete, dass auf der Säuglingsabteilung nicht nur die dort arbeitenden Frauen, sondern auch die Pfleger und Ärzte im Praktikum plötzlich Nachwuchs haben wollten.

Was ist die Ursache für diesen ›Bruttrieb‹? Zweifellos hat sich die Natur einen Trick ausgedacht, um die Erhaltung der Art zu gewährleisten. In einer Zeit, in der alles an wirtschaftlichen Maßstäben gemessen wird, darf der Mensch doch nicht aussterben, nur weil Kinder mehr kosten als sie einbringen.

Es müssen Hormone im Spiel sein, wie bei allem, was mit der Fortpflanzung und der menschlichen Reproduktion zu tun hat. Hormone sind Stoffe, die im Körper von einer Hormondrüse erzeugt werden und die eine bestimmte Aktion zur Folge haben. Manche Hormone wirken dort im Körper, wo sie erzeugt werden, aber die meisten werden zuerst an die Blutbahn abgegeben und wirken dann an anderer Stelle.

Endorphine & Co.

Oxytozin

Das Hormon Oxytozin zum Beispiel wird in der Hirnanhangsdrüse erzeugt, wirkt aber unter anderem in den Brüsten und in der Gebärmutter. Oxytozin ist das Bindungshormon. Es wird rund um den Eisprung freigesetzt, beim Orgasmus, bei angenehmen Gefühlen (wie Verliebtheit), bei Berührung und bei menschlicher Nähe und Wärme. Es verursacht die Wehen bei der Entbindung und lässt die Milch beim Stillen einschießen. Wahrscheinlich trägt dieses Hormon auch dazu bei, dass Frauen in der Zeit des Eisprungs mehr Lust zum Liebemachen haben.

Bei weiblichen Tieren fördert Oxytozin den Nestbaudrang, sorgt für die Bindung an ihre Jungen und stimuliert das mütterliche Verhalten. Auch Männer produzieren Oxycin, doch ist bei ihnen noch wenig über die Wirkung dieses Hormons bekannt.

Vasopressin

Das Schwesterhormon Vasopressin wirkt bei Frauen und Männern gleich. Nehmen wir als Beispiel die Präriewühlmaus. Präriewühlmäuse leben in Paaren und sind absolut monogam, und zwar aufgrund ihrer Sensibilität für Oxytozin und Vasopres-

sin. Aber sobald Forscher die Hormonzufuhr unterbinden, werden die Männer untreu und verlassen die Weibchen ihre Familie.

Ob das beim Menschen auch so funktioniert, ist nicht bekannt. Es ist nun einmal weniger einfach, den Hormonspiegel bei arbeitenden Vätern oder bei Hausfrauen zu messen als bei im Käfig lebenden Wühlmäusen. Es ist also keineswegs sicher, dass Oxytozin beim Menschen Bruttrieb stimuliert, aber auch nicht unwahrscheinlich.

Kinder bekommen hat alles mit Bindung und mit dem Eingehen von Bindungen zu tun. Menschen, die heiraten, entscheiden sich letztendlich fast alle dafür, Kinder zu bekommen. Umgekehrt, so weisen Statistiken aus, stabilisieren Paare mit einem Kinderwunsch ihre Beziehung fast immer durch eine Heirat.

Übrigens ist Oxytozin nicht das einzige Hormon, das bei Beziehungen eine Rolle spielt. Der Körper braut mehrere Liebeselixiere, unter anderem morphinartige Stoffe, so genannte Endorphine. Man nennt sie auch ›körpereigene Drogen‹ oder ›Glückshormone‹, weil sie Verliebte *high* machen. Aber auch Geschlechtshormone, die den Eisprung und die Samenproduktion fördern und Duftstoffe oder Pheromone, die man auch Lockstoffe der Liebe nennt, weil Menschen sich durch sie zueinander hingezogen fühlen. Napoleon schrieb nicht umsonst aus der Fremde an seine Frau: ›Ich komme nach Hause, nimm kein Bad.‹

Wenn sie will, aber er nicht

Könnte es sein, dass hochausgebildete Männer weniger empfindlich auf Oxytozin reagieren als weniger geschulte Männer? Haben Akademiker mehr Angst um ihre Karriere? Oder spielt Geld für sie eine größere Rolle? Bei ihrem Stundenlohn wäre ein Tag selber Windeln wechseln schließlich ein teurer Spaß.

Über die Ursachen kann man nur spekulieren, aber sicher ist nur, dass Männer beim Aufschieben einer Schwangerschaft eine wichtige Rolle spielen. Studien haben nachgewiesen, dass vor allem Akademiker zum Aufschub neigen. Hochausgebildete Frauen zwar auch, aber in geringerem Maße. Wie in der Pubertät die Mädchen schneller reif sind als die Jungs, sind Frauen wahrscheinlich eher reif für eine Mutterschaft als Männer für die Vaterschaft. Dazu trägt natürlich auch bei, dass bei Frauen die biologische Uhr tickt und die Reproduktionsfähigkeit abnimmt. Frauen wissen zu einem bestimmten Zeitpunkt intuitiv:

> **TIPP**
>
> ### Ja zum Kind
>
> ▪ In dubio? Pro! Wer körperlich und geistig gut dazu in der Lage ist, ein Kind groß zu ziehen, sollte sich – im Zweifelsfall – am besten positiv entscheiden. Das gilt ganz besonders für Zweifler, die in einer festen Beziehung leben. Das Risiko ist klein, dass man seine Entscheidung später bereut. Für Frauen bedeutet es zudem, dass sie sich später nicht vorzuwerfen brauchen, sie hätten zu lange gewartet und damit alle Chancen verpasst.

> **TIPP**
>
> ### Auch Männer wollen planen
>
> ▪ Möchte Ihre Partnerin gerne ein Kind? Beziehen Sie dann bitte in Ihre Überlegungen mit ein, dass ihr die Zeit davonläuft. Aufschub könnte durchaus später zu belastenden Reproduktionsbehandlungen wie IVF führen, die nicht nur die Gesundheit Ihrer Partnerin beeinträchtigen, sondern auch Ihre Partnerschaft unter Druck setzen können (Stress!). Versuchen Sie, das möglichst zu vermeiden.

Jetzt oder nie! Wenn sie sich nicht rechtzeitig entscheiden, kann es für immer zu spät sein und damit aus und vorbei.

Nicht so bei Männern. Sie haben keine Eile und legen oft auch mehr Wert auf ihre Freiheit. Manchmal sind die Gegensätze unüberbrückbar und es kommt zu einer Trennung. Oft lässt sich der Mann nach einiger Zeit überzeugen. Und ist dann, wenn das Kind einmal da ist, ein begeisterter Vater. Oft genug zu seiner eigenen Überraschung.

Was tun, wenn sie ein Baby will und er nicht im Traum daran denkt? Leider gibt es noch keine Pille, um Männer, die sich nicht binden wollen, von ihrer Bindungsangst zu befreien. Genauso wenig wie Pillen, die den ›Bruttrieb‹ und ›Nestbaudrang‹ von Frauen unterdrücken. Da hilft nur ein gutes Gespräch, und zwar beizeiten.

Bleibt der Mann bei seinem Entschluss, dann muss die Frau allein planen. Akzeptiert sie, dass sie kinderlos bleibt und gibt sie ihrem Leben eine andere Wendung? Dabei wäre zu bedenken, dass eine jetzt noch gute Beziehung später einmal in die Brüche gehen kann. Dann steht ›frau‹ ohne Mann und ohne Kind da. Steht sie dann auch noch hinter ihrer jetzigen Entscheidung? Bietet sie dem Mann an, dass sie die Verantwortung für das Kind allein übernimmt? Wobei die Chance groß ist, dass er das Kind schließlich so sehr liebt, dass er von alleine mitmacht. Setzt sie ohne sein Mitwissen die Pille ab? Oder trennt sie sich von ihm und sucht sich einen anderen Partner oder andere Mittel, um Mutter zu werden?

»Als sie da war, war sie sein Herzblatt.«

AUS DEM LEBEN

Hannah: ›Bei Stefan und mir ist es die große Jugendliebe. Wir sind schon zusammen, seit er achtzehn ist und ich zwanzig. Stefan wollte keine Kinder, da war er sich ganz sicher. Nie. Niemals. Das Thema war tabu. Und da ich auch keinen Kinderwunsch hatte, war das kein Problem.

Das änderte sich, als ich Anfang dreißig war. Ich nahm schon seit fünfzehn Jahren die Pille. Plötzlich interessierte ich mich für Babys und schaute auf der Straße sogar in Kinderwagen, was ich bisher nie getan hatte.

Ich hatte mein Studium schon lange abgeschlossen und arbeitete an einer Schule. Stefan ist Komponist. Er lebt für die Musik und hofft, dass er bald den Durchbruch schafft. Aber wie bei so vielen Künstlern reicht es nicht für den Lebensunterhalt.

Ich kündigte an, dass ich die Pille absetzen würde. Stefan deckte sich massenweise mit Kondomen ein, fest entschlossen, nicht Vater zu werden. Aber kurz nachdem ich die Pille abgesetzt hatte – ich hatte noch meine Tage –, waren wir auf einem Fest. Wir übernachteten in einem Hotel und schliefen in dieser Nacht zum ersten und einzigen Mal ohne Kondom. Danach wochenlang nur noch mit.

Ich bekam einfach meine Tage nicht. Das beunruhigte mich allerdings nicht, weil das ja nichts Ungewöhnliches ist, wenn man gerade die Pille abgesetzt hat. Ich vermutete also vorerst gar nichts. Aber eines Morgens wurde ich wach und wusste plötzlich ganz sicher, dass ich schwanger war. Ich kaufte einen Schwangerschaftstest und war schrecklich nervös. »Sei doch nicht so hysterisch«, meinte Stefan noch. »Es kann doch gar nicht so sein.« Aber er hatte unrecht. Der Streifen war nicht hellrosa, sondern dunkelrot! So schwanger war ich!

Stefan versuchte, mit mir darüber zu reden; ich glaube, er wollte eine Abtreibung, aber ich habe das nicht einmal richtig registriert. Ich freute mich so: Endlich war ich schwanger! Keine Sekunde dachte ich daran, daran etwas zu ändern! Wenn er die Schwangerschaft wirklich nicht akzeptiert hätte, hätten wir uns trennen müssen.

Ich war strahlend schwanger, obwohl Stefan zu Beginn überhaupt nichts davon wissen wollte. Er wollte auch nicht mit, um eine Wiege zu kaufen und weigerte sich, zur Schwangerschaftsgymnastik mitzugehen.

Franka wurde zu Hause geboren. Stefan nahm sie in die Arme und von diesem Augenblick an war es um ihn geschehen und hat er sie nicht mehr losgelassen. Sie ist sein Herzblatt. Weil ich die Familie ernähre, kümmert er sich viel um sie. Es bleibt aber bei einem Kind. Stefan will wirklich kein zweites. Und ich akzeptiere das.‹

Kinderwunsch ohne Partner

Eine Frau Anfang dreißig ohne (stabile) Beziehung mit starkem Kinderwunsch. Was tun? Eine Option wäre natürlich abwarten, denn die Chance ist groß, dass man noch vor dem 38. Lebensjahr den richtigen Partner findet. Vernünftig aber wäre es sicher, so um das fünfunddreißigste/sechsunddreißigste Lebensjahr herum alle Möglichkeiten einmal Revue passieren zu lassen.

Zunächst sollte man prüfen, ob der Kinderwunsch tatsächlich so stark ist, dass man sich eine Mutterschaft auch ohne Partner zumuten möchte. Wenn das so ist, sollte man sich ganz sicher sein, dass man es auch alleine schafft. Man muss sowohl körperlich als auch geistig stabil genug sein, um ein Kind allein großzuziehen, denn das ist nicht nur eine schwere und anstrengende, sondern auch eine ausgesprochen verantwortungsvolle Aufgabe. Kann man mit genügend Unterstützung von Angehörigen, Freunden oder Freundinnen rechnen? Ein gutes Netz von familiären Beziehungen und Freundschaften ist dabei unverzichtbar. Das gilt vor allem für Frauen, die berufstätig sind und daneben auch noch die Erziehung übernehmen müssen.

Entscheidet man sich, als Single Mutter zu werden, dann stellt sich die Frage nach dem Samenspender. In Deutschland darf in der Regel die Samenspende (Insemination) nur zur Sterilitätsbehandlung durchgeführt werden und nur bei heterosexuellen Paaren (die in der Regel verheiratet sein sollen). Die meisten Samenbanken in Deutschland gehen im Gegensatz zu denen in einigen Nachbarländern nicht auf Wünsche alleinstehender Frauen ein.

Ist der Entschluss zu einem Kind schließlich gefasst, aber will man es nicht alleine großziehen, könnte man noch jemanden suchen, der zu einer sogenannten Koelternschaft (abwechselnde Betreuung + gemeinsame Entscheidungen) bereit ist. Das birgt aber Risiken, da man sich ohne gesetzliche Absicherung mindestens achtzehn Jahre lang an jemanden bindet, mit ihm/ihr Absprachen macht, die eingehalten werden müssen und man in Erziehungsfragen, bei der Arbeitsverteilung und der Schulwahl auf einer Linie liegen muss.

Kommt man zu dem Schluss, dass auch das keine realistische Option ist, dann liegt es auf der Hand, dass man kinderlos bleibt, falls man nicht doch noch rechtzeitig den richtigen Partner findet.

> **TIPP**
>
> ### Alternative Alleinerziehend?
>
> ▪ Entscheiden Sie sich nicht für ein Kind, um Ihre Einsamkeit zu vertreiben! Alleinerziehend zu sein ist eine schwere und verantwortungsvolle Aufgabe und setzt ein starkes soziales Netz und eine starke und flexible Persönlichkeit voraus. Machen Sie nicht den Fehler, das zu unterschätzen!

Die weibliche Reproduktionsfähigkeit nimmt ab

Eine Frau von 35 ist nur noch halb so fruchtbar wie eine 25- oder 30-Jährige. Nach dem fünfunddreißigsten Lebensjahr sinkt die Reproduktionsfähigkeit noch schneller, weil der Vorrat an gesunden Eizellen schrumpft. In Deutschland dürfen sich Frauen, die älter als 40 sind, nur nach gutachterlicher Beurteilung der Erfolgsaussichten einer Fruchtbarkeitsbehandlung unterziehen, weil in diesem Alter die Chancen einer Schwangerschaft schon sehr gering sind.

Weniger Eizellen

Die sicheren Methoden der modernen Empfängnisverhütung ermöglicht es den Frauen, ihre Mutterschaft aufzuschieben. Das bedeutet, dass reiflich erwogen wird, wann der richtige Zeitpunkt da ist, ob die Beziehung stark genug ist und ob ein Kind in das Leben, das man sich gewählt hat, passt.

Diese sorgfältige Planung ist bei einer solch weitreichenden Entscheidung nicht verwunderlich, hat aber auch eine Schattenseite. Nach dem dreißigsten Lebensjahr geht die Reproduktionsfähigkeit zurück, denn die biologische Uhr tickt unerbittlich weiter. Eine Schwangerschaft aufschieben bedeutet daher auch ein verstärktes Risiko auf Unfruchtbarkeit.

Das hat verschiedene Gründe.
- Der Vorrat an gesunden Eizellen nimmt ab. Das beeinträchtigt die monatliche Chance auf eine erfolgreiche Schwangerschaft. Zudem besteht mit zunehmendem Alter ein verstärktes Risiko auf Frauenleiden.
- Viele Frauen über dreißig haben ein Myom, eine gutartige Geschwulst an der Gebärmutter, oder leiden an Endometriose, einer chronischen Erkrankung, bei der sich Gewebe, das der Gebärmutterschleimhaut in Aufbau und Funktion sehr ähnlich sieht, außerhalb der Gebärmutter ansiedelt, zum Beispiel in den Eierstöcken, den Eileitern, der Harnblase oder im Bauchfell. Solche Erkrankungen können die Reproduktionsfähigkeit nicht nur beeinträchtigen, sondern sogar verhindern.

Bis zu welchem Alter eine Schwangerschaft problemlos aufgeschoben werden kann, ist nicht eindeutig vorhersagbar. Aber wer zu lange wartet, riskiert kinderlos zu bleiben.

INFO

Alter und Reproduktionsfähigkeit

- Eine von zehn zwanzigjährigen Frauen hat Probleme mit der Reproduktionsfähigkeit. Bei Frauen über 35 ist es eine von drei und im Alter von 40 Jahren jede zweite Frau.

Das Blatt wendet sich

Alter und Reproduktionsfähigkeit der Frau stehen in einem klaren Verhältnis zueinander. Die »relative Schwangerschaftschance« einer 40-jährigen Frau beträgt weniger als ein Drittel derjenigen einer 20-jährigen. Eine Frau ist mit 35 nur noch halb so fruchtbar wie mit 25 oder 30. Die relative Schwangerschaftschance mit 30 beträgt monatlich 20 Prozent, mit 35 nur noch 10 Prozent und mit 38 nur noch 5 Prozent. Das bedeutet natürlich nicht, dass eine Frau von 35 keine Kinder mehr bekommen kann, es bedeutet nur, dass es länger dauert, bis sie schwanger wird.

Frauen mit einer beeinträchtigten Reproduktionsfähigkeit vor ihrem dreißigsten Lebensjahr haben danach natürlich auch weniger Chancen.

Zirka 10 bis 15 Jahre vor dem Eintritt der Wechseljahre nimmt die Reproduktionsfähigkeit dann plötzlich rapide ab, da die Qualität der verfügbaren Eizellen stark zurückgeht. Das ist um das 37. Lebensjahr einer Frau der Fall, wenn die Anzahl der Eizellen auf zirka 25 000 gesunken ist.

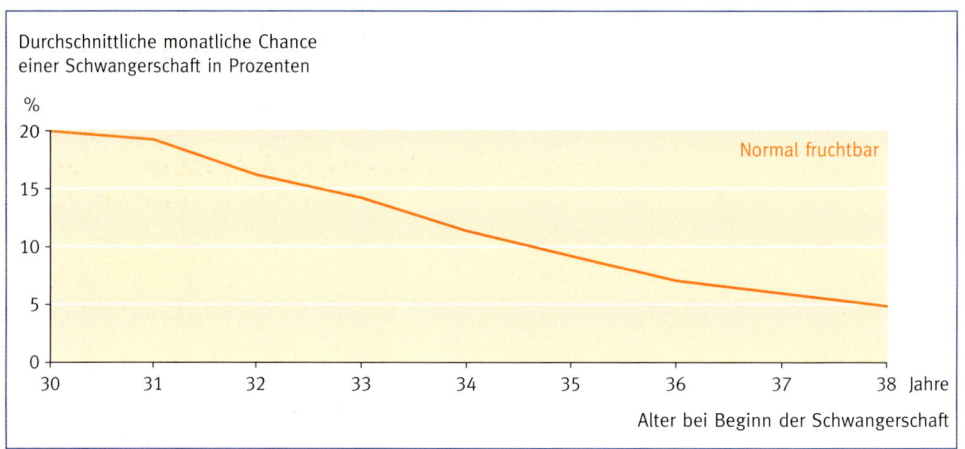

Monatliche Schwangerschaftschance nach Alter bei normal fruchtbaren Frauen.
Quelle: Niederländische Zeitschrift für Hebammen (Tijdschrift voon verloskundigen, B. Zaadstra)

Die biologische Uhr tickt weiter

Bei Erstschwangerschaften im höheren Lebensalter ist noch eine weitere Hürde zu nehmen, denn mit zunehmendem Alter steigt auch das Risiko einer Fehlgeburt. Bei Frauen unter dreißig muss bei 10 Prozent

der Schwangerschaften mit einem spontanen Abort gerechnet werden. Bei Frauen Ende dreißig beträgt das Risiko bereits 20 Prozent und bei Frauen Anfang vierzig schon 35 Prozent. Rechnet man die frühen

Fehlgeburten hinzu, die meist unbemerkt bleiben, dann verlieren Frauen Anfang vierzig fast 70 Prozent aller befruchteten Eizellen.

Das hohe Fehlgeburtenrisiko im höheren Alter hängt vor allem mit dem größeren Risiko einer Chromosomenstörung zusammen und dies wiederum mit dem Alter der Eizel-

len. Überreife oder alte Eizellen verursachen bei der – kurz nach der Befruchtung auftretenden – Zellteilung erheblich mehr Probleme als frische jüngere. Eine abweichende Anzahl von Chromosomen in der Frucht kann die Folge sein. Die meisten Chromosomenstörungen enden in einer Fehlgeburt. Chromosomen sind die Träger der Erbmasse, der DNA. Ein Mensch hat normalerweise 23 verschiedene Chromosomen und davon jeweils zwei, also 46 insgesamt.

Außerdem steigt mit zunehmendem Alter auch die Anzahl der Schwangerschaftskomplikationen. Eine Vierzigjährige hat im Vergleich zu einer Fünfundzwanzigjährigen eine doppelt so große Chance auf Zuckerkrankheit während der Schwangerschaft (Schwangerschaftsdiabetes). Auch das Risiko eines schwangerschaftsbedingten Bluthochdrucks (Präeklampsie) nimmt zu. Beide Komplikationen sind für das ungeborene Kind und die werdende Mutter nicht ungefährlich.

INFO

Risiko Down-Syndrom

Beim Down-Syndrom ist das Chromosom Nr. 21 oder ein Teil dieses Chromosoms dreifach statt üblicherweise zweifach in jeder Zelle vorhanden (Trisomie 21). Auch beim Down-Syndrom besteht ein erhöhtes Fehlgeburtenrisiko. Bei einer schwangeren Frau von 36 beträgt das Risiko einer ausgetragenen Schwangerschaft mit Down-Syndrom 0,5 Prozent, im Alter von 43 Jahren bereits 2 Prozent.

»Notblüte«

Ein fröhliches »Leiden«, das häufig bei aufgeschobenen Schwangerschaften vorkommt, ist die Zwillingsschwangerschaft. Bei älteren Frauen kommen beim Eisprung häufiger zwei Eizellen frei als bei jungen. Eine Art Notblüte sozusagen, wie bei Pflanzen, die im Frühjahr kräftig Blüten treiben, wenn sie im Winter zu wenig Wasser bekommen und fast alle Blätter verloren haben. Als ob die Natur kurz vor Toresschluss noch einen Endspurt einlegt, um die Erhaltung der Art sicherzustellen.

Rein statistisch kommt es auf etwa 85 Geburten zu einer Zwillingsgeburt. Ältere Mütter oder Paare, die durch künstliche Befruchtung oder nach einer Hormonbehandlung schwanger wurden, bekommen häufiger Mehrlinge. Bei einer In-vitro-Fertilisation (IVF) werden oft zwei, manchmal sogar drei Embryonen in die Gebärmutter übertragen und das vergrößert die Chance einer Mehrlingsgeburt.

Auf Grund dieser Tatsache hat sich die Häufigkeit von Mehrlingsgeburten im letzten

Jahrzehnt deutlich erhöht. So gab es beispielsweise in Berlin im Jahr 1990 insgesamt neun Drillingsgeburten, im Jahr 2002 waren es dagegen 17.

Für Frauen, die unbedingt mit vierzig noch Mutter werden wollen und die in einem Aufwasch zwei Kinder bekommen, ist eine Zwillingsschwangerschaft ein Segen. Man sollte sich aber der Tatsache bewusst sein, dass bei Zwillingen ein erhöhtes Risiko auf Schwangerschaftskomplikationen besteht, u.a. Wachstumsprobleme während der Schwangerschaft, Frühgeburt, niedriges Geburtsgewicht und ein deutlich höheres Risiko, bei der Geburt zu sterben. Aus Gesundheitsgründen sind Einzelschwangerschaften daher vorzuziehen.

Nur Mut!

Die oben genannten Leiden und Risiken bei aufgeschobenen Schwangerschaften sollen nicht den Eindruck erwecken, als sei eine Spätgebärende eine vom Aussterben bedrohte Rasse, die mit der größtmöglichen ärztlichen Fürsorge und Pflege umgeben sein muss, weil das Kind sonst nicht gesund zur Welt kommt. So schlimm ist es wirklich nicht. Die Geburtenziffer bei Frauen zwischen 35 und 39 ist zweieinhalb Mal so hoch wie bei Frauen zwischen 20 und 24. Mutter werden Ende dreißig ist also ziemlich normal.

Wer im späteren Alter zum ersten Mal (mit oder ohne IVF) schwanger wird, ist dankbar und nimmt die höheren Risiken in Kauf. Die eventuellen Komplikationen sind nicht so schwerwiegend, dass man deshalb ganz auf eine Mutterschaft zu verzichten braucht, wenn man fast vierzig oder schon darüber ist. Die Chance ist größer, ein gesundes Kind zu bekommen. Aber wer die Wahl hat, sollte sein erstes Kind besser vor dem fünfunddreißigsten Lebensjahr bekommen.

> **INFO**
>
> ### Mütter über 40
>
> ▪ Die Anzahl der Mütter über 40 steigt. Eine Untersuchung des niederländischen Statistischen Bundesamtes wies aus, dass 2002 5 700 Mütter über vierzig entbanden. Das ist etwa ein Viertel mehr als fünf Jahre davor. Bei einem Viertel dieser Mütter handelte es sich um das erste Kind.

Auch die Reproduktionsfähigkeit des Mannes nimmt ab

Die meisten Männer denken, sie seien ewig fruchtbar. Das stimmt aber nicht. Die Qualität des Spermas lässt mit zunehmendem Alter nach und es treten gehäuft sexuelle Probleme auf: Die Lust auf Sex nimmt ab und die Gefahr der Impotenz zu.

Auch Sperma lebt nicht ewig

Meist sind es Filmstars, bekannte Maler, Künstler oder andere Berühmtheiten, die im Rentenalter noch einmal mit einer jungen Frau ein oder mehrere Kinder zeugen. Clint Eastwood, Pablo Picasso, Charlie Chaplin. Alle haben in hohem Alter noch einmal eine Familie gegründet. Bekannt ist sogar der Fall eines 94-jährigen Mannes, der noch einmal Vater geworden ist. Das lässt also die Schlussfolgerung zu, dass Männer bis ins hohe Alter zeugungsfähig sind.

Trotzdem tickt auch bei Männern die biologische Uhr. Auch bei ihnen werden mit zunehmendem Alter die Fortpflanzungsfunktionen beeinträchtigt, obwohl langsamer und weniger stark ausgeprägt als bei Frauen. Nach 45 nimmt die Beweglichkeit der Samenzellen sowie ihr Volumen ab.

Anders gesagt: Die beim Samenerguss freikommende Menge an Spermien wird geringer. Die Zahl der abweichenden Samenzellen steigt leicht an. Es scheint, als ob die Hoden bzw. die Samenleiter in den Hoden im Laufe der Jahre schrumpfen. Bei Männern, deren Samenqualität beeinträchtigt ist, kann bei der Frage, ob man fruchtbar oder nur eingeschränkt fruchtbar ist, das Alter eine entscheidende Rolle spielen.

Außerdem haben auch Männer mit dem Älterwerden eine größere Chance, ein Kind mit Fehlbildungen zu zeugen, da ihr Sperma häufiger kleine Abweichungen in der DNA, also in der Erbmasse, aufweist. Kein Grund für Vorbeugeuntersuchungen vor oder während der Schwangerschaft, aber ein Grund mehr, um ein Kind rechtzeitig zu planen.

Die Penopause

Die Klagen alternder Männer über den Verlust ihrer Potenz sind so alt wie Methusalem. Schon im Alten Testament wird beschrieben, dass König David darunter litt. David war in seinen jungen Jahren als gewissenloser Schürzenjäger bekannt, der nicht einmal davor zurückschreckte, die Frau eines seiner Soldaten zu schwängern und ihren Mann aus dem Weg räumen zu lassen. Aber mit siebzig ist David alt und

›hochbetagt‹, so steht es in der Bibel, und er konnte ›nicht warm werden‹.

Um das Übel zu beheben, suchten seine Knechte ein junges und schönes Mädchen, das ihn umsorgen und in seinen Armen schlafen sollte. »Und sie war ein sehr schönes Mädchen und umsorgte den König und diente ihm. Aber der König erkannte sie nicht.« (1. Könige 1–4). Die junge weibliche Schönheit konnte David nicht mehr erregen. Es scheint, als sei der alte König David impotent geworden.

Die männlichen Wechseljahre werden auch Andropause oder ADAM (für: Androgen Decline in the Aging Male = Androgenrückgang beim alternden Mann) oder Klimakterium virile (virilis = männlich) oder sogar spottend Penopause genannt. Anders als bei Frauen bezeichnet der Begriff weniger den drastischen Rückgang der Reproduktionsfähigkeit, sondern eher weniger Lust auf Sex und zunehmende Impotenz. Der Begriff ADAM besagt außerdem, dass auch Männer einen sinkenden Hormonspiegel und Probleme wie Schlaflosigkeit, Konzentrationsschwäche, Depressionen und Müdigkeit haben können. Doch bietet der sinkende Testosteronspiegel keine ausreichende Erklärung für all diese Probleme. Das Ausbleiben einer Erektion, also Impotenz, ist im zunehmendem Alter das größere Übel. In einer Untersuchungsgruppe von zirka dreizehnhundert Amerikanern waren gut 50 Prozent leicht, mäßig bzw. stark impotent. Die Gefahr einer völligen Impotenz stieg zwischen dem 40. und 70. Lebensjahr von 5 auf 15 Prozent. Potenzerhöhende Mittel wie Viagra®, Cialis® oder Levitra® erfreuen sich nicht umsonst größter Beliebtheit. Übrigens werden immer noch die meisten Erektionsprobleme durch Alkohol, Drogen, Bluckdrucksenker, Beruhigungsmittel, Schlafmittel und Stress verursacht.

Obwohl Impotenz nicht das Gleiche ist wie Unfruchtbarkeit, beeinflusst sie die Reproduktionsfähigkeit indirekt. Denn wenn es nicht mehr oder nur noch mit Mühe gelingt, an den fruchtbaren Tagen miteinander zu schlafen, verringert das selbstredend auch die Chance auf eine Schwangerschaft.

Die Planung

Im Idealzustand wird das erste Kind rechtzeitig geplant, und zwar am besten vor oder rund um das dreißigste Lebensjahr der Frau. Die Reproduktionsfähigkeit ist dann noch groß und das Risiko erblicher Behinderungen klein. Beim nächsten Kind dagegen sollte man lieber etwas warten. Bei zu schnell aufeinander folgenden Schwangerschaften besteht ein höheres Risiko für Komplikationen wie Frühgeburt oder Wachstumsrückstand.

Die ideale Planung

Alle bisherigen Informationen lassen sich unter dem Motto zusammenfassen: Wer klug ist, wartet nicht. Das gilt sowohl für Frauen als auch für Männer. Jedenfalls, wenn die Umstände danach sind.

Wer eine gesunde und stabile Beziehung hat und Kinder will, handelt vernünftig, wenn er so um die dreißig mit den Vorbereitungen beginnt bzw. das Gespräch darüber eröffnet. Vom biologischen Gesichtspunkt aus betrachtet ist es ideal, wenn eine Frau ihre Kinder vor dem 35. Lebensjahr bekommt. Sie ist dann noch voll fruchtbar und sollte sie dennoch nicht spontan schwanger werden, ist noch Zeit genug, zum Arzt zu gehen.

Die meisten Paare, die Kinder wollen, wollen mehr als nur eines. Wenn sie die Schwangerschaften nicht zu schnell nacheinander planen – was vernünftig ist – dauert es schon zwei, drei Jahre um zwei Kinder zu bekommen und fünf oder sechs für drei. Gelingt das Schwangerwerden nicht gleich wie geplant, kommt schnell noch ein Jahr pro Kind dazu.

Bei einem schwerwiegenden Reproduktionsproblem lässt das erste Kind oft jahrelang auf sich warten. Wenn man dann nicht rechtzeitig angefangen hat, bleibt oft nicht mehr genug Zeit für ein zweites Kind. Auch eine eventuelle Adoption zieht sich wegen der langwierigen Verfahren meist jahrelang hin. Fazit: Wer Kinder will, sollte beim ersten Kind rechtzeitig mit der Planung beginnen.

Noch ein Kind? Ein bisschen Geduld bitte …

Fast jedes Jahr ein Kind, insgesamt mindestens sieben oder acht. So sah früher die katholische Modellfamilie aus. Die Frauen nahmen keine Verhütungsmittel und für strenggläubige war sogar natürliche Verhütung wie die Kalendermethode nach Knaus-Ogino tabu. Also: Jedes Jahr schwanger, jedes Jahr ein Kind mehr.

Die zeitliche Geburtenfolge beeinflusst die Reproduktionsfähigkeit

▪ Mädchen, die innerhalb eines Jahres nach der Geburt ihres älteren Geschwisterchens geboren wurden, haben im Erwachsenenalter ein Risiko von mehr als 7 Prozent, kinderlos zu bleiben. Frauen, die 12 bis 13 Monate nach der Geburt ihres älteren Geschwisterchens geboren wurden, bringen später ihre Kinder mit größeren Zwischenräumen als normal zur Welt, was auf eine beeinträchtigte Reproduktionsfähigkeit schließen lässt. Erklärungen dafür gibt es bisher nicht.
Dies weist eine Untersuchung des Gesundheitswissenschaftlers Luc Smits an der Katholischen Universität Nimwegen nach. Er untersuchte eine Gruppe von 424 Frauen, die zwischen 1873 und 1902 in der Umgebung von Rotterdam geboren worden waren und die in einer Zeit fruchtbar waren, in der die Reproduktionsfähigkeitsziffern noch nicht von Verhütungsmitteln beeinflusst werden konnten.

Nicht so in Afrika, trotz fehlender Verhütungsmittel. Dort stillen Mütter von je her länger als in West-Europa. Das Baby trinkt täglich und nächtlich ein paar Schlückchen und unterdrückt so den Eisprung. Stillen ist in Afrika ein Mittel zur Schwangerschaftsverhütung. Und deshalb bekommen afrikanische Frauen im Schnitt nur alle drei Jahre ein Kind.

Das afrikanische Modell ist für Babys gesünder als das westliche. Nicht nur, weil sie länger gestillt werden, sondern auch aus medizinischen Gründen. Kinder, die mindestens anderthalb bis zwei Jahre nach der Geburt ihres älteren Geschwisterchens gezeugt werden, haben die geringste Chance auf eine Frühgeburt, auf Wachstumsrückstand in der Gebärmutter oder ein Geburtsgewicht unter fünf Pfund. Ist die Mutter ein halbes Jahr nach der ersten Geburt schon wieder schwanger, dann steigt amerikanischen Forschungsergebnissen zufolge das Komplikationsrisiko für das Baby um 30 bis 40 Prozent. Ursachen dafür wurden noch nicht entdeckt.

Gewarnt werden muss allerdings auch vor einem allzu langen Aufschub. Denn werden Kinder mehr als zehn Jahre nach der vorigen Entbindung gezeugt, wendet sich das Blatt wieder und ist die Chance auf Komplikationen doppelt so groß.

Guter Zeitpunkt für eine zweite Schwangerschaft

▪ Sorgen Sie dafür, dass Sie nicht innerhalb eines halben Jahres nach einer Schwangerschaft wieder schwanger werden. Auch nach einer Fehlgeburt sollte man besser ein paar Monate warten. Wenn Sie genug Zeit haben: Warten Sie am besten, bis das erste Kind anderthalb ist.
▪ Dieser Tipp gilt nicht für Frauen über 35 und nicht für Paare, die nur schwer schwanger werden. Sie sollten lieber das leicht erhöhte Risiko akzeptieren und so schnell wie möglich wieder versuchen, ein Kind zu bekommen.

Und jetzt die gute Nachricht

Wichtig ist, dass man sich der Tatsache bewusst ist, dass trotz der höheren Risiken die Chance auf ein gesundes Kind immer noch am größten ist. Ein 40 Prozent erhöhtes Risiko auf Komplikationen klingt alarmierend, bedeutet im Falle von Frühgeburten allerdings eine Erhöhung von 5 auf 7 Prozent. Das ist also immer noch ein relativ geringes Risiko.

Kein Grund zur Sorge also, wenn man binnen kurzer Zeit zwei- oder dreimal schwanger war. Doch alle Forschungsergebnisse plädieren für eine vernünftige Familienplanung, um damit die Chancen auf ein gesundes Leben für jedes einzelne Kind zu optimieren.

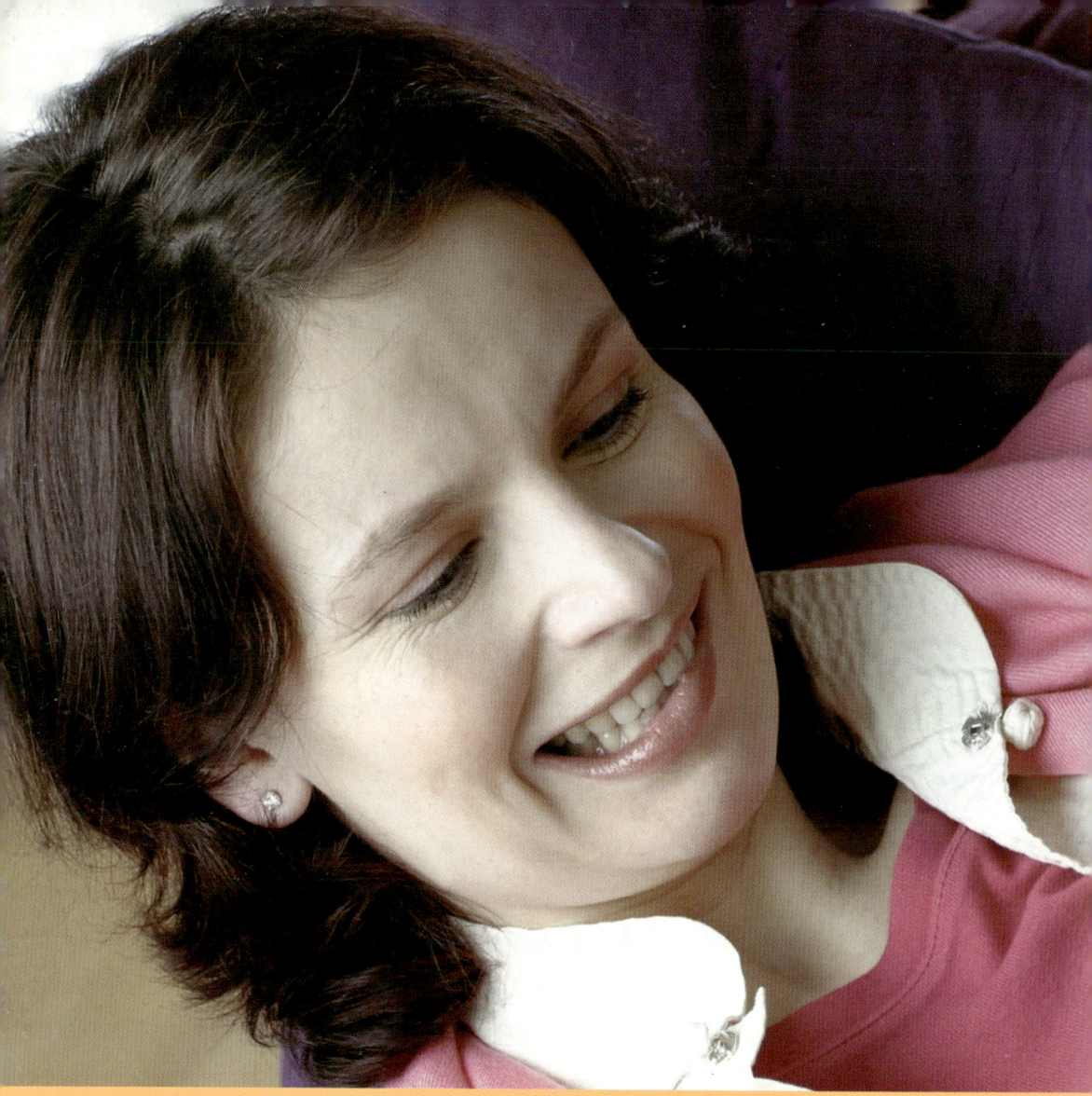

Ein Kind wächst nie mehr so schnell wie in den ersten acht Wochen der Schwangerschaft. Ab diesem Zeitpunkt sind schon alle Organe angelegt. Wer seine Lebensweise erst ändert, wenn die Schwangerschaft nachweisbar ist, ist zu spät dran, um die erste und empfindlichste Phase des Kindes noch zu beeinflussen. Der Zeitraum, in dem Folsäure oder extra Vitamine den Embryo noch schützen können, ist dann fast oder ganz vorbei. Also vorbeugen durch gute Vorbereitung der Schwangerschaft. Gesund leben erhöht die Chance auf eine schnelle Befruchtung und auf ein gesundes Baby.

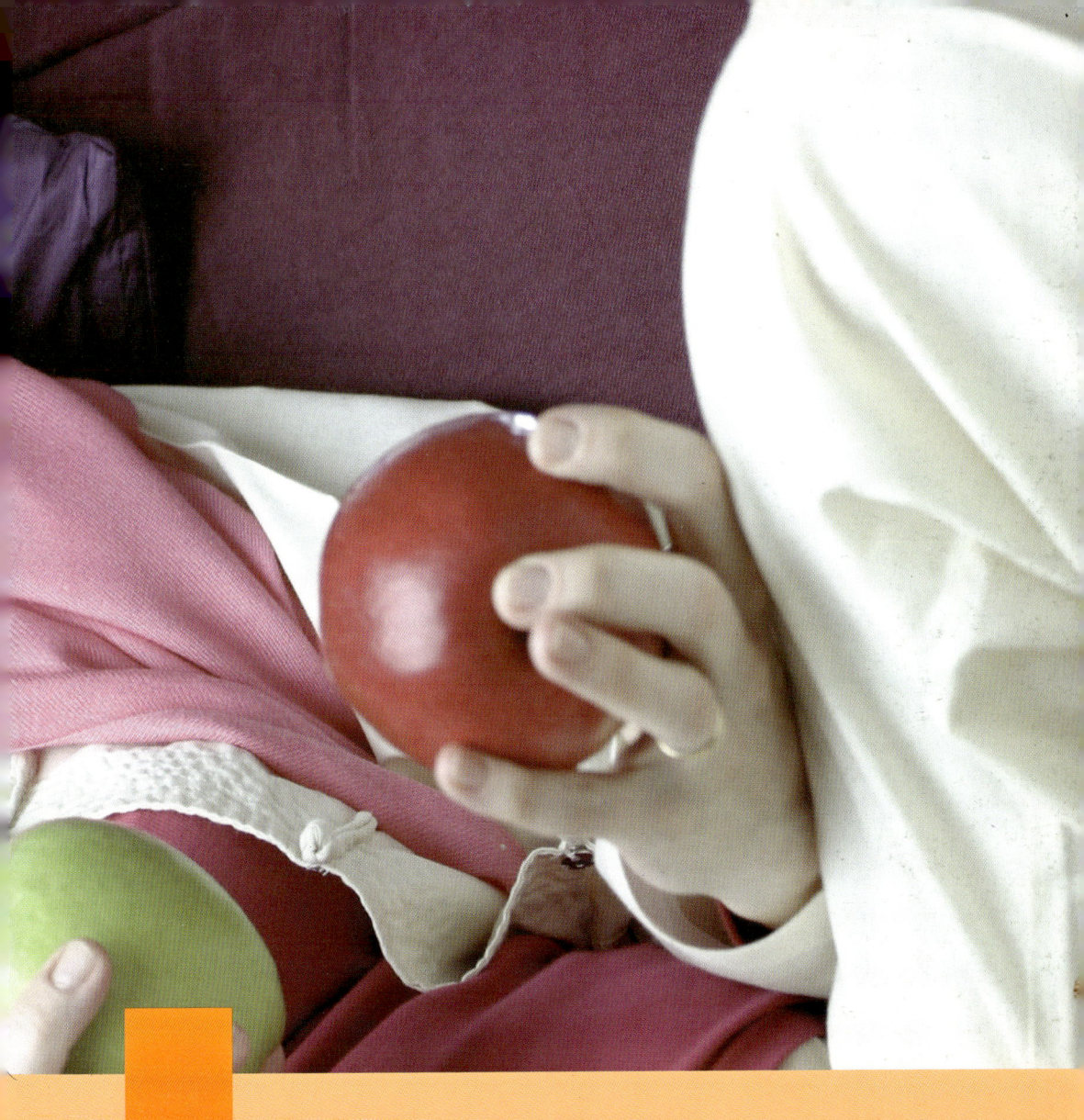

2

Gute Vorbereitung ist die halbe Arbeit

Eine Lektion in Life Style

Ist der Entschluss einmal gefasst, dass ein Baby kommen darf, sollte man sich einige Dinge gut bewusst machen. So z. B.: Wie steht es um meine Gesundheit, welche Essgewohnheiten und welchen Lebensstil habe ich? Aber auch Arzneimittelgebrauch, ungesunde Gewohnheiten und Suchtsymptome sollten unter die Lupe genommen werden. Ein gesunder Lebensstil trägt nämlich schon vom Zeitpunkt der Befruchtung an zur Gesundheit des Kindes bei und erhöht außerdem die Chance auf eine Schwangerschaft. Das gilt nicht nur für Frauen, sondern auch für Männer!

Am liebsten gesund

Wer schwanger werden will, wünscht sich zwei Dinge: Es klappt schnell und das Kind ist gesund.

Glücklicherweise geht der Wunsch bei den meisten Paaren in Erfüllung. Über die Hälfte der Frauen ist nach einem halben Jahr schwanger und bringt ein gesundes Kind zur Welt. Doch leider nicht alle.

Es bleibt eigentlich wenig anderes übrig als stillzusitzen und abzuwarten. Man weiß ja nicht, was die Natur für einen in petto hat und zu welcher Gruppe man gehört. Aber ganz untätig braucht man nicht zu sein. Man kann der Natur schon ein bisschen helfen. An den eigenen Genen kann man zwar nichts verändern, aber die Gesundheit eines »werdenden Kindes« wird ja auch von äußeren Umständen beeinflusst. Mit einem gesunden Lebensstil kann man zumindest optimale Chancen für das Kind schaffen und mit manchen Gewohnheiten kann man sogar die Gesundheit eventueller Enkelkinder beeinflussen!

Die Checkliste auf der nächsten Seite hilft Ihnen dabei, Risikofaktoren im eigenen Lebensstil zu identifizieren. Bei jeder Frage, die mit ›Ja‹ beantwortet wird, sollte der persönliche Lebensstil geändert bzw. die Hilfe des Hausarztes oder der Hebamme genutzt werden. Diese können Sie – falls notwendig – an ein Zentrum für Reproduktionsmedizin und genetische Fragen, eine Diätistin oder eine andere Stelle verweisen. Die unten stehenden Themen werden später in diesem Kapitel ausführlicher behandelt.

Einflüsse von außen

Äußere Einflüsse können die Reproduktion nicht nur beeinträchtigen, sondern ihr auch schaden. Das gilt für

- Alkohol
- Drogen
- Zigaretten
- bestimmte Medikamente
- bestimmte chemische Stoffe
- radioaktiven Müll
- bestimmte Infektionskrankheiten
- starke Abmagerungskuren
- fanatisch Sport treiben.

Risikofaktoren

▪ Haben Sie ungesunde, reproduktions-hemmende Gewohnheiten bzw. eine Sucht wie Rauchen oder Zu-viel-Trinken?

▪ Leiden Sie an einer chronischen Erkran-kung?

▪ Nehmen Sie regelmäßig Medikamente?

▪ Treiben Sie Hochleistungssport?

▪ Sind Sie sehr mager oder sehr dick?

▪ Halten Sie sich an eine Diät oder sind Sie Vegetarier?

▪ Kommen Sie regelmäßig mit Stoffen in Berührung, die schädlich für die Repro-duktion sein können?

▪ Hatten Sie schon einmal eine Schwanger-schaft mit größeren Komplikationen, z.B. Präeklampsie, HELLP-Syndrom, eine Frühgeburt oder Wachstumsrückstand beim Baby (Geburtsgewicht unter 2500 Gramm)?

▪ Hatten Sie bereits zwei oder mehr Fehlge-burten?

Mehr Info:

▪ Siehe www.gesundes-kind.de für eine ausführlichere Checkliste

▪ Siehe www.familienplanung.de

Hier bietet die Abteilung Sexualaufklärung, Verhütung und Familienplanung der Bun-deszentrale für gesundheitliche Aufklärung (BzgA) umfassende Information über das Thema Schwangerschaft.

Schädliche Einflüsse können die Fortpflan-zung auf verschiedene Weise stören. Man-che stören das hormonale Gleichgewicht im Körper oder greifen die Samen- oder Ei-zellen an und beeinträchtigen so die Fort-pflanzungsfähigkeit. Andere beeinflussen die DNA, also die Erbmasse. Oder sie verur-sachen in anderer Weise Missbildungen oder Wachstumsverzögerungen beim Baby oder sogar Fehlgeburten. Auch Komplika-tionen bei der Schwangerschaft wie Früh-oder Totgeburten sind manchmal auf äuße-re Einflüsse zurückzuführen.

Es gibt Stoffe, die für ein erhöhtes Krebsri-siko bei älteren Kindern sorgen. Das gilt zum Beispiel für *Diethylstilbestrol* (DES), ein synthetisches Östrogen, das in den fünfziger Jahren zur Verhütung von Fehlge-burten eingesetzt wurde. In den westlichen Staaten wurde DES vom Markt genommen, als sich herausstellte, dass die Einnahme mit dem Risiko von Anomalien des kindli-chen Genitaltraktes verbunden (DES-Emb-ryopathie) und das Risiko an einer seltenen Form von Vaginaltumoren zu erkranken bei den Töchtern der behandelten Frauen erhöht ist. Die Söhne der mit DES behan-delten Frauen leiden häufig unter Mik-tionsproblemen (Probleme beim Wasser-lassen) und verminderter Fertilität.

Welche Folgen giftige Stoffe bzw. Strahlun-gen haben, hängt vom Zeitpunkt ab, zu dem ihnen die Eizelle, die Samenzelle oder der Embryo ausgesetzt ist. Die befruchtete Eizelle ist vor allem zum Zeitpunkt der Be-fruchtung und kurz danach, wenn sehr vie-le Zellteilungen stattfinden, äußerst emp-findlich. Aber auch während der gesamten ersten drei Monate der Schwangerschaft, wenn sich die Organe ausbilden, ist der Embryo verletzlich.

Bei einem Mädchen werden die Eizellen schon früh im pränatalen Leben angelegt.

Ihre spätere Reproduktionsfähigkeit kann also schon lange vor ihrer Geburt beeinflusst werden. Das Gehirn wächst dagegen erst in den letzten drei Monaten der Schwangerschaft am schnellsten und ist auch dann noch sehr gefährdet.

Die Folgen können sich sowohl kurzfristig als auch längerfristig zeigen. Alkoholismus während der Schwangerschaft führt zu deutlich sichtbaren Abweichungen beim Baby, hat also einen direkten Einfluss.

Ein Lernrückstand dagegen, der auf Kokainkonsum der Mutter während der Schwangerschaft zurückgeführt werden

> **TIPP**
>
> ## Ungesunde Gewohnheiten jetzt ablegen!
>
> ▮ Äußere Einflüsse können lebenslang und manchmal sogar über Generationen anhalten. Das sollte man sich bewusst machen, wenn es einem schwer fällt, ungesunde Gewohnheiten abzulegen oder eine Sucht zu bekämpfen.

kann, wird erst im lernpflichtigen Alter erkannt. Krebs und andere Reproduktionsprobleme durch DES sind erst nach etwa dreißig Jahren feststellbar.

Zigaretten als Verhütungsmittel?

Rauchen ist ein Fruchtbarkeitskiller, und zwar für Frauen *und* Männer. Zigarettenrauch beschleunigt den Alterungsprozess von Zellen und erhöht das Risiko auf Schäden an der Erbmasse. Vor allem rund um den Zeitpunkt der Befruchtung ist die Eizelle dafür äußerst empfindlich.

Die Behauptung, Zigaretten könnten als Antikonzeptionsmittel dienen, ist natürlich falsch oder zumindest schwer übertrieben. Denn wenn dem so wäre, kämen wesentlich weniger Kinder zur Welt. Aber kompletter Unsinn ist es ebenso wenig. In einer kürzlich publizierten Studie wurde nachgewiesen, dass Frauen, die eine Packung Zigaretten am Tag rauchen, häufiger unfruchtbar sind als Nichtraucherinnen. Auch nur ein paar Zigaretten am Tag sind schädlich, wenn auch erheblich weniger. Für Zigaretten gilt nun einmal: Je mehr, desto

schlechter. Oder: Je mehr man raucht, um so länger bleibt eine Schwangerschaft aus. Im Schnitt natürlich, denn es gibt auch Paare, denen keine Rauchschwaden zu dick sind, um erfolgreich ein Kind zu zeugen.

Rauchen beschleunigt bei Frauen auch den Eintritt des Klimateriums (der Wechseljahre), da es die Qualität der Eizellen beeinträchtigt. Rauchende Frauen haben ein doppelt so großes Risiko für Eileiterprobleme (zum Beispiel Eileiterentzündungen) als Nichtraucherinnen. Nikotin bremst die Produktion der Geschlechtshormone und damit auch die Reifung der Eizelle. Fünfzehn Zigaretten am Tag halbieren die monatliche Chance schwanger zu werden, verdoppeln also die Wartezeit. Außerdem verringert Rauchen die Chance auf eine erfolgreiche IVF-Behandlung erheblich.

Die Qualität des Samens rauchender Männer ist schlechter als die von Nichtrauchern. Sie produzieren weniger Samenzellen, weniger Samenflüssigkeit, beim Samenerguss kommt weniger Samen frei und die Samenzellen haben oft eine abweichende Form. Neben sichtbaren Schäden kann Rauchen auch unsichtbare Schäden im Erbmaterial der Samenzellen verursachen. Außerdem ist bei Rauchern der Hormonspiegel des männlichen Hormons Testosteron im Blut niedriger. Testosteron sorgt für die Produktion von Sperma, macht aber auch Lust auf Sex. ICSI (Intrazytoplasmatische Spermainjektion), eine IVF-Technik, bei der eine einzelne Samenzelle mittels einer Glaskapillare in die Eizelle eingespritzt wird, ist bei Nichtrauchern fast doppelt so erfolgreich wie bei Rauchern.

Männer, die mit dem Rauchen aufhören, müssen sich noch mindestens zwei, drei Monate gedulden, bevor die schädlichen Auswirkungen des Nikotins auf ihren Samen verschwunden sind. So lange dauert es nämlich, bis neue Samenzellen produziert worden sind.

»Ich hatte keine Ahnung, dass Rauchen die Fortpflanzungsfähigkeit beeinträchtigt.«

Anke: ›Mein Mann und ich konnten keine Kinder bekommen. Es stellte sich heraus, dass meine Eileiter verschlossen waren. Vor fünfzehn Jahren fingen wir dann mit IVF an. Wir haben es dreimal versucht, aber schwanger bin ich leider nicht geworden. Ein Kind zu adoptieren kam für uns nicht in Frage. Deshalb sind wir schließlich kinderlos geblieben, und das macht mich traurig.

Ich rauche eine Packung pro Tag, schon seit ich siebzehn bin. Ich habe das Rauchen auch nicht eingestellt, als ich versuchte, schwanger zu werden. Ich hatte keine Ahnung, dass Rauchen die Fortpflanzungsfähigkeit beeinträchtigt. Vor kurzem las ich, dass die Chance auf Erfolg bei IVF-Behandlungen durch Rauchen drastisch abnimmt und das hat mich furchtbar erschreckt. Niemand hat mir das gesagt. Dass Rauchen schlecht ist für das ungeborene Kind, ja, das wusste ich natürlich. Dass es aber auch die Chancen auf eine Befruchtung verringert, wusste ich nicht. Die IVF-Behandlungen verursachten damals viel Stress und deshalb habe ich damals auch nicht mit dem Rauchen aufgehört. Ich dachte, ich hätte damit noch Zeit bis ich wirklich schwanger bin.

Erst kürzlich habe ich mit meinem Hausarzt darüber gesprochen. Ich fand, dass er mich auf die Risiken hätte hinweisen müssen, wie übrigens auch die IVF-Ärzte. Aber er sagte mir, es sei damals noch nicht bekannt gewesen, dass Rauchen einen so starken Einfluss auf die Fortpflanzungsfähigkeit hat.

Jetzt ist es zu spät, ich bin jetzt 50. Natürlich weiß ich nicht sicher, ob ich ein Kind bekommen hätte, wenn ich nicht geraucht hätte. Aber es beschäftigt mich schon, dieses Gefühl, dass ich vielleicht selber an meiner Kinderlosigkeit schuld bin.‹

AUS DEM LEBEN

Rauchen und das Baby

Rauchen während der Schwangerschaft erhöht eine ganze Reihe von Risiken für das ungeborene Kind, u. a. Gaumenspalte, Klumpfüßchen und Wachstumsstörungen, aber auch Fehlgeburt, Lösung der Plazenta von der Gebärmutterwand und Totgeburt. Rauchen sorgt für eine Verdickung der Plazentawand. Das wiederum erschwert die Versorgung des Babys mit Nahrung und Sauerstoff und den Abtransport seiner Abfallstoffe.

Rauchen erhöht auch die Konzentration des äußerst giftigen Kohlenmonoxids im Blut. Es beeinträchtigt den Transport von Sauerstoff im Körper, was auch zu Sauerstoffmangel des Babys führen kann. Zudem kann ein ungeborenes Kind schlecht Nikotin abbauen. Dieser Stoff sammelt sich dann im Blut des Babys und kann eine Konzentration erreichen, die viermal höher ist als bei der Mutter. Nach der Geburt haben Kinder von rauchenden Eltern ein erhöhtes Risiko, an plötzlichem Kindstod zu sterben.

> **INFO**
>
> ### Schädigungen des Kindes durch Rauchen
>
> ▌ 30 Prozent aller ›Leichtgewichte‹, 11 Prozent aller Frühgeburten, 6 Prozent aller extrem früh Geborenen und 10 Prozent aller totgeborenen Babys wird durch Rauchen während der Schwangerschaft verursacht. Das weisen zahlreiche wissenschaftliche Untersuchungen aus.

Rauchen während der Schwangerschaft kann die Gesundheit des ungeborenen Kindes sogar bis in dessen Erwachsenenalter beeinträchtigen. Es greift die Eizellen und die Eileiter von ungeborenen weiblichen Föten an, was dazu führt, dass Töchter von rauchenden Müttern im Erwachsenenalter erhöht Probleme mit der Reproduktionsfähigkeit haben. Darüber hinaus haben Kinder von rauchenden Müttern als Erwachsene mehr Probleme mit Übergewicht und sind häufiger aggressiv.

> **INFO**
>
> ### Rauchen schadet dem Ungeborenen
>
> ▌ Rauchen in der Schwangerschaft erhöht das Risiko für Fehl- und Frühgeburten und vermindert das kindliche Geburtsgewicht durchschnittlich um etwa 200 g. Ein niedriges Geburtsgewicht wiederum ist weltweit eine der häufigsten Ursachen für Kindersterblichkeit und -morbidität.
> ▌ Kinder rauchender Mütter leiden signifikant öfter an pränatalen Wachstumsstörungen, Übererregbarkeit und Hyperaktivität. Ihr Risiko an plötzlichem Kindstod zu sterben ist um 20–25 Prozent erhöht.
> Auch passives Rauchen ist schädlich und führt zu einer Unterentwicklung des Kindes im Mutterleib.

Auch bei rauchenden Vätern ist das Risiko auf ein Kind mit Missbildungen höher. Es ist allerdings nicht bekannt, ob die Ursache darin liegt, dass der Vater selbst raucht oder die Mutter passiv mitraucht.

Kurz gesagt gibt es für Raucher und Raucherinnen nur einen Rat: Aufhören, sobald

»Erst bei den Zwillingen war wirklich Schluss.«

Nina: ›Als ich mit Tobias schwanger war, brachte ich es einfach nicht fertig, mit dem Rauchen aufzuhören. Oder vielleicht sollte ich es anders formulieren. Ich fühlte mich so wohl, dass ich keinerlei Bedürfnis verspürte, das Rauchen einzustellen. Natürlich wusste ich, dass Rauchen schlecht ist. Aber ich tröstete mich mit dem Gedanken, dass ich ja nicht viel rauchte, höchstens sechs Zigaretten pro Tag. Als ich mit der Hebamme darüber sprach, sagte die: »Auf keinen Fall mehr als sechs!« Das hätte sie lieber nicht sagen sollen, denn so bekam ich das Gefühl, dass es gar nicht so schlecht war zu rauchen und dass ich ruhig weiterrauchen konnte.

Nach Tobias wurde ich wieder schwanger. Als sich dann beim Ultraschall herausstellte, dass ich Zwillinge erwartete, dachte ich sofort: »Jetzt ist Schluss! Zwei Babys im Bauch und weiterrauchen, das ist unverantwortlich.« Von einem Tag auf den anderen habe ich keine Zigarette mehr angerührt. Mit dem Rauchen aufzuhören war für mich leichter als gedacht. Während der ersten Schwangerschaft war ich einfach nicht genügend motiviert und die Einstellung meiner Hebamme hat mir dabei auch nicht gerade geholfen.‹

man sich für ein Kind entschieden hat. Der Effekt ist nachhaltig.

Aufgepasst

Manche Frauen rauchen weiter, weil sie glauben, die Entbindung verliefe einfacher, wenn das Kind klein bleibt. Sie wissen nicht, was sie sagen. Erstens stimmt es nicht. Es besteht so gut wie kein Zusammenhang zwischen dem Geburtsgewicht des Kindes und der Leichtigkeit bzw. Schwere der Geburt. Das ist erst der Fall bei sehr schweren Babys und Müttern mit einem sehr kleinen Becken. Für die Dauer und Schnelligkeit einer Geburt ist fast ausschließlich die Stärke der Wehen ausschlaggebend. Wehenstärke hat aber nichts mit dem Geburtsgewicht zu tun.

Zweitens gefährden Frauen, die so denken, unnötigerweise die Gesundheit ihres Kindes. Sie laden eine schwere Verantwortung auf sich. Und was antworten sie ihrer Toch-

---

TIPP

So werden Sie rauchfrei!

▍ Stellen Sie das Rauchen ein! Fällt es Ihnen schwer? Mit einem Kurs wie z. B. »Endlich Nichtraucher« von Allen Carr haben Sie die besten Erfolgschancen. Jeder dritte Kursteilnehmer hört endgültig auf. Durch Eigeninitiative schaffen es wesentlich weniger. Mehr Informationen: www.allencarr.de

▍ Weniger rauchen reicht nicht! Machen Sie radikal Schluss! Raucht man weniger, dann macht man sich das Leben nur schwerer, denn die Sucht nach Nikotin bleibt bestehen. Weniger rauchen verursacht dann ständig Stress und hat fast keine Wirkung. Denn bei einer Schwangerschaft schaden auch wenig Zigaretten.

▍ Vermeiden Sie Räumlichkeiten, vor allem Lokale, in denen viel geraucht wird. Auch Mitrauchen schadet.

ter, wenn diese dreißig Jahre später mit dem Vorwurf kommt, dass ihre Probleme mit der Reproduktionsfähigkeit möglicherweise daher rühren, dass sie im Bauch ihrer Mutter Kohlenmonoxid und Nikotin ausgesetzt war?

Und jetzt die gute Nachricht

Die schädlichen Effekte verflüchtigen sich so schnell wie Rauch. Babys von Müttern, die bei der Befruchtung mit dem Rauchen aufhörten, sind genauso gesund wie die Babys von Nichtraucherinnen.

Alkohol, die weibliche Reproduktionsfähigkeit und das Baby

Welchen Einfluss hat Alkohol auf die Befruchtung? Sollte man als Frau seine Trinkgewohnheiten schon vor einer Schwangerschaft anpassen oder erst nach der Empfängnis? Ein Glas Wein beim Essen schadet zwar nicht, aber Alkohol erhöht den Östrogenspiegel im Blut und der wiederum beeinflusst den Menstruationszyklus. Frauen, die täglich im Schnitt vier Gläser und mehr Wein, Bier oder Spirituosen trinken, können Menstruations- und Reproduktionsfähigkeitsstörungen bekommen.

Plant man eine Schwangerschaft, dann ist also Mäßigung geboten. Überhaupt keinen Alkohol zu trinken ist bei weitem das Beste. Oft wird eine Schwangerschaft erst nach Wochen entdeckt und wenn man dann seinen Alkoholkonsum nicht eingeschränkt hat, wurde das Kind in der Zeit, in der sich die Organe bilden, unnötig gefährdet. Und das sollte man auf jeden Fall vermeiden.

Alkohol schadet dem ungeborenen Kind nicht nur in den ersten drei Monaten. Er beeinträchtigt vor allem die Entwicklung des Gehirns und da sich dieses während der gesamten pränatalen Phase weiterentwickelt, bleibt die Gefährdung des Kindes durch Alkohol bestehen.

Eine ›sichere‹ Alkoholmenge gibt es nicht. Die einzig sichere Menge ist kein Alkohol. Schon bei vier Einheiten Alkohol *pro Woche* sind Auswirkungen auf das ungeborene Kind nachweisbar. Die Beweglichkeit und die Gehirnaktivität werden nachweislich geringer.

Fünf bis neun Einheiten pro Woche – also durchschnittlich ein Glas Wein täglich – erhöhen das Risiko einer Fehlgeburt um den Faktor dreieinhalb und das Risiko einer Totgeburt um den Faktor zweieinhalb.

Frauen, die mehr als acht Gläser Alkohol am Tag trinken, haben ein dreißigprozenti-

---

TIPP

Nicht mehr als 2 pro Tag

▪ Als Mann sollte man nicht mehr als zwei Einheiten Alkohol pro Tag zu sich nehmen. Untersuchungen haben nachgewiesen, dass alles, was darüber hinausgeht, die Qualität des Spermas beeinträchtigt. Eine Alkoholeinheit entspricht einem Glas Wein, etwa einem halben Liter Bier oder einer Maßeinheit Spirituosen.
Mehr Infos: www.alkohol-und-schwangerschaft.de

ges Risiko, dass das Baby an fetalem Alkoholsyndrom (FAS) leidet. FAS ist die schwerste Form der sogenannten Alkoholembryopathie, einer Schädigung des ungeborenen Kindes im Mutterleib durch Alkoholmissbrauch, und sie ist nach dem Down-Syndrom die häufigste Form der geistigen Behinderung. Darüber hinaus haben FAS-Kinder sichtbare körperliche Missbildungen wie z. B. Minderwuchs und Verformungen im Gesichtsbereich und am Skelett.

Bei geringerem Alkoholmissbrauch sind die äußeren Merkmale zwar weniger sichtbar, aber die Gefahr von Defiziten in der geistigen Entwicklung, wie z. B. Konzentrationsschwäche, Lernschwierigkeiten und verminderte Intelligenz, bleibt bestehen.

Aufgepasst

Kinder von Frauen, die an einen hohen Alkoholkonsum gewöhnt sind, sind stärker gefährdet, da diese Frauen weniger schnell betrunken sind und daher dazu neigen, mehr und länger zu trinken. Wenn sie diese Gewohnheit während der Schwangerschaft nicht ablegen, trinkt ihr Kind kräftig mit.

INFO

Alkohol verschlechtert die Samenqualität

- Finnische Forscher haben den Zusammenhang von Alkoholkonsum und Samenqualität untersucht. Sie unterteilten die Testpersonen in drei Gruppen: Männer, die weniger als fünf Einheiten Alkohol am Tag zu sich nahmen, Männer, die fünf bis zehn Einheiten pro Tag einnahmen und Männer mit zehn bis zwanzig Einheiten pro Tag.
- In der ersten Gruppe betrug der Prozentsatz an normalen Samenzellen 66 Prozent, eine normale Menge. In der zweiten Gruppe betrug der Prozentsatz 54 Prozent und bei den starken Trinkern waren es nur 37 Prozent. Fazit: Je mehr Alkohol, je geringer die Samenqualität.

Starker Trinker, schwacher Samen

Alkohol scheint durch seine enthemmende Wirkung den Hunger nach Sex zu stimulieren, aber der Schein trügt. Die Wirklichkeit sieht anders aus. Ein langer feuchtfröhlicher Abend mit Freunden führt bei den meisten Männern zu Erektionsproblemen und meist zu weniger Lust auf Sex.

Viel Alkohol beeinträchtigt nicht nur die Menge, sondern auch die Qualität des Spermas. Die Anzahl der Samenzellen nimmt ab, doch die Anzahl der abweichenden Samenzellen nimmt zu. Denn Alkohol bremst nicht nur die Produktion des männlichen Hormons Testosteron, sondern fördert auch dessen Abbau. Eine doppelte Wirkung sozusagen. Weniger Testosteron führt zu weniger Sperma, zu weniger Lust auf Sex und zu Potenzstörungen. Die Leber von starken Trinkern setzt männliche Hormone um in weibliches Östrogen. Und dieses Östrogen sorgt für eine Dysfunktion der Hoden und verursacht bei Alkoholikern oft ein leichtes Wachstum der Brust.

Gute Vorbereitung ist die halbe Arbeit

»Keine tollen Liebesnächte.«

Roya: ›Matthias geht regelmäßig mit seinen Freunden aus. Wenn er heimkommt, hat er ziemlich gebechert. Manchmal will er dann mit mir schlafen, aber daraus wird selten etwas. Eine Erektion kriegt er zwar gerade noch hin, aber zum Samenerguss kommt es eigentlich nie, weil er dazu zu betrunken ist. So eine ›Liebesnacht‹ endet immer vorzeitig mit Schnarchen. Mir ist inzwischen die Lust auf so etwas vergangen. Ich lasse ihn jetzt immer erst seinen Rausch ausschlafen.‹

All dies gilt in verstärktem Maße für chronische Trinker und kaum für Männer, die ab und zu einmal einen draufmachen. Trotzdem ist es am vernünftigsten, wenn Männer, die mit ihrer Partnerin eine Schwangerschaft planen, ihren Alkoholkonsum mäßigen.

Drogen

Cannabis (Haschisch und Marihuana)

Cannabis ist als Liebestöter bekannt. Asketen und Mönche gebrauchten es früher, um ihren Liebeshunger zu stillen. Cannabis bremst, wie Alkohol, die Produktion von Testosteron und damit auch die Lust auf Sex und die Samenproduktion.

Männer, die viel Cannabis rauchen, sind vermindert fortpflanzungsfähig. Ironischerweise scheint es, als ob der Körper sich an den Cannabisgenuss gewöhnt und dass die Lust auf Sex wiederkommt. Das gilt allerdings nicht für die Samenproduktion. Diese erreicht das normale Niveau erst wieder zwei, drei Monate nach dem Absetzen des Cannabis. Solange dauert es, bis der Körper neue, reife Samenzellen produziert hat.

Auch bei Frauen wird die Fortpflanzungsfähigkeit durch vielfachen Cannabisgebrauch beeinträchtigt. Cannabis hemmt die Produktion eines Hormons des Zwischenhirns, des GnRH (Gonadotropin Releasing Hormon), das indirekt den Eisprung stimuliert. Cannabis kann also indirekt den Eisprung hemmen.

Aber auch das ungeborene Kind hat unter Cannabis zu leiden. Die Konzentration von Kohlenmonoxid im Blut steigt fünfmal stärker als beim Rauchen von Zigaretten. Darüber hinaus gibt es Hinweise dafür, dass Haschischkonsum während der Schwangerschaft das Risiko auf Entwicklungsstörungen wie spätere Sprachstörungen vergrößert. Frauen, die schwanger werden wollen, sollten Cannabis besser nicht anrühren.

Kokain

Kokain zum Zeitpunkt der Empfängnis und während der Schwangerschaft ist für das ungeborene Kind ausgesprochen gefährlich. Es verengt die Blutgefäße der Plazenta und vermindert so die Sauerstoffversorgung des Kindes. Kokainkonsum während der Schwangerschaft erhöht das Risiko für eine Fehlgeburt, Loslösung der Plazenta, Wachstumsstörungen des Kindes und eine Frühgeburt, aber auch das Risiko auf Missbildungen der Nieren sowie Defekte bei der Ausbildung der Geschlechtsorgane und der Gliedmaßen. Kinder, die vor der Geburt mit Kokain in Berührung gekommen sind, haben überdurchschnittlich oft Entwicklungsstörungen, u. a. beim Sprechen und Lernen.

Für Kokain gibt es nur einen vernünftigen Rat: Absetzen. Und zwar so schnell wie möglich. Es ist unverantwortlich, schwanger werden zu wollen und einen Stoff zu konsumieren, der – auch bei mäßigem Gebrauch – so gefährlich für das ungeborene Kind ist.

Auf die männliche Potenz scheint Kokain zunächst einen positiven Effekt zu haben. Kokain enthemmt und stimuliert damit die Libido. Bei beginnenden Konsumenten sorgt das Kokain für eine längere Erektion, aber auf die Dauer beeinträchtigt es sowohl bei Männern als auch bei Frauen die Fortpflanzungsfähigkeit. Bei Männern durch einen Rückgang der Samenproduktion und durch ein erhöhtes Impotenzrisiko.

Ecstasy

Wie Kokain verengt auch Ecstasy die Blutgefäße der Gebärmutter und der Plazenta. Darüber hinaus vergrößert Ecstasy das Risiko für Herz- und Skelettdeformationen, auf Totgeburt und auf Übererregbarkeit. Also: Hände weg von Ecstasy vor und während einer Schwangerschaft.

Heroin

Heroinkonsum in der Schwangerschaft führt nicht zu einer erhöhten Missbildungsrate. Doch scheinen spätere Verhaltensstörungen beim Kind wie das Aufmerksamkeits-Defizit/Hyperaktivitätssyndrom ADHD (Attention Deficit Hyperactivity Disorder) häufiger aufzutreten. Darüber hinaus macht Heroin auch das ungeborene Baby süchtig. Neugeborene heroinsüchtiger Mütter müssen deshalb nach der Geburt erst einmal im Inkubator »entzogen« werden. Es treten Entzugserscheinungen auf, die schwere Komplikationen nach sich ziehen können und die ohne Behandlung oft zum Tod des Kindes führen. Heroinsüchtige Mütter dürfen deshalb während der Schwangerschaft nicht selbst »abkicken«, da das Baby das nicht überleben würde. Es ist unbedingt professionelle Hilfe dabei erforderlich.

Medikamente

In der Geschichte der Medizin erlangte der Gebrauch von Arzneimitteln während der Schwangerschaft in zwei Fällen traurige Berühmtheit.

Beispiel Contergan

In den sechziger Jahren erhielten schwangere Frauen mit Schlafproblemen und morgendlicher Übelkeit rezeptfrei den Wirkstoff Thalidomid bzw. das Schlafmittel Contergan®, bis bekannt wurde, dass es nach Einnahme von Thalidomid während der Schwangerschaft zu Fehlbildungen an Wirbelsäule und Gliedmaßen der Embryos gekommen war. Babys wurden ohne Arme und Beine geboren und die Hände waren oft direkt am Rumpf angewachsen.

Beispiel DES

Beim zweiten dramatischen Fall ging es um DES (Diethylstilbestrol), ein synthetisches Hormon, das Ärzte in den fünfziger und sechziger Jahren zur Verhütung von Fehlgeburten verschrieben. Das Mittel hatte nicht den gewünschten Effekt, führte aber unglücklicherweise zu einer Veränderung in den Geschlechtsorganen von Töchtern. Diese sogenannten DES-Töchter haben im Erwachsenalter in erhöhtem Maße Fruchtbarkeitsprobleme, Schwangerschaftskomplikationen und Vaginalkrebs.

Trotz dieser abschreckenden Beispiele nehmen 70 Prozent der schwangeren Frauen ein oder mehrere Medikamente. Die Hälfte der Frauen sogar ohne jegliche ärztliche Vorschrift oder Begleitung. Es handelt sich dabei um rezeptfreie Mittel, Folsäure nicht mitgerechnet, da dies nicht als Medikament, sondern als Nahrungsergänzung gilt.

Diese und andere Fälle zeigen, dass man mit Arzneimittelgebrauch während der Schwangerschaft äußerst zurückhaltend sein soll. Und zwar schon vom Moment der Planung der Schwangerschaft an und vor allem rund um den Zeitpunkt der Empfängnis. Arzneimittel sollten nur dann eingenommen werden, wenn sich dies absolut nicht vermeiden lässt. Am besten nur mit ärztlichem Rezept und auf jeden Fall nur nach eingehender Kontrolle des Beipackzettels auf Nebenwirkungen während der Schwangerschaft. Wenn Medikamente in der Apotheke oder Drogerie frei erhältlich sind, bedeutet dies noch nicht, dass sie während einer Schwangerschaft auch sicher sind! Das gilt auch für alternative Arzneimittel (z. B. pflanzliche oder homöopa-

AUS DEM LEBEN

»Trotz Schmerzmittel kann ich schwanger werden.«

Elisabeth: ›Ich leide an Fibromyalgie (Faser-Muskel-Schmerz, Anm. d. Red.). Ich habe also immer Schmerzen, und zwar starke Schmerzen in den Muskeln und Sehnen. Ohne Schmerzmittel kann ich gar nicht schlafen. Aber jetzt wollen wir ein Kind und deshalb will ich die Schmerzmittel lieber absetzen. Lieber habe ich Schmerzen als die Angst und die Verantwortung, dass die Mittel meinem Kind schaden. Das Problem ist aber, dass ich ohne die Schmerzmittel einfach zu viel Schmerzen habe, um mit meinem Mann zu schlafen.

Ich habe das mit meinem Arzt besprochen. Der hat mir geraten, die Schmerzmittel in der ersten Hälfte meines Menstruationszyklus einzunehmen, also in der Woche, in der ich meine Tage habe und in der Woche danach. Dann habe ich wenigstens Lust auf Liebe. Dann setze ich die Mittel ab und hoffe natürlich, dass es klappt. Wenn dem aber nicht so ist und ich wieder meine Tage bekomme, fange ich wieder mit dem Einnehmen an. So mache ich das inzwischen schon zwei Monate lang. Schwanger bin ich noch nicht. Das habe ich eigentlich auch noch nicht erwartet. Aber das System funktioniert.‹

thische Medikamente) und Nahrungsergänzungen!

Frauen, die wegen chronischer Erkrankungen über längere Zeit Medikamente einnehmen müssen, dürfen diese jedoch keineswegs absetzen, ohne ihren Arzt zu Rate zu ziehen. Es ist durchaus möglich, dass der Arzt ein anderes Medikament verschreiben kann, das weniger Risiken in sich birgt.

Und jetzt die gute Nachricht

Die ersten zehn Tage nach Beginn des Menstruationszyklus, vom ersten Tag der Menstruation an gerechnet, ist die Einnahme von Medikamenten im Prinzip sicher. Die Chance, schwanger zu sein, ist dann sehr gering, da der Eisprung in der Regel noch nicht stattgefunden hat.

In der zweiten Phase des Menstruationszyklus, nach der Ovulation also, könnte eine Schwangerschaft vorliegen. Dann ist bei der Arzneimitteleinnahme und beim Röntgen äußerste Vorsicht geboten. Bei einem kurzen Zyklus findet der Eisprung selbstverständlich früher statt und ist der ›sichere‹ Zeitraum also kürzer. Bei einem längeren Menstruationszyklus dagegen ist die sichere Zeit natürlich länger.

> **TIPP**
>
> ### Röntgen und Medikamente: Frühzeitig informieren
>
> ▪ Wenn Röntgenaufnahmen gemacht werden müssen, zum Beispiel beim Zahnarzt, sollte man den Termin so legen, dass sie während der Menstruation oder unmittelbar danach gemacht werden. In den ersten zehn Tagen des Menstruationszyklus ist die Chance auf eine Befruchtung klein. So vermeidet man, dass die Erbmasse in einer gerade befruchteten und daher äußerst empfindlichen Eizelle durch die Röntgenstrahlen geschädigt wird.
>
> ▪ Kann es sein, dass Sie schwanger sind? Sagen Sie das Ihrem Arzt, wenn er Ihnen Medikamente verschreiben oder Röntgenaufnahmen machen will.
>
> ▪ Zweifeln Sie daran, ob Sie ein bestimmtes Medikament zum Zeitpunkt der Empfängnis oder während der Schwangerschaft einnehmen dürfen? Erkundigen Sie sich bei Ihrer Apotheke danach. Geht es um vertrauliche Dinge, bitten Sie dann ruhig um ein Gespräch unter vier Augen. Ihr Apotheker weiß über alles Bescheid, was mit der Sicherheit von Medikamenten bei einer Schwangerschaft zusammenhängt. Oder erkundigen Sie sich doch einfach beim Bundesinstitut für Arzneimittel und Medizinprodukte, Telefon +49(0)22820730 (www.bfarm.de) oder beim Arzneimittelforum im Internet www.arzneimittel-forum.de .

Fieber, Saunabesuch und andere Heißmacher

Keine Regel ohne Ausnahme. Das gilt auch für die rezeptfreie Einnahme von Arzneimitteln während der Schwangerschaft. Bei

hohem Fieber zu Beginn einer Schwangerschaft sind Paracetamol und kalte Kompressen die besten Mittel, um das Fieber zu senken. Es gibt Hinweise, dass hohes Fieber im Monat der Befruchtung das Risiko von Fehlbildungen vergrößert. Tierversuche haben es jedenfalls bestätigt.

Auch Saunabesuch kann zur Erhöhung der Körpertemperatur führen. In Finnland, wo der Gebrauch der Sauna ungefähr mit dem Gebrauch einer Dusche in Deutschland vergleichbar ist, führt dies allerdings nicht zu einer erhöhten Anzahl angeborener Abweichungen. Dennoch lautet die offizielle Empfehlung: Nicht länger als zehn Minuten in einer Sauna oder einem heißen Bad verweilen!

Das gilt übrigens auch für Männer, die ein Kind zeugen wollen. Heiße Bäder und Saunen beeinträchtigen die männliche Reproduktionsfähigkeit und Hitze bremst die Samenproduktion. Deshalb befinden sich die Hoden auch außerhalb des Körpers in einem Hodensack. Dadurch bleiben sie mit einer Temperatur von ca. 33–34 °C ein paar Grade kühler als die normale menschliche Körpertemperatur.

Man sagt, die Römer hätten ihre täglichen heißen Bäder auch als Verhütungsmittel genommen. Täglich eine Viertelstunde in einem Bad von 38–40 °C verringert die Samenproduktion nämlich innerhalb von zwei Wochen um ca. 80 Prozent. Bei Männern mit viel und starkem Sperma reicht das übrigens nicht aus, um eine Empfängnis zu verhüten. Aber bei Männern, die die Natur mit wenig und mit trägem Samen ausgestattet hat, kann es der bewusste kleine Unterschied sein. Den gleichen Effekt wie heiße Bäder hat übrigens auch Fieber.

Auch bei Lastwagenfahrern und Taxichauffeuren ist das Risiko, unfruchtbar zu sein, leicht erhöht, da ihre Hoden nicht frei hängen, sondern auf dem warmen Fahrersitz zwischen den Beinen liegen, was zu einer ungesunden höheren Temperatur der Hoden führt.

Stress und die Reproduktionsfähigkeit

Über den Einfluss von Stress auf die Reproduktionsfähigkeit wird viel spekuliert, ist aber wenig bekannt. Studien und Untersuchungen haben nachgewiesen, dass der negative Einfluss von Stress auf die Chance, schwanger zu werden, überschätzt wird. Manchmal konnte ein Zusammenhang nachgewiesen werden, der dann aber relativ gering war.

Es hat sich aber gezeigt, dass Frauen in dem Monat, in dem sie schwanger wurden, nachweislich fröhlicher und unbesorgter waren als in den Monaten, in denen es nicht geklappt hat. Ein Zusammenhang mit einer erhöhten Geschlechtsverkehrfrequenz konnte dabei nicht festgestellt werden.

Auffallend war, dass der Hormonspiegel der Stresshormone *Adrenalin* und *Kortisol* in den Monaten, in denen eine Schwangerschaft ausblieb, nicht erhöht war, obwohl die Forscher dies erwartet hatten. Cortisol kann nämlich die Reproduktionsfähigkeit beeinträchtigen. Die Schlussfolgerung lautet, dass es sehr wahrscheinlich einen Zusammenhang zwischen Stress und Reproduktionsfähigkeit gibt, man aber noch nicht weiß, welchen.

Stress während der Schwangerschaft

Bleibt der Einfluss von Stress *vor* einer Schwangerschaft bisher ungeklärt, über den Einfluss von Stress *während* der Schwangerschaft wissen wir viel. Bei Tieren wirkt sich chronischer Stress während der Schwangerschaft auf das Verhalten der Jungen nach der Geburt aus. Chronisch gestresste schwangere Menschenmütter laufen Gefahr, dass ihr Kind sich nach der Geburt schwerer an eine neue Umgebung anpasst und nach acht Monaten einen leichten Rückstand in der Entwicklung hat. Vor allem Angst und Sorgen stehen hoch auf der Stressliste.

Verantwortlich dafür ist wahrscheinlich das bereits genannte Stresshormon Kortisol. Kortisol ist ein nützliches Hormon, das bei Stress, Kälte, Hunger oder schweren Anstrengungen für genügend Glucose (Zucker) im Blut sorgt, damit der Körper ausreichend Brennstoff hat, um schnell eine anstrengende Leistung liefern, eine

schwere Aufgabe meistern oder große Entbehrungen erdulden zu können. Aber Kor-

> **TIPP**
>
> ### Überprüfen Sie Ihre Stressfaktoren
>
> ▮ Prüfen Sie, ob Sie chronisch gestresst sind. Haben Sie Probleme bei der Arbeit? Leiden Sie an ständiger Überbelastung oder haben Sie Beziehungsprobleme? Wenn ja, versuchen Sie das zu ändern. Suchen Sie Hilfe, wenn Sie es nicht allein schaffen.

> **INFO**
>
> ### Soziale Unterstützung hilft Ihnen und dem Ungeborenen
>
> ▮ Sowohl physiologischer Stress (z. B. Mangelernährung) als auch psychosozialer Stress während der Schwangerschaft scheinen ein Prädiktor für Frühgeburt und niedriges Geburtsgewicht zu sein. Eine amerikanische Studie wies nach, dass zeitweiliger oder chronischer Stress, Anspannung und Ängstlichkeit bezüglich der Schwangerschaft das Geburtsgewicht minderte. Je größer die schwangerschaftsbezogene Angst, desto kürzer war die Schwangerschaft. Je höher der social support, also die Unterstützung durch das soziale Umfeld war, desto höher war die Wachstumsrate des Fötus.
>
> ▮ Ein einmaliges, heftiges Ereignis während der Schwangerschaft, wie zum Beispiel ein Todesfall, führt nicht zu einem erhöhten Risiko von Schwangerschaftskomplikationen oder zu Problemen beim Baby. Eine Untersuchung in Norwegen hat dies nachgewiesen. Aufgrund dieser Untersuchung wissen wir allerdings auch, dass die Mutter durch dieses Ereignis selbst mehr Probleme mit ihrer Gesundheit bekommt. Berufstätige meldeten sich häufiger krank und es fanden mehr Krankenhausaufnahmen statt.

tisol hat eine Nebenwirkung: Es dereguliert die Fruchtbarkeitshormone. Das ist einer der Gründe, warum Frauen, die hungern, die starker Kälte ausgesetzt sind oder die fanatisch Sport treiben, in erhöhtem Maße Reproduktionsprobleme haben. Auch bei chronischem psychischen Stress produziert der Körper der Mutter zusätzliches Kortisol, das in hohen Konzentrationen das Baby erreicht. Das Kortisol programmiert sozusagen das ›Stresssystem‹ des ungeborenen Kindes, das dadurch sein Leben lang stressempfindlich bleibt.

Sport und Reproduktionsfähigkeit

Schon die alten Griechen wussten es: Übermäßig Sport treiben kann die Reproduktionsfähigkeit beeinträchtigen. Der in Rom praktizierende griechische Frauen- und Kinderarzt Soranus von Ephesus schrieb etwa hundert Jahre nach Christus in seinem Buch zur Frauenheilkunde und Geburtshilfe, dass das Ausbleiben der Menstruation bei Jugendlichen und Älteren und bei Schwangeren und Sängerinnen vorkommt, aber auch bei Frauen, die zu viel Sport treiben. Der gleiche Soranus schrieb aber auch, dass Frauen nach dem Beischlaf siebenmal rückwärts springen sollten um zu verhindern, dass sie schwanger werden. Seine Diagnosen und Empfehlungen sind also mit Vorsicht zu genießen. Was aber den Sport angeht, haben sich seine Schlussfolgerungen bestätigt.

Sport treiben ist gesund für den, der es nicht übertreibt. Es stimuliert alle Körperfunktionen, verhindert Übergewicht und Niedergeschlagenheit, erhält die Kondition und die Knochen und Muskeln bleiben stark. Sport treiben kann man nur jedem empfehlen. Außerdem hilft es Frauen mit Übergewicht abzunehmen und dadurch schneller schwanger zu werden.

Anders verhält es sich bei Mädchen und Frauen, die übermäßig Fitness treiben oder professionelle Hochleistungssportlerinnen sind. Frauen, die fanatisch Sport treiben, haben häufiger Menstruationsprobleme. Die Produktion der Geschlechtshormone, die den Menstruationszyklus steuern, wird durch ständige körperliche Höchstleistung entregelt.

Bei jungen Mädchen, die ein schweres Athletiktraining absolvieren oder zur Ballerina ausgebildet werden, tritt die erste Menstruation im Allgemeinen ein paar Jahre später als normal ein. Junge Sportlerinnen bekommen darüber hinaus ihre Tage auch häufiger unregelmäßig oder überhaupt nicht mehr. Manchmal menstruieren sie zwar regelmäßig, es tritt aber kein Eisprung auf oder es besteht ein Östrogen- und Progesteronmangel. Auch das führt zu einer Verringerung der Reproduktionsfähigkeit. Diese Sportlerinnen spüren davon erst etwas, wenn sie versuchen schwanger zu werden und es nicht gelingen will.

Über die Zusammenhänge zwischen übermäßig Sport treiben und mangelnder Reproduktionsfähigkeit wissen wir nicht viel.

Wahrscheinlich spielt das Gewicht dabei eine Rolle. Um den Menstruationszyklus aufrechtzuerhalten, ist eine dünne Fettschicht erforderlich. Frauen unter 52 Kilo oder Frauen, die durch Körperbewegung mehr als fünf Kilo abnehmen, riskieren in verstärktem Maße Reproduktionsprobleme.

Neben dem Körpergewicht spielt auch der körperliche Stress, der durch das Sporttreiben verursacht wird, eine Rolle. Sportler produzieren wie Hungernde, Unterkühlte und chronisch Gestresste viel Kortisol und das hemmt die Fruchtbarkeit. Darüber hinaus produziert der Körper von Sportlern Endorphine, körpereigene Stoffe, die dem Morphin ähneln. Sie versetzen den Körper in einen rauschähnlichen Zustand. Dies erklärt auch, warum etwa Langläufer, Marathonläufer oder Radfahrer mehr oder weniger ›süchtig‹ nach ihrem Sport werden und nur schwer aufhören können. Wie Kortisol können auch Endorphine den Hormonzyklus entregeln.

Sport bei Männern hat bisher noch keine negativen Auswirkungen auf die Reproduktionsfähigkeit ergeben, ausgenommen, es sind Anabolsteroidhormone im Spiel, wie zum Beispiel bei Bodybuildern. Anabolsteroide hemmen die Spermaproduktion. Etwa drei Monate nach dem Absetzen der Mittel ist der Samen in der Regel wieder normal.

Und jetzt die gute Nachricht

Bei Tänzerinnen, bei denen die Menstruation ausblieb und die eine Zeitlang aufhörten zu trainieren und zu tanzen, kam die Menstruation von alleine wieder, auch wenn sie nicht zunahmen. Reproduktionsprobleme wegen körperlicher Überbelastung sind also nur vorübergehender Natur.

> **INFO**
>
> ## Die Tageszeit macht's
>
> ▪ Sportler, die im Dunkeln laufen, gehen auch in Bezug auf ihre Reproduktionsfähigkeit größere Risiken ein. Fanatische Läuferinnen, die wegen der Endorphinproduktion bereits ein größeres Fruchtbarkeitsrisiko haben, können im Winter mehr Menstruationsprobleme bekommen als im Sommer. Im Dunklen produziert die Zirbeldrüse im Zwischenhirn das Hormon Melatonin, das die Produktion der Geschlechtshormone hemmt. Alle Effekte, die bei übermäßigem Sport auftreten, werden damit verstärkt.

Sport während der Schwangerschaft

Der gute Rat, nur mäßig Sport zu treiben, gilt sowohl für die Zeit der Schwangerschaft als im Vorfeld dazu. Bei starker körperlicher Anspannung und Anstrengung steigt auch die Körpertemperatur und das ist bei einer Schwangerschaft ungesund. Zu Beginn einer Schwangerschaft, weil dadurch eine zwar kleine – aber dennoch leicht erhöhte – Chance auf angeborene Abweichungen besteht. Später, bei fortgeschrittener Schwangerschaft, weil dadurch das Wachstum des Babys beeinträchtigt werden kann.

Schwanger: So sporteln Sie richtig

▪ Versuchen Sie nicht, während der Schwangerschaft ihre Trainingsergebnisse zu verbessern und ihre Grenzen zu überschreiten. Im Gegenteil: Gönnen Sie sich etwas mehr Zeit und Ruhe. Dann können Sie in den ersten Monaten der Schwangerschaft ruhig den gleichen Sport wie vor der Schwangerschaft weiter treiben.

▪ Sorgen Sie dafür, dass Sie während des Trainings genug Flüssigkeit und Nährstoffe zu sich nehmen. Essen sie vor und nach dem Training etwas Leichtes oder nehmen Sie Traubenzucker zu sich. Vor allem genug trinken ist wichtig, aber nicht über den Durst.

▪ Sorgen Sie für genügend Kühlung. Treiben Sie keinen Sport, wenn es heiß ist und tragen Sie leichte Kleidung. Kühlen Sie eventuell zwischendurch Ihre Arme und Ihr Gesicht mit kaltem Wasser.

▪ Schwimmen ist ein gesunder Sport für (werdende) schwangere Frauen. Im Wasser überhitzt man nicht und durch die Verdrängung des Eigengewichts entlastet man den Körper.

▪ Tiefseetauchen während der Schwangerschaft ist tabu. Auch schon Tauchen in wenigen Metern mit einer Tauchausrüstung ist für das ungeborene Kind gefährlich, da Luftblasen in die Plazenta eindringen können. Die Gefahr besteht schon vom ersten Augenblick einer Schwangerschaft an.

Das Baby reagiert auch – etwa bei Aerobic, weniger bei Läuferinnen – mit einem schnelleren Herzschlag. Das Kind treibt also, ob es will oder nicht, auch Sport mit und das ist nicht gerade gesund. Aerobic braucht man in den ersten Monaten einer Schwangerschaft nicht ganz aufzugeben, man sollte das Tempo aber mäßigen.

Durchtrainierte Sportlerinnen vertragen mehr als Frauen, die es nicht gewöhnt sind, Sport zu treiben. Aber intensives, anaerobes Langzeittraining, bei dem die Muskeln unzureichend mit Sauerstoff versorgt werden und deshalb viel Milchsäure produzieren, kann man vor oder während einer Schwangerschaft niemandem empfehlen.

Reisen in die Tropen

Reisen in tropische Länder sind nicht ohne Risiko. Für viele Länder in den Tropen braucht man Schutzimpfungen oder Medikamente als Vorsorge gegen tropische Krankheiten wie Malaria oder Gelbfieber. Diese Mittel können während einer Schwangerschaft oft nicht ohne Risiko eingenommen werden.

Wer schwanger werden möchte, sollte diese Überlegungen in seine Planung mit einbeziehen. Ist es wirklich nötig, in ein tropisches Land zu reisen, oder gibt es Alternativen? Kann die Reise aufgeschoben werden? Oder kann eine eventuelle Schwangerschaft bis nach der Reise hinausgeschoben werden? Welche besonderen Risiken herrschen in einer bestimmten Region?

TIPP

Risiko Flugreise

▮ Hatten Sie schon mehr als eine Fehlgeburt?
Dann sollten Sie bei weiten Flugreisen
und tropischen Reisezielen besonders
zurückhaltend sein. Sie sollten dann
besser jedes Risiko vermeiden.

Existieren dort viele tropische Krankheiten
und gegen welche sollte man sich unbedingt schützen? Wer trotzdem reisen will,
sollte sich unbedingt vorher bei einem Tropeninstitut oder dem örtlichen Gesundheitsamt informieren.

Impfen: ja oder nein?

Falls das Risiko für eine gefährliche Krankheit groß ist, ist eine Schutzimpfung unver-
meidlich, denn die Widerstandskraft von
schwangeren Frauen gegen Infektionskrankheiten ist geringer. Diese Krankheiten verlaufen während einer Schwangerschaft oft heftiger und komplizierter und
enden manchmal sogar tödlich. Die Krankheit ist deshalb für Mutter und Kind ge-
fährlicher als die Impfung für das Kind.

Ist das Risiko einer Ansteckung nur gering
oder die Krankheit kaum gefährlich, könnte man auch von einer Impfung absehen,
allerdings nur in Absprache mit dem Tro-
penzentrum oder dem Gesundheitsamt.
Vor allem rundum die Befruchtung sowie
in den ersten drei Monaten der Schwangerschaft, wenn sich die Organe des Kindes
ausbilden, ist Zurückhaltung geboten. Auch
Schutzimpfungen, die im Prinzip ungefährlich sind, können hohes Fieber verursachen

und das sollte man während (der ersten
Zeit) der Schwangerschaft lieber vermeiden.

Für manche Länder sind Impfungen vorgeschrieben. In manchen Fällen, wie zum
Beispiel in Gambia, um die Touristen vor
gefährlichen Krankheiten wie dem Gelbfieber zu schützen. In anderen Fällen, wie
zum Beispiel in Ghana, um zu verhindern,
dass die Touristen die Krankheit ins Land
bringen. Wenn das Risiko eine bestimmte
Krankheit zu bekommen, zu vernachlässi-
gen ist, kann man das Tropeninstitut oder
das Gesundheitsamt auch um eine Be-
scheinigung bitten, dass man selbst kein
Träger der Krankheit ist. So kann man eine
gefährliche und für das ungeborene Kind
schädliche Impfung verhindern.

Malaria-Prophylaxe

Für viele tropische Länder wird empfohlen,
Vorbeugungsmittel gegen Malaria einzunehmen. Während einer Schwangerschaft
verläuft Malaria oft wesentlich gefährli-
cher als normal. Die Krankheit kann dann
lebensbedrohend sein. Wie gefährdet man
ist, hängt von der Malariaart ab, die in der
betreffenden Region herrscht. Informationen dazu sind bei den Tropeninstituten
und Gesundheitsämtern erhältlich.

Die vorbeugenden Malariamittel *Proguanil*
(Paludrine®) und *Chloroquine* (Resochin®,
Weimerquin® und Chlorochin®) sind in den
ersten drei Schwangerschaftsmonaten sicher. Sie bieten aber nicht für alle Länder
ausreichenden Schutz. Der Wirkstofff *Me-
floquine* (Lariam®) darf während der ersten
drei Monate der Schwangerschaft nicht
eingenommen werden. Sollte dies doch ge-

schen, so ist dies allerdings kein Grund, die Schwangerschaft zu unterbrechen. Nach dem dritten Monat ist die Einnahme von Mefloquin nicht mehr verboten.

Abgesehen von den Risiken bei den Schutzimpfungen herrschen in den Tropen auch noch andere Krankheiten, gegen die man sich nicht präventiv schützen kann. Da schwangere Frauen eine verringerte Widerstandsfähigkeit haben, sind sie für diese Krankheiten und damit Fieber, Durchfall und Austrocknung empfänglicher oder kann die Einnahme von Arzneimitteln wie Antibiotika erforderlich sein.

Aber wie erklärt man in solchen Fällen einem einheimischen Arzt, der keine Fremdsprachen spricht, dass man schwanger ist und nichts einnehmen darf? Und wie erfährt man, um welches Mittel mit welchen Risiken es sich handelt?

ORS (Oral Rehydration Solution), eine Zucker-Salzlösung, kann bei Durchfall immer problemlos eingenommen werden. Von Loperamid-haltigen Durchfallmitteln

> **TIPP**
>
> ### Vorausblickend: frühzeitiger Impfschutz
>
> - Wissen Sie, dass Sie binnen absehbarer Zeit in ein Land reisen, das Schutzimpfungen vorschreibt, lassen Sie sich dann geraume Zeit vor einer geplanten Schwangerschaft impfen. Das ist für Mutter und Kind wesentlich sicherer als eine Impfung während der Schwangerschaft.
> - Infos: Der Gesundheitsdienst des Auswärtigen Amtes, http:/www.auswaertigesamt.de/www/de/laenderinfos/gesundheitsdienst/merkblatt/index_html, informiert Sie umfassend zu Reisen und Gesundheit.
>
> Umfassende Informationen bieten auch das Zentrum für Reisemedizin (www.crm.de), das Robert-Koch-Institut (www.rki.de), das Tropeninstitut in Hamburg, (www.gesundes-reisen.de) sowie www.vitanet.de oder www.fit-for-travel.de

(z. B. Loperamid Mepha®, Imodium® oder Azuperamid®) während der Schwangerschaft wird allerdings abgeraten.

Flugreisen und Wintersport

Wer längere Flugreisen macht, setzt sich kosmischer Strahlung aus. Und in großer Höhe kommt nun einmal mehr kosmische Strahlung vor als auf der Erde. Diese Strahlung kann, wie auch Röntgenstrahlung, das Erbmaterial in der Eizelle schädigen. Vor allem rund um den Zeitpunkt der Befruchtung ist die Eizelle bzw. der Embryo besonders empfindlich und dadurch gefährdet. Stewardessen haben daher ein leicht er-

höhtes Risiko auf Missbildungen. Es gibt aber keine Hinweise dafür, dass schon eine einzige weite Reise dieses Risiko erhöhen würde.

Aber auch wer nicht weit reist, geht manchmal Risiken ein. Hoch in den Bergen, über 2150 Meter, ist die Luft weniger sauerstoffhaltig als im Flachland. Wenn man dann auch noch kräftig Ski fährt, wobei die

Körpertemperatur steigt und der Sauerstoffverbrauch zunimmt, nimmt man erheblich weniger Sauerstoff zu sich als normalerweise. Wenn man erst schwanger werden will, ist das völlig ungefährlich, aber während der Schwangerschaft ist es ungesund, und zwar vor allem für das Baby.

Ein gesundes Heim

Eine gut isolierte Wohnung kann wesentlich ungesunder sein als eine Verkehrsader, in der ab und zu eine frische Brise weht. In der Wohnung können sich Gase anhäufen. Leicht flüchtige Stoffe aus Farben, aggressiven Putzmitteln und Abbeiz- und Lösungsmitteln wie Waschbenzin und Terpentin werden leicht ins Blut aufgenommen. Rund um den Zeitpunkt der Empfängnis und während der Schwangerschaft sollte man diese Stoffe am besten meiden.

Überlassen Sie also die Malerarbeiten im Haus besser anderen. Geht das nicht, entscheiden Sie sich dann für Farben auf Wasserbasis und lüften Sie vor allem gut! Letzteres gilt auch, wenn Sie mit Chlor, Terpentin, Waschbenzin, Ammoniak und anderen aggressiven, stark riechenden (Putz-)Mitteln arbeiten (müssen). Und es gilt für die Arbeit mit Chemikalien in Dunkelkammern.

In alten Häusern gibt es manchmal noch Wasserleitungen aus Blei. Blei ist schlecht für die Gesundheit. Es häuft sich im Körper an, durchdringt auch leicht die Plazenta und erreicht so auch den Embryo. Blei beeinflusst das Nervensystem und in großen Mengen scheint es die neurologische Entwicklung zu bremsen. Das konnte bei einer Untersuchung von Kindern von Arbeitnehmern einer Bleischmelzerei nachgewiesen werden.

> **TIPP**
>
> ## Gefahrenquelle Haushalt
>
> ▪ Trinken Sie kein Wasser aus einem Boiler oder Durchlauferhitzer. Es kann viel Blei enthalten. Falls die Wasserleitungen bei Ihnen zu Hause noch aus Blei sind, benutzen Sie für Kaffee und Tee und zur Zubereitung von Suppen, Kartoffeln, Reis oder Pasta Wasser aus der Flasche. Gemüse können Sie auch weiterhin in Leitungswasser kochen, da Gemüse nur wenig Wasser aufnimmt.
> ▪ Vermeiden Sie aggressive Putzmittel und WC-Reiniger. Manche enthalten schädliche Stoffe.
> ▪ Lüften Sie gründlich, um eine Anhäufung von schädlichen Gasen zu verhindern. Neue synthetische Fußbodenbeläge sowie Baumaterial können Gase ausscheiden. Das gilt auch für chemisch gereinigte Kleidung, Leim, Löse- und Abbeizmittel sowie Farbe.
> ▪ Vermeiden Sie Abgase von Kraftfahrzeugen (Stau!). Öffnen Sie beim Lüften der Wohnung besser die Fenster, die nicht an der Straßenseite liegen.

Und jetzt die gute Nachricht

Arbeiten mit dem Computer, Fernsehen und Kochen mit der Mikrowelle erhöhen das Risiko für Missbildungen nicht.

Tatsache bleibt, dass Computer- und Fernsehbildschirme Strahlung abgeben, die in den Körper eindringt. Und dabei gilt: Je weniger, desto besser. Die Strahlungsintensität nimmt quadratisch zum Abstand ab. Also: je weiter man vom Monitor oder Bildschirm entfernt sitzt, desto weniger ist man der Strahlung ausgesetzt. Gewöhnen Sie sich deshalb an, nicht zu nahe vor dem Bildschirm zu sitzen oder entscheiden Sie sich für einen modernen TFT-Monitor (Flachbild-Monitor). Der ist absolut sicher.

Essen für zwei

Während der Schwangerschaft ist der Bedarf an bestimmten Nährstoffen zwar erhöht, aber gleich für zwei essen müssen Sie sicher nicht. Achten Sie vor allem auf eine ausgewogene Ernährung und informieren Sie sich darüber, welche Nahrungsmittel für Schwangere besonders empfehlenswert sind. Multivitamine und Folsäure schützen zwar zusätzlich gegen einen Neuralrohrdefekt, ersetzen aber nie eine gesunde Ernährung. Nahrung und Gewicht beeinflussen vielfältig die Reproduktionsfähigkeit der Frau und die Gesundheit des Babys.

Auswirkungen der Ernährung auf das Baby

Unter Hundezüchtern ist es schon lange üblich, Zuchthunde besonders gut zu füttern. Beim Menschen ging man lange Zeit davon aus, dass die Ernährung rund um die Empfängnis und während der Schwangerschaft (fast) keine Rolle spielt. Unterernährte Frauen in Afrika brachten schließlich auch gesunde Kinder zur Welt – und oft sogar recht viele. Aber in den neunziger Jahren wurde man sich schließlich langsam der Tatsache bewusst, dass ein direkter Zusammenhang zwischen guter Ernährung vor und während der Schwangerschaft und eventuellen Schwangerschaftsrisiken und damit der Gesundheit des Babys besteht.

Mangel vor allem an Folsäure, aber auch an Vitamin B6 und B12, Eisen, Kalzium und Zink erhöhen die Chance auf Missbildungen und Fehlgeburten. Frauen, die rund um die Empfängnis und in der Frühschwangerschaft viel Folsäure zu sich nehmen, als Tablette *und* über die Nahrung, mindern

---

INFO

Verbesserungswürdig: Gesunde Ernährung während der Schwangerschaft

▪ Von den Frauen, die schwanger werden wollen, sind 77 Prozent der Meinung, dass sie sich gesund ernähren. Das hat eine Doktorarbeit der niederländischen Ärztin Sabina de Weerd aus Nimwegen nachgewiesen. Die Praxis sieht allerdings anders aus. Von allen untersuchten Frauen nahmen 75 Prozent zu wenig Eisen ein, 59 Prozent zu wenig Selen, 48 Prozent zu wenig Vitamin A und 91 Prozent zu wenig Kupfer. Außerdem aßen fast alle Frauen zu viel gesättigte Fettsäuren. Trotzdem war noch kein Drittel der Frauen der Meinung, dass sie sich zu fett ernährten. Und nur die Hälfte der Frauen glaubte, dass es vielleicht besser sei, mehr ungesättigte (pflanzliche) Fette zu sich zu nehmen.

▪ Weniger als die Hälfte der Frauen nahmen Folsäure oder Vitamintabletten für Schwangere ein, um Fehlbildungen vorzubeugen.

damit deutlich das Risiko, dass das Kind mit einem Neuralrohrschaden (auch offener Rücken genannt) oder mit einer Gaumenspalte geboren wird. Frauen, die schwanger werden wollen, sollten daher viel Folsäure, Vitamine, Mineralien und Spurenelemente einnehmen.

Wie bereits gesagt, findet kurz nach der Befruchtung eine starke Zellteilungsaktivität statt. Dabei tauschen die Chromosomen, also die Träger der Erbmasse, erbliches Material (DNA) aus. Vor allem in dieser Zeit sind die Chromosomen äußerst empfindlich für Veränderungen oder Beschädigung. Röntgenstrahlen sowie manche Giftstoffe, aber möglicherweise auch Nährstoffmangel, können zu Schäden führen bzw. diese fördern. Außerdem können Vitamine bis zu einem gewissen Grad vor schädlichen Einflüssen von Zigaretten, Alkohol, Giftstoffen und Umweltverschmutzern schützen.

Dass eine werdende Mutter sich gut ernährt, ist nicht nur für sie selbst und das ungeborene Kind wichtig, sondern sogar für ihr späteres Enkelkind. Zwei Wochen nach der Befruchtung werden im Embryo bereits die primitiven Geschlechtszellen angelegt. Daraus entstehen bei einem Mädchen Monate vor der Geburt die Vorläufer der Eizellen. Eine Frau, die von einem Mädchen schwanger ist, beeinflusst mit ihren Ernährungsgewohnheiten also – sie selbst mitgerechnet – drei Generationen!

Regenzeit, Fruchtbarkeit

Bei den !Kung San, dem Jäger- und Sammelvolk in der Kalahari-Wüste im Südwesten Afrikas, werden neun Monate nach der Regenzeit die meisten Kinder geboren. In der Regenzeit gibt es mehr Nahrung als im Winter und alle sind im Schnitt einige Kilo schwerer. Das macht die Frauen fruchtbarer.

Unterernährung und extremes Untergewicht bremsen den Eisprung und damit die Reproduktionsfähigkeit. Das gilt allerdings auch für extremes Übergewicht. Aber auch während der Schwangerschaft hat das Gewicht der Mutter Einfluss auf das Baby. Mütter, die während der Schwangerschaft nur wenig zunehmen, bringen im Schnitt leichtere Kinder zur Welt als Mütter, die stark zunehmen.

Zu Beginn der neunziger Jahre wies eine Untersuchung nach, dass Hunger in der Gebärmutter das Risiko für Missbildungen sowie chronische Krankheiten im späteren Leben erhöht. Kinder, die im Krieg unter ärmlichen Ernährungsumständen gezeugt wurden, wurden häufiger mit offenem

> **TIPP**
>
> ### No diet!
>
> ▌ Wer schwanger ist, sollte keine Abmagerungskur machen. Sie können damit dem ungeborenen Kind schaden. Aber Sie sollten sich auch nicht sorgen, wenn Sie zu Beginn der Schwangerschaft an Übelkeit und Erbrechen leiden und von selbst abnehmen. Das passiert vielen Frauen. Das Baby leidet nicht darunter.

Rücken geboren und litten als Erwachsene häufiger an Schizophrenie. Babys, die in den letzten sechs Monaten der Schwangerschaft Hunger leiden mussten, waren bei der Geburt kürzer und magerer als normal und hatten fünfzig Jahre später ein höheres Risiko für Altersdiabetes.

Babys, die im Krieg nur zu Beginn der Schwangerschaft Hunger litten, waren bei der Geburt dagegen kräftiger als normal. Der Nahrungsmangel führte zu einer starken Vergrößerung der Plazenta, um von dem Wenigen, das es zu Essen gab, jedenfalls so viel wie möglich bekommen zu können. Als es nach dem Krieg wieder genug zu Essen gab, sorgte die größere Plazenta für eine Überversorgung und die Babys wuchsen zu schnell. Aber auch das war nicht gesund. Die dicken Babys waren im späteren Leben auch oft zu dick und auffallend war, dass sie wie die zu dünnen Babys im Alter ebenfalls häufiger an Zucker erkrankten. Sowohl bei dicken als auch bei mageren Babys ist offensichtlich der Stoffwechsel gestört.

Wenn ein Organ in seiner Wachstumsphase Unter- bzw. Überernährung, Sauerstoffmangel oder Schadstoffen ausgesetzt ist, drohen bleibende Schäden. Ein Organ, das zu klein bleibt, kann den Wachstumsrückstand später nicht mehr nachholen, wie bei Babys festgestellt wurde, die während des Zweiten Weltkrieges gezeugt wurden.

Das Ungeborene ist also in gewisser Weise für sein gesamtes weiteres Leben programmierbar. Stärker noch: es dauert oft Generationen, bevor ein solcher Fehler ›im Programm‹ behoben ist. So bietet zum Beispiel eine zuckerkranke Tochter während der Schwangerschaft ihrem eigenen Kind auch wieder einen deregulierten Zuckerhaushalt, was sich generationenlang fortsetzen kann. Auf diese Weise scheinen manche Gesundheitsprobleme erblich zu sein, obwohl sie es vielleicht genetisch betrachtet gar nicht sind.

Und jetzt die gute Nachricht

Bei allen beschriebenen negativen Folgen von Unter- und Übergewicht handelt es sich um statistisch erhöhte Chancen. In allen Fällen ist die Chance, ein gesundes Kind zu bekommen, immer noch am größten. Lange nicht alle zu dünnen oder zu dicken Babys werden zuckerkrank. Außer der Nahrung spielen auch erbliche Faktoren, die *nicht* beeinflussbar sind, eine große Rolle. Die Untersuchungsergebnisse zeigen uns nur, wie wichtig es ist, während einer Schwangerschaft nicht übertrieben viel, aber auch nicht zu wenig, vor allem aber gesund zu essen.

> **TIPP**
>
> ### Mehr als 9 Kilo
>
> ▮ Frauen, die während der Schwangerschaft weniger als neun Kilo zunehmen, haben im Vergleich zu Frauen, die mehr als neun Kilo zunehmen, ein mehr als doppelt so großes Risiko, zu leichte Kinder zu gebären und ein anderthalbmal so großes Risiko, dass das Kind tot geboren wird.

Das Idealgewicht

Übergewicht kann die Reproduktionsfähigkeit verringern. Untergewicht zwar auch, aber diese kommt in unserer westlichen Konsumgesellschaft viel seltener vor. Sowohl Unter- als auch Übergewicht können den Menstruationszyklus beeinträchtigen, aber auch bei normaler Menstruation können Magerkeit und Übergewicht die Repro-

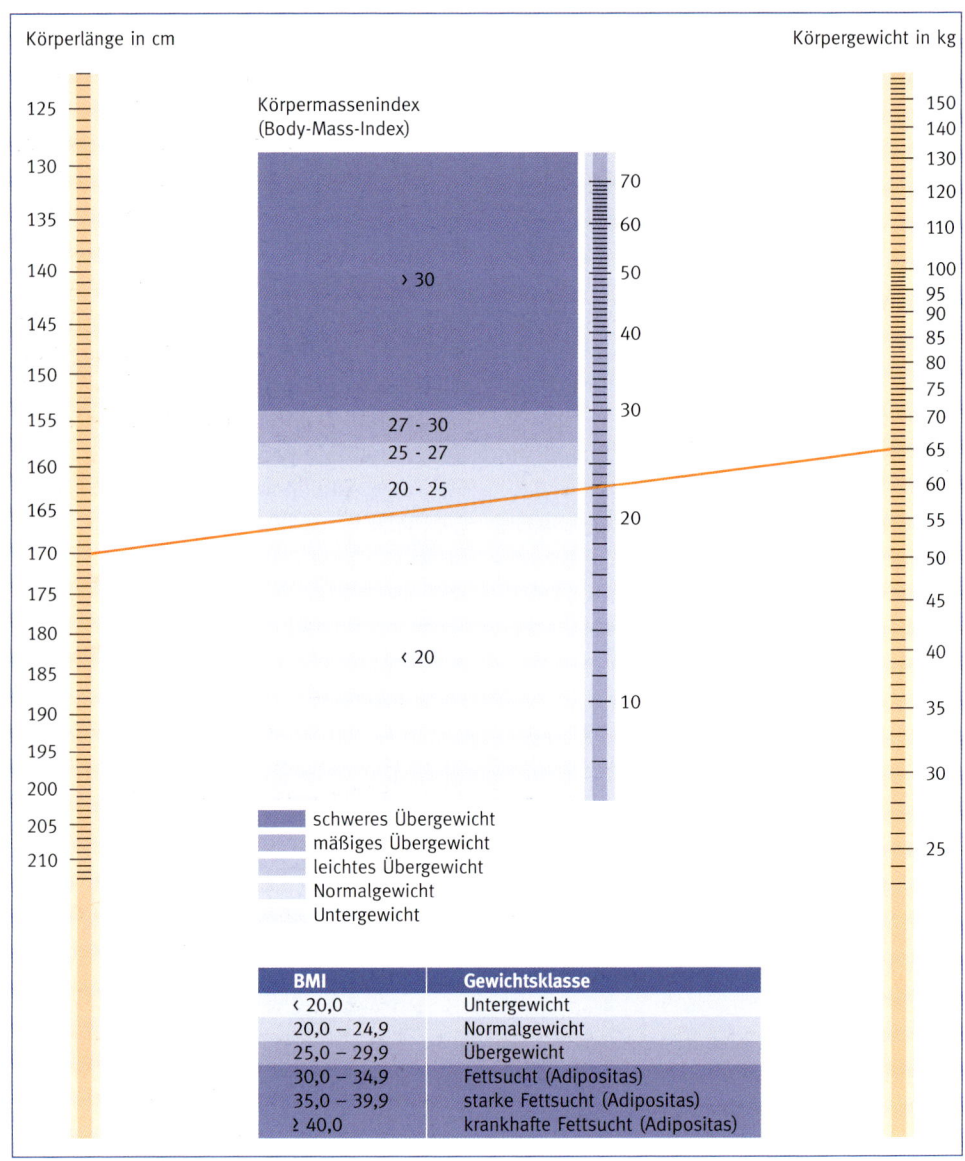

Prüfen Sie Ihren Bodymass-Index.

duktionsfähigkeit nachteilig beeinflussen. Dicke Frauen haben darüber hinaus ein erhöhtes Fehlgeburtsrisiko und bringen öfter dicke Babys zur Welt, deren Gesundheit damit belastet wird.

Der Grund dafür liegt zum größten Teil in den Fettzellen, die wie kleine Hormonfabriken arbeiten. Sie produzieren das weibliche Hormon Östrogen. Fettzellen beeinflussen also den Hormonhaushalt und somit die weibliche Reproduktionsfähigkeit. Zu wenig Östrogen ist genauso nachteilig wie zu viel.

Um festzustellen, ob das Körpergewicht die Fruchtbarkeit drosselt, kann man den *Body Mass Index* (BMI) benutzen, der auf dem Verhältnis von Gewicht und Körpergröße basiert. Der BMI berechnet sich aus dem Körpergewicht (kg) dividiert durch das Quadrat der Körpergröße (m^2). Das klingt schwierig, ist es aber nicht. Angenommen,

Sie sind 1,65 m groß und wiegen 60 kg. Die Größe im Quadrat beträgt dann 1,65 × 1,65 = 2,72. Der BMI wird dann ermittelt, indem man 60 durch 2,72 teilt. Das Ergebnis ist dann 22.

Bei Männern liegt der Normalbreich bei einem Body Mass Index zwischen 20 und 25, bei Frauen zwischen 19 und 24. Über 25 bedeutet Übergewicht, über 30 Adipositas (Fettsucht) und über 40 schwere Fettsucht. Bei einem BMI unter 19 und über 27 ist die Reproduktionsfähigkeit erheblich verringert. Aber trotzdem werden die meisten mageren oder dicken Frauen leicht schwanger. Man sollte also erst einmal abwarten, ob es spontan und schnell gelingt schwanger zu werden. Möchte man jedoch die Chancen erhöhen und eine Schwangerschaft beschleunigen wollen, sollte man am besten das Gewicht so regulieren, dass der BMI über 19 und unter 25 liegt.

Optimal ernährt in der Schwangerschaft

▪ Wollen Sie abnehmen, um so die Chance auf eine schnelle und gesunde Schwangerschaft zu erhöhen? Dann tun Sie das am besten, bevor sie versuchen schwanger zu werden. Bei Tierversuchen (Schafen) hat sich gezeigt, dass Hungern rund um die Empfängnis das Risiko einer Frühgeburt vergrößert. Das könnte auch beim Menschen der Fall sein. Stellen Sie also das Fasten ein, wenn Sie schwanger werden wollen oder es schon sind und sorgen Sie für eine gesunde Ernährung.

▪ Liegt Ihr BMI über 28? Dann versuchen Sie unbedingt abzunehmen. Essen Sie faserreiche Nahrungsmittel wie Gemüse, Obst und Vollkornprodukte und meiden

Sie Dickmacher wie Zucker, Fett und Weißbrot, da diese nur ein Völlegefühl erzeugen, aber keine Vitamine und Mineralien enthalten. So kann dann eine merkwürdige Kombination von Übergewicht und gleichzeitiger relativer Unterernährung entstehen. Fällt es Ihnen schwer, einige Kilos abzuspecken? Wenden Sie sich dann an eine Diätistin oder Ihren Hausarzt, die Sie gerne beraten werden.

▪ Fällt Ihnen das Abnehmen schwer? Bedenken Sie, dass es nicht nur um die Kalorien geht, die man zu sich nimmt, sondern auch um die Kalorien, die man verbraucht. Kalorien verbraucht man, indem man eine gesunde Diät mit Sport kombiniert. Wenn man zwei- oder dreimal pro Woche Sport treibt und dazu den Konsum von Süßigkeiten, Fett, Weißmehlprodukten (Weißbrot, weißer Reis, weiße Nudeln) einschränkt, stellt sich schließlich der Stoffwechsel um und man nimmt ab.

▌ Sorgen Sie dafür, dass Sie täglich möglichst viel Körperbewegung haben, wenn Sie abnehmen wollen oder es Ihnen Mühe bereitet, Ihr Gewicht zu halten. Nehmen Sie das Fahrrad anstatt den Bus oder das Auto, steigen Sie Treppen anstatt den Fahrstuhl zu nehmen und nehmen Sie dabei am besten gleich zwei Stufen auf einmal und zwar in raschem Tempo.

▌ Verlieren Sie nicht den Mut, wenn es Ihnen nicht gelingt, Ihr Idealgewicht zu erreichen. Jedes Kilo weniger hilft dabei, schneller schwanger zu werden und das Risiko einer Fehlgeburt zu verringern.

▌ Sind Sie sehr mager und liegt Ihr BMI unter 20? Essen Sie stark kohlenhydrathaltige Nahrungsmittel wie Vollkornpasta und Kartoffeln sowie eiweißreiche Kost wie Käse, Vollmilch, Butter und Fisch. Sie bauen so ein Fett- und Östrogenpölsterchen auf und fördern damit den Eisprung.

▌ Liegt Ihr Gewicht innerhalb normaler Grenzen? Fangen Sie dann nicht an zu fasten! Gewichtsschwankungen – denken Sie an den berühmten Jo-Jo-Effekt – können nämlich zeitweise den Menstruationszyklus durcheinander bringen. Und das ist beim Versuch, schwanger zu werden, nicht gerade günstig.

▌ Entscheiden Sie sich für Vollwertkost! Wählen Sie, wenn möglich, bei Lebensmitteln die Vollkornvariante: Vollkornbrot, Vollkornpasta, Vollkornreis usw., da diese mehr Vitamine, mehr Eiweiße, mehr Mineralstoffe und vor allem mehr Ballaststoffe enthalten. Sie erhöhen damit den Nährwert dieser Gruppe.

▌ Essen Sie mindestens 200 Gramm Gemüse und zwei Stück Obst pro Tag. Das soll-

ten Sie sich gönnen. Sparen Sie nicht am falschen Platz!

▌ Wählen Sie magere Milchprodukte, da diese mehr Eiweiß pro Kalorie und weniger gesättigte Fette als volle Milchprodukte enthalten. Milchfette sind ungesund.

▌ Nehmen Sie genügend Vitamin D zu sich. Dieses Vitamin sorgt dafür, dass der Körper Kalk binden kann, was für den Knochenbau von Mutter und Kind wichtig ist. Vitamin D ist in Butter, Margarine, Vollmilch und fettem Fisch (Hering, Makrele, Forelle, Lachs) enthalten. Die wichtigste Quelle ist aber das Sonnenlicht, das dafür sorgt, dass der Körper das Vitamin selbst bildet. Wenn man täglich an die frische Luft kommt, bei Tag, auch wenn die Sonne nicht scheint, Margarine und regelmäßig ein Stückchen fetten Fisch zu sich nimmt, ist Vitamin-D-Mangel ausgeschlossen.

▌ Ein erhöhtes Risiko auf Vitamin-D-Mangel haben Frauen mit einer dunklen Haut, Frauen, die Schleier tragen und Frauen, die wenig an die Luft kommen. Sie können Vitamin D als Nahrungsergänzung rezeptfrei in Drogerie und Apotheke erhalten, meist in Kombination mit anderen Vitaminen und Mineralien. Die »Deutsche Gesellschaft für Ernährung e.V.« empfiehlt 5 µg Vitamin D täglich für alle Altersgruppen ab dem ersten Lebensjahr. Diese verhältnismäßig geringe Menge reicht deshalb aus, weil der Bedarf zum größten Teil über die Sonneneinstrahlung gedeckt wird. Dazu genügt schon ein fünfzehnminütiger Aufenthalt in der Sonne dreimal pro Woche. Eine Überdosierung von Vitamin D ist kaum möglich. Bei längerem Aufenthalt in der Sonne reguliert der Organismus die Produktion von selbst.

▌ Vermeiden Sie Leber, wenn Sie schwanger sind. Leber enthält viel Vitamin A und das

Baby braucht nur ganz wenig davon. In großen Mengen erhöht Vitamin A die Chance auf Missbildungen. Die risikolose Menge Vitamin A während der Schwangerschaft beträgt 3000 Mikrogramm (µg) täglich. Eine Portion gebackener Leber enthält aber schon 8000 µg an Vitamin A. Leberprodukte wie Leberwurst und Pasteten sollten nur mit Maßen konsumiert werden: Nicht mehr als eine Portion pro Tag.

▮ Verzichten Sie auf Hautcreme, die Vitamin A oder Retinol enthält.
▮ Weitere Informationen zur Ernährung während der Schwangerschaft finden Sie auch unter
www.ernaehrung.de
www.babyclub.de und
http://mutterundkind.aid.de

Die Ernährungspyramide

Wer gesund essen will, meidet die Abteilung mit Fertigprodukten im Supermarkt und die Fertiggerichte beim Metzger und im Delikatessengeschäft. Selber kochen oder den Partner kochen lassen ist immer noch das Beste. Frisch zubereitete Nahrung enthält in jedem Fall mehr Vitamine als Fertigmahlzeiten und Dosengemüse.

Mit der Ernährungspyramide bringen Sie System in Ihre Essgewohnheiten.

Sie besteht aus fünf Lebensmittelgruppen, aus der die täglichen Mahlzeiten zusammengestellt werden. Jede Gruppe sollte täglich mindestens einmal vertreten sein. Die einzelnen Segmente der Ernährungspyramide sind unterschiedlich groß und entsprechen so dem wünschenswerten Anteil an der täglichen Ernährung. Je größer ein Feld ist, desto höher soll der Anteil dieser Lebensmittel im täglichen Speiseplan sein. Ferner wird das Verhältnis der Lebensmittelgruppen untereinander deutlich.

Sorgt man darüber hinaus für genügend Abwechslung, kann man ruhig davon ausgehen, dass man sich gesund und ausgewogen ernährt.

Die Grundlage

Wasser ist das Lebenselixier, ohne das der Körper seine Funktionen nur kurze Zeit aufrechterhalten kann. Eine ausreichende Zufuhr von Flüssigkeit bildet daher die Basis der Ernährungspyramide. Mindestens 1,5 Liter ungezuckerte und alkoholfreie Getränke sollten Sie pro Tag zu sich nehmen. Die besten Durstlöscher sind Wasser, Tee, fettarme Milch oder verdünnte Fruchtsäfte. Kaffee und Schwarztee gelten nicht als Getränke, sie entziehen dem Körper sogar noch Flüssigkeit.

Die zweite Stufe

Die Grundlage der Ernährung in der Schwangerschaft sollte aus Kohlenhydraten, Eiweiß, Ballaststoffen, Mineralien und den Vitaminen B und E bestehen. Es handelt sich dabei um Brot, Cracker, Pasta, Reis, Kartoffeln, Müsli, Brei und andere Körnerprodukte. Die Fasern stimulieren die Darmtätigkeit und sorgen für einen flotten Stuhlgang. Weil die Schwangerschaftshormone verstopfungsfördernd sind, sind diese Nahrungsmittel während einer Schwangerschaft deshalb besonders wichtig.

Die dritte Stufe

Die dritte Stufe der Pyramide liefert Ballaststoffe, Mineralien (Eisen!) und vor allem Vitamine und Antioxidanzien wie Vitamine C und E. Diese Gruppe besteht aus Gemüse, Salaten, Rohkost und frischem Obst.

Antioxidanzien schützen vor den sogenannten Freien Radikalen und reduzieren das Krebsrisiko. Sie schützen auch Ei- und Samenzelle vor Schäden an der Erbmasse. Vor allem zum Zeitpunkt der Empfängnis sollte der Körper über ausreichend Antioxidanzien verfügen. »Altmodische« Gemüse wie Rosenkohl, Broccoli, alle Kohlsorten und Chicorée, aber auch Paprika, Tomaten und Obst, enthalten viele Antioxidanzien.

Broccoli und kräftiges grünes Blattgemüse – außer Spinat – sind darüber hinaus reich an Folsäure, Kalzium und Eisen. Folsäure ist in der frühesten Entwicklungsphase des Embryos äußerst wichtig.

Die vierte Stufe

Die vierte Nahrungsmittelgruppe in der nach oben schmaler werdenden Pyramide liefert Eiweiß, Vitamine der B-Gruppe, Kalzium, Eisen und sogenannte Spurenelemente wie Zink und Magnesium. Fleisch,

Fisch, Eier, Käse und andere Milchprodukte wie Milch und Joghurt, aber auch Bohnen, Nüsse, Schrot und Samen versorgen Sie mit diesen Nährstoffen.

Eiweiß ist ein wichtiger Baustoff, der fast für alle Körperfunktionen gebraucht wird. Wer schwanger werden will, sollte dafür sorgen, dass er – am besten bei jeder Mahlzeit – genügend Eiweiß zu sich nimmt, natürlich ohne zu übertreiben.

Fleisch und Fisch enthalten neben Eiweiß auch viel Eisen.

Zink fördert beim Baby das Wachstum sowie die Entwicklung des Gehirns, beim Mann aber auch die Samenproduktion. Ein Zinkmangel, der allerdings bei einer normalen Ernährung nicht schnell eintritt, kann die Spermaproduktion drosseln. Zink ist in Vollwertkost, Nüssen, Hülsenfrüchten, Fleisch und Eiern enthalten.

Die Spitze der Pyramide

Das letzte Segment der Pyramide, die Spitze, liefert Fette, Öle, fettreiche Speisen und Süßes, wobei Butter und Margarine zusätzlich noch Vitamin A und D liefern. Die Lebensmittel aus dieser Gruppe sollte man – übrigens nicht nur während der Schwangerschaft – täglich in Maßen genießen. Wenn man sehr schlank ist, kann man damit natürlich etwas großzügiger umgehen als bei Gewichtsproblemen. Vorsicht vor gesättigten Fettsäuren in Butter, Käse und anderen Milchprodukten, in (Schweine-) Fleisch, aber auch im pflanzlichen Kokosfett und -öl. Sie erhöhen den Cholesterinspiegel im Blut.

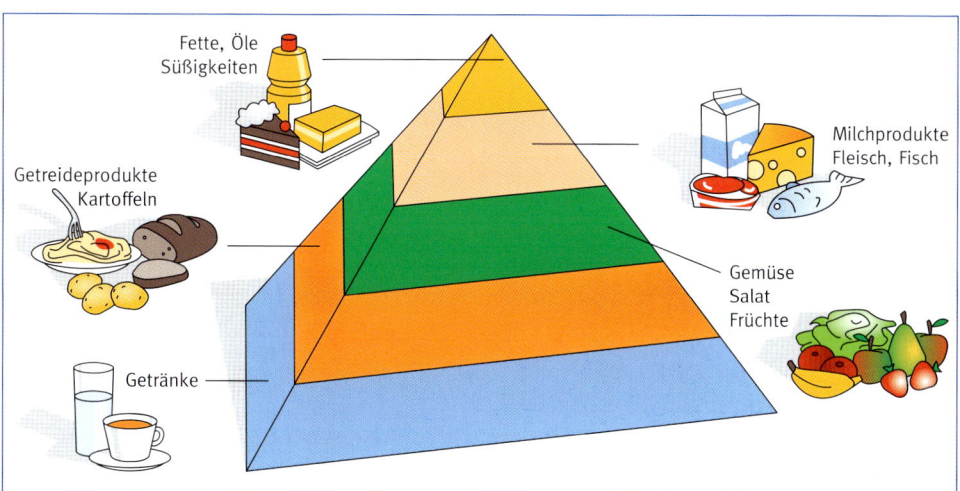

Fette, Öle
Süßigkeiten

Milchprodukte
Fleisch, Fisch

Getreideprodukte
Kartoffeln

Gemüse
Salat
Früchte

Getränke

Ernährungspyramide

Entscheiden Sie sich lieber für ein- und mehrfach ungesättigte Fette, die in pflanzlichen Ölen (Olivenöl, Maiskeimöl, Sonnenblumenöl, Sesamöl) sowie in Nüssen und Fisch enthalten sind. Sie sind wichtig für die Bildung der Nervenzellen beim Baby.

Vitamine und Folsäure als Nahrungsergänzung

Vitamine aus der Pillendose können nie eine gesunde, abwechslungsreiche, frisch zubereitete Ernährung ersetzen. Frisch zubereitete Kost ist und bleibt die Grundlage für eine gute Gesundheit und eine gesunde Schwangerschaft. Wenn man sich gesund und abwechslungsreich ernährt, braucht man in der Regel keine zusätzlichen Vitamine und Mineralien.

Aber keine Regel ohne Ausnahme und diese Ausnahme ist Folsäure. Folsäure (auch Vitamin B11 genannt) gehört zur Gruppe der B-Vitamine und spielt eine Schlüsselrolle bei lebenswichtigen Vorgängen in unserem Körper: Folsäure ist für alle Wachstums- und Entwicklungsprozesse wichtig, denn

mit ihrer Hilfe werden Bestandteile der Nukleinsäuren (das sind die biologischen Informationsspeicher der Zellen) hergestellt. Eine ausreichende Folsäureaufnahme ist vor allem zu Beginn der Schwangerschaft wichtig, da der wachsende Organismus besonders viele Eiweißstoffe aufbaut und genetische Informationen für die neuen Zellen kopiert. Ein Folsäuremangel erhöht das Risiko eines Neuralrohrdefektes (offener Rücken, Gaumen- und Lippenspalte).

Die Einnahme von Folsäure verringert dieses Risiko um 70 Prozent. Das Neuralrohr, aus dem sich das Gehirn und das Rückenmark entwickeln, schließt sich in der vierten Woche nach der Befruchtung und liegt dann im Inneren des Embryos. Ein Neuralrohrdefekt (NRD) tritt auf, wenn dieser Ablauf gestört ist und sich das Neuralrohr nicht vollständig schließt. Das sich entwickelnde Gehirn oder Rückenmark (je nach Lokalisation des Defekts) liegt dann frei oder wird nur durch eine dünne Haut abgedeckt (Spina bifida). In Mitteleuropa sind 1 bis 2 von 1.000 Schwangerschaften betroffen. In anderen europäischen Ländern liegen diese Zahlen sogar noch höher, da höchstwahrscheinlich auch eine genetische Veranlagung bei Mutter und Kind eine Rolle spielt.

Aus diesem Grund sollten Frauen im gebärfähigen Alter prinzipiell eine optimale Folsäureversorgung sicherstellen. Um das Risiko für einen Neuralrohrdefekt zu verringern, wird in der Zeit von vier Wochen vor bis acht Wochen nach der Empfängnis eine Tagesdosis von 0,4 bis 0,5 mg Folsäure zusätzlich empfohlen. In der Praxis heißt das, dass eine Frau mit der Einnahme von Folsäure beginnen sollte, bevor sie schwanger werden möchte. Ein Folsäureüberschuss ist nicht möglich, da die überflüssige Menge mit dem Urin ausgeschieden wird.

Frauen, die bereits ein Kind mit einem Neuralrohrdefekt zur Welt gebracht haben, haben ein um 50 Prozent erhöhtes Risiko, dass dies noch einmal passiert. Sie sollten eine zehnfach höhere Dosis Folsäure, nämlich 5 Milligramm, einnehmen. Diese Tabletten sind nur auf Rezept erhältlich und können vom Hausarzt verschrieben werden.

Untersuchungen haben nachgewiesen, dass eine gute Gesundheit zum Zeitpunkt der Empfängnis und in den ersten Tagen

> **TIPP**
>
> ### Folsäure: So sind Sie optimal versorgt
>
> ▌ Nehmen Sie ab vier Wochen vor bis zwei Wochen nach der Befruchtung täglich eine Tablette von 0,4 oder 0,5 Milligramm Folsäure ein. Das entspricht 400 bis 500 µg. Sie können aber auch Multivitamintabletten für schwangere Frauen einnehmen. Befolgen Sie dabei genau die Hinweise für die Dosierung auf oder in der Verpackung. Sorgen Sie auf jeden Fall dafür, dass Sie genügend Folsäure einnehmen, da die Dosierung bei den verschiedenen Produkten unterschiedlich ist. Vitamintabletten sind rezeptfrei in Apotheke und Drogerie erhältlich.
>
> ▌ Essen Sie folsäurereiche Nahrungsmittel wie Broccoli, kräftige Blattgemüse, Vollkornprodukte, Hülsenfrüchte und Nüsse. Auch Obstsorten wie Erdbeeren, Kirschen, Trauben und Orangen enthalten Folsäure. Diese Nahrungsmittel enthalten außerdem viel Eisen, ein Mittel gegen Blutarmut.

und Wochen der Schwangerschaft für die gesunde Entwicklung des Kindes wichtig ist. Dabei spielt nicht nur Folsäure, sondern eine Vielzahl anderer Nährstoffe eine wichtige Rolle. Die Einnahme einer Multivitamintablette, die neben Folsäure auch andere Vitamine und Mineralien wie Vitamin B6 und B12, Vitamin E, Vitamin C, Kalzium, Zink und andere Spurenelemente enthält, wird daher empfohlen. Sollte die eigene Ernährung bei dem einen oder anderen Stoff doch unwissentlich zu einer Unterversorgung führen, so kann dies dadurch ergänzt werden.

Diese Multivitaminpräparate – die bei der Apotheke und in der Drogerie frei erhältlich sind – sollten selbstverständlich für schwangere Frauen geeignet sein (Verpackung oder Beipackzettel lesen!). Täglich eine Tablette liefert neben Vitamin B, E, C, Eisen, Kalzium und anderen Mineralien meist genügend Folsäure für Frauen, die kein erhöhtes Risiko haben.

Vitamin A kann in hohen Dosierungen Missbildungen verursachen. Die höchstzulässige Menge beträgt während der Schwangerschaft 3 Milligramm bzw. 3000 µg pro Tag, und zwar einschließlich des Vitamins, das in der Ernährung – Butter, Margarine, Leber usw. – enthalten ist. Die meisten Multivitaminpräparate für schwangere Frauen enthalten kein Vitamin A, sondern seine Vorstufe, das Provitamin ß-Karotin, aus dem sich der Körper selbst Vitamin A aufbaut und das während einer Schwangerschaft unschädlich ist. So besteht kein Risiko, dass man zu viel Vitamin A zu sich nimmt.

In Reformhäusern und Apotheken sind natürliche Vitamintabletten speziell für schwangere Frauen erhältlich. Sie enthalten Vitamine, die nicht synthetisch hergestellt, sondern aus natürlichen Nährstoffen gewonnen wurden. Der Nachteil dieser Tabletten ist der Preis. Die meisten dieser natürlichen Vitamine enthalten eine niedrige Dosis Vitamin A. Die Einnahme dieser Tabletten ist ungefährlich, wenn Sie die vorgeschriebene Dosierung nicht überschreiten und den Verzehr von Leberprodukten vermeiden. Aber achten Sie bei allem verstärkt auf die Folsäureeinnahme!

INFO

Folsäure schützt vor Hasenscharte

▪ Folsäure hilft rund um den Zeitpunkt der Empfängnis nicht nur, einen Neuralrohrdefekt (wie offener Rücken u. a.) zu verhindern, sondern verringert auch die Wahrscheinlichkeit einer Lippen- oder Gaumenspalte (im Volksmund auch Hasenscharte oder -lippe genannt). Das wurde in der Doktorarbeit der niederländischen Gesundheitswissenschaftlerin Iris van Rooij nachgewiesen. Bei Frauen, die ab vier Wochen vor bis acht Wochen nach der Befruchtung Folsäure einnehmen, ist das Risiko für auf ein Kind mit Gaumen- oder Lippenspalte nur halb so groß wie bei Frauen, die keine Folsäure einnehmen. Bei Frauen, die die Folsäure über einen kürzeren Zeitraum einnahmen, bot die Folsäure zwar Schutz, aber in geringerem Maße.

▪ Frauen, die außer Folsäuretabletten auch noch folsäurereiche Nahrung zu sich nahmen, hatten das geringste Risiko, ein Kind mit einem Neuralrohrdefekt zu bekommen. Schon folsäurereiche Ernährung allein verringert das Risiko dieser Fehlbildung um 50 Prozent. Folsäurereiche Ernährung plus Tabletten lassen das Risiko um 80 Prozent schrumpfen. Also: Je folsäurereicher die Ernährung, desto geringer die Gefahr, ein Kind mit Lippen- oder Gaumenspalte zu bekommen. Ein gutes Beispiel dafür, dass eine Pille nie gesunde Ernährung ersetzen kann, sondern sie höchstens gut ergänzt.

Aufgepasst

Ein Mangel an Vitaminen und Spurenelementen kann Unfruchtbarkeit verursachen. Das gilt aber auch für einen Überschuss! Außerdem müssen Vitamine und Mineralien im richtigen Verhältnis zueinander stehen. Bei einem guten Vitaminpräparat ist das der Fall. Nehmen Sie aber bitte nie mehr als die vorgeschriebene Dosis ein. Bei Vitaminen in Lebensmitteln besteht kein Risiko, dass man zu viel davon aufnimmt. Eine Ausnahme bildet Vitamin-A-reiche Nahrung wie Leber.

Auf den Blutzucker achten

Kuchen, Torten, Süßigkeiten, Eis, Kaffee und Tee mit Zucker, zuckerhaltige Säfte: sie jagen alle den Zucker – oder besser gesagt den Glukosespiegel – im Blut hoch. Damit aktivieren sie die Bauchspeicheldrüse, die das endokrine Sekret Insulin herstellt, das den Blutzuckerspiegel im Körper regelt.

Frühstückt man morgens mit gezuckertem Kaffee und Kuchen, treibt das den Glukosespiegel in die Höhe. Die Bauchspeicheldrüse wird aktiviert, produziert Insulin und senkt damit wieder den Blutzuckerspiegel. Manchmal so stark, dass man nach ein paar Stunden wieder Lust auf etwas Süßes bekommt.

Diese Blutzuckerspitzen und -tiefs beeinflussen die Laune und das Energieniveau nicht gerade positiv. In einem Blutzuckertal fühlt man sich müde und schlaff, was während einer Schwangerschaft noch verstärkt werden kann.

Starke Schwankungen des Zuckerspiegels vermeidet man, indem man mit Zucker und Honig Maß hält. Denken Sie daran, dass Süßigkeiten sich fast wie reiner Zucker auswirken und den Blutzucker schneller hochjagen als Vollkorngebäck und -kuchen, die neben Zucker noch Getreide und Fette enthalten.

Am besten stillt man den täglichen Hunger nach Süßem mit Obst oder natürlichen Süßstoffen wie Maismalzsirup, Reismalzsirup und Fruchtzucker (Fructose). Diese werden langsam ins Blut aufgenommen und verhindern damit die berüchtigten Blutzuckerschwankungen. Gebäck und Süßigkeiten, die mit Malzsirup zubereitet sind, sind in Reformhäusern, Naturkostläden oder in den Reformabteilungen von Supermärkten erhältlich.

Obst enthält Fruchtzucker, der viel langsamer ins Blut aufgenommen wird als nor-

> **TIPP**
>
> ### Keine Probleme mit dem Blutzucker
>
> ▮ Vermeiden Sie als Zuckerersatz künstliche Süßstoffe und Lebensmittelzusatzstoffe wie Saccharin und Aspartam, jedenfalls in größeren Mengen. Es steht noch nicht fest, ob sie in großen Mengen während einer Schwangerschaft unbedenklich sind. Außerdem haben sie eine stark laxierende (abführende) Wirkung. Trinken Sie auch nicht literweise Light-Getränke (und natürlich auch keine Erfrischungsgetränke, die Zucker enthalten). Kräutertee, Mineralwasser und verdünnte Obstsäfte sind besser.

maler Zucker, Honig und Glucose (Traubenzucker). Außerdem enthält Obst Ballaststoffe und Vitamine, die die Aufnahme von Zucker weiter verzögern.

Raffinierte Produkte, aus denen Ballaststoffe und Mineralien entfernt worden sind, werden schneller vom Blut aufgenommen als nicht-raffinierte Produkte. Weißbrot, weiße Nudeln und weißer Reis jagen den Blutzuckerspiegel dadurch schneller hoch. Beim Verzehr von nicht-raffinierten Nahrungsmitteln muss der Körper erheblich mehr Arbeit leisten und das ist positiv. Ein Grund mehr, um sich für Vollwertkost zu entscheiden.

Vegetarisch schwanger werden

Wenn Sie Vegetarier sind, können Sie das ruhig bleiben. Sie müssen nur darauf achten, dass Sie genügend hochwertige Eiweiße und Vitamin B12 zu sich nehmen. Wenn Sie das Fleisch durch Eier, Käse oder andere Milchprodukte ersetzen, brauchen Sie sich keine Sorgen zu machen. Essen Sie jedoch ausschließlich pflanzliche Eiweiße, dann ist Vorsicht geboten.

Um an hochwertige pflanzliche Eiweiße zu kommen, muss man Hülsenfrüchte (Sojabohnen, Erbsen, Bohnen, Linsen) in Kombination mit reichlich Vollkornprodukten wie Roggenbrot, Vollwertreis und Vollwertnudeln essen. Milchprodukte sind auch zu empfehlen. Nur eine gute Kombination dieser Nahrungsmittel sorgt für eine ausreichende Menge der richtigen Aminosäuren, den Bausteinen von Eiweißen. Nur Bohnen essen reicht nicht aus, da sie nicht alle benötigten Aminosäuren enthalten.

Wenn Sie wenig Fleisch essen, sollten Sie darauf achten, dass Sie genügend Vitamin B12 einnehmen, da dieses Vitamin für die Zellbildung wichtig ist. Ein Vitamin-B12-Mangel erhöht das Risiko für eine Lippen-Kiefer-Gaumenspalte beim Kind. Dieses Vitamin kann der Körper nur schwer aus pflanzlichen Produkten aufnehmen. Fermentierte Produkte wie die japanische fermentierte Sojapaste Miso enthalten Vitamin B12 in einer Menge, die nur bei täglichem Verzehr zur Versorgung ausreichen würde. Vermuten Sie, dass Sie einen Vitamin-B12-Mangel haben, dann bitten Sie vor oder zu Beginn einer Schwangerschaft den Hausarzt, dies zu untersuchen. Oder nehmen Sie einfach ein Vitaminsupplement für schwangere Frauen ein. Achten Sie als Vegetarierin auch auf genügend Kalzium, das in Milchprodukten, in grünem Gemüse wie Broccoli, Lauch, Petersilie, (Grün)Kohl, Kresse, aber auch in Sesamsamen, Tofu, Hülsenfrüchten, Nüssen, Vollkorn und Seetang enthalten ist. Diese Kalziumquellen sind zudem gute Eisenlieferanten, ein Stoff, der auch für Vegetarierinnen sehr wichtig ist.

»Ich hatte Blutarmut.«

Liesbeth: ›Ich war schon jahrelang Vegetarierin, als unser Ältester kam. Ich achtete nie besonders auf meine Ernährung, Essen interessierte mich eigentlich gar nicht. Ich aß Champignons, manchmal ein vegetarisches Fertigprodukt, ein wenig Käse. Und es war bisher immer gut gegangen. Vitamintabletten zu schlucken fand ich Unsinn.

Als ich knapp acht Monate schwanger war, wurde ich furchtbar müde, blass und lustlos. Ich hatte schwere Blutarmut. Das waren aber nicht die einzigen Beschwerden und deshalb ließ ich mich beim Hausarzt gründlich durchchecken. Es stellte sich heraus, dass ich alle möglichen Mängel hatte: Eisen, Vitamin B12, Eiweiß. Ich musste sogar ins Krankenhaus! Dort hat man mich dann mit zusätzlicher Ernährung und allen möglichen Injektionen und Infusionen wieder hochgepäppelt.

Timo, mein Sohn, war bei der Geburt ein langes, dünnes Kerlchen und genauso blass wie ich. Es wäre wohl besser gewesen, wenn er etwas schwerer gewesen wäre, aber es geht ihm Gott sei Dank gut. Selber bin ich eigentlich furchtbar erschrocken. Nicht auszudenken, wenn er einen bleibenden Schaden bekommen hätte! Als wir dann noch ein zweites Kind wollten, habe ich meinen Speiseplan radikal umgestellt und genau auf meine Ernährung geachtet. Vor allem habe ich für zusätzliche Vitamine gesorgt. Unsere Tochter Tamara war dann bei der Geburt auch erheblich molliger.‹

Weitere Tipps für eine gesunde und fruchtbare Ernährung

▮ Mäßigkeit bei **Kalziumräubern**, also Nahrungsmitteln, die dem Körper Kalk entziehen, wie zum Beispiel Erdnussbutter, Spinat, Zucker, Schokolade und Kaffee. Aber auch ein Übermaß an Eiweiß. Viel Eiweiß ist wichtig, zu viel aber schädlich.

▮ Vorsicht mit **Kaffee**. Beschränken Sie sich auf drei bis vier Tassen (oder ein bis zwei Becher) am Tag. Frauen, die mehr als 500 Milligramm Koffein am Tag (ungefähr ein Liter Kaffee) trinken, werden im Schnitt schwerer schwanger als Frauen, die keinen oder weniger Kaffee trinken. Große Mengen Kaffee erhöhen außerdem das Fehlgeburtsrisiko und schaden später dem ungeborenen Kind. Mehr als acht Tassen Kaffee am Tag (600 Milligramm Koffein) erhöhen das Risiko für eine Totgeburt. Tee enthält halb so viel Koffein wie Kaffee. Bedenken Sie auch, dass ein großes Glas Cola genauso viel Koffein enthält wie eine halbe Tasse Kaffee. Über den Einfluss von Koffein auf die Samenqualität des Mannes gibt es widersprüchliche Aussagen. Die vorherrschende Meinung ist, dass Koffein wenig Einfluss hat.

▮ Auch **koffeinfreier Kaffee** verzögert das Schwangerwerden! Es sieht also ganz danach aus, dass es nicht nur am Koffein liegt.

▮ Ersetzen Sie Kaffee zum Teil durch **Tee**. Schwarzer (normaler) und grüner Tee enthalten zwar Koffein, aber auch Stoffe, die die Fruchtbarkeit günstig beeinflussen. Hüten Sie sich aber vor Übertreibung, da Sie sonst wieder zu viel Koffein zu sich nehmen.

- Vermeiden Sie **rohes und halbrohes Fleisch**. Ausführliche Informationen hierzu finden Sie im Abschnitt *Über Hackepeter und Katzenkot* auf Seite 103.

- Achten Sie auf ausreichende **Eisenversorgung aus pflanzlichen Lebensmitteln** (Hülsenfrüchte, Gemüse und Obst), am besten in Kombination mit Vitamin C (z. B. Orangensaft). Vitamin C fördert nämlich die Aufnahme von pflanzlichem Eisen. Wer zu Blutarmut neigt, sollte zu seinem Gemüse lieber ein Glas Orangensaft statt Milch, Tee oder Kaffee trinken, um die Aufnahme des pflanzlichen Eisens durch den Körper nicht zu beeinträchtigen. Tierisches Eisen wird vom Körper immer gut aufgenommen.

- Hüten Sie sich vor **Chips**, **Pommes** und anderen Speisen aus der Friteuse. Sie enthalten nicht nur ungesunde Fette, sondern können auch *Acrylamid* enthalten, eine kanzerogene (krebserzeugende) Substanz, die auch dem Ungeborenen Schaden zufügen kann. Acrylamid entsteht bei starker Erhitzung wie Frittieren, Grillen und langem Backen im Ofen (Brotkrusten). Stark erhitzte Produkte sollte man also besser meiden. Vor allem angebrannte schwarze Krusten sind ungesund. Beim Kochen in Wasser entsteht kein Acrylamid.

- Essen Sie nicht mehr als zweimal pro Woche **nitratreiches Gemüse** wie Spinat, Endivie, Fenchel, Staudensellerie, Chinakohl, Mangold, Kohlrabi, Salat, Lollo rosso, Sellerie, Portulak, Bärlauch und Rote Rüben. Nitrat wird nämlich in Nitrit umgesetzt und das ist giftig. Alle ›altmodischen‹ Gemüse wie Rosenkohl, alle Kohlsorten, Chicorée, Lauch, aber auch Broccoli sind nitratarm und können in unbeschränkten Mengen gegessen werden.

- Übertreiben Sie nicht mit **Sojaprodukten** (Sojajoghurt, Sojamilch, Tofu, Tempeh). Soja enthält Phytoöstrogene, das sind pflanzliche Stoffe, die im menschlichen Körper ähnlich wie das weibliche Geschlechtshormon Östrogen wirken. Es könnte den Hormonhaushalt – und damit die Reproduktionsfähigkeit – beeinträchtigen. Gegen einen normalen, mäßigen Sojagebrauch ist nichts einzuwenden.

- Essen Sie ein- bis zweimal pro Woche **fetten Fisch**, zur Versorgung mit gesunden ungesättigten Fettsäuren und mit Jod, aber vermeiden Sie Schwertfisch, Hai und Marlin, da diese viel Quecksilber enthalten. Auch mit Thunfisch sollte man vorsichtig sein. Kleine fette Seefische wie Hering und kleine Makrelen sind besser. Gezüchteter Lachs ist stärker toxisch belastet und deshalb auch mit Vorsicht zu genießen.

Sicher und gesund arbeiten

Ist es wirklich notwendig, schon vor einer Schwangerschaft die Arbeitsumstände unter die Lupe zu nehmen? Ja, denn man verbringt einen Großteil seiner Zeit am Arbeitsplatz. Wenn man bei der Arbeit Giftstoffen, Strahlung, extrem lauten Geräuschen oder Schwingungen ausgesetzt ist, sollte man die Risiken abschätzen. Das Recht auf einen angepassten Arbeitsplatz hat man zwar nicht, aber vielleicht hat man einen Arbeitgeber, mit dem sich reden lässt. Und wenn dies nicht der Fall ist, sollte man sich überlegen, ob man das Risiko eingeht oder eine andere Lösung sucht.

AUS DEM LEBEN

»Ich bekam Ovulationsurlaub.«

Harald: ›Wir sind sechzehn Jahre zusammen. Esther ist schon zehn Jahre lang Stewardess. Ich bin eigentlich Volkswirtschaftler, habe aber vor fünf Jahren auf Pilot umgesattelt.‹

Esther: ›Als ich 27 war, habe ich die Pille abgesetzt. Bei meiner Schwester hat es fünf Jahre gedauert, bis sie schwanger war und auch bei meiner Mutter ging es nicht gerade flott. Sie hat jahrelang auf meine Schwester warten müssen und danach hat es wieder fünf Jahre lang gedauert, bis ich kam. Wir wollten also früh anfangen. Ich habe auch gleich angefangen weniger zu arbeiten, um mehr zu Hause sein zu können.‹

Harald: ›Ich flog damals noch nicht. Aber auch wenn nur einer fliegt, ist es nicht immer möglich, rundum den Eisprung beisammen zu sein und miteinander zu schlafen. Das geht eben nicht, wenn der Partner gerade in Caracas ist.‹

Esther: ›Wie haben es ein Jahr lang versucht, aber ohne Erfolg. Dann gingen wir in die Klinik und dort wurde getestet, ob nach dem Beischlaf lebende Samenzellen in meinem Gebärmutterhals nachweisbar waren. Das war aber nicht der Fall. Meine Gebärmutterschleimhaut bildete Antikörper gegen Haralds Samenzellen, die übrigens

auch untersucht wurden. Er hatte zwar weniger Sperma als normal ist, aber immer noch genug um ein Kind zu zeugen. Der nächste Schritt war eine Untersuchung der Durchgängigkeit meiner Eileiter. Eine unangenehme Untersuchung, das wurde mir schon vorher mitgeteilt. Darum schoben wir sie bis nach dem Urlaub auf. Aber dann war sie nicht mehr nötig, denn ich war inzwischen spontan schwanger geworden.‹

Harald: ›Sascha ist jetzt vier. Als sie ein Jahr alt war, begannen wir, über ein zweites Kind nachzudenken. Inzwischen hatte ich den Job gewechselt und flog jetzt auch, was die Sache nicht einfacher machte.‹

Esther: ›Wir haben es wieder ein Jahr lang versucht, ohne Erfolg. Ich habe drei Monate lang Bodendienst gemacht. Wir waren auch beim Gynäkologen, um wieder den Gebärmutterschleim untersuchen zu lassen, aber der war diesmal in Ordnung.‹

Harald: ›Wir haben wieder mein Sperma untersuchen lassen. Ich hatte 20 Millionen Samenzellen pro Milliliter. Das reicht. Das Sperma wurde im Laufe der Zeit noch einige Male getestet. Am Anfang fiel es uns gar nicht auf, aber auf einmal sahen wir Zusammenhänge: Nach einem Flug nach Los Angeles, bei dem ich die ganze Nacht wach gewesen war und neun Stunden Zeitunterschied überbrückt hatte, war meine Spermaqualität besonders schlecht. Nach dem Urlaub war sie dagegen wieder ausgezeichnet, 100 Millionen Samenzellen pro Milliliter, also viel mehr als normal. Wir hatten ganz stark den Eindruck, dass das mit dem Fliegen zusammenhing. Mit dem Jetlag oder mit Schlafentzug.‹

Esther: ›Ich spüre das auch. Wenn ich geflogen bin, habe ich meine Regel einen Tag später als normal. Ich beobachte meinen Zyklus genau. Ich notiere mir schon seit Jahren, wann ich meine Tage bekomme. An den Tagen vor dem Eisprung habe ich Schmerzen, wenn wir miteinander schlafen. Und kurz vor dem Eisprung tut es links oder rechts im Bauch weh.‹

Harald: ›Am Anfang haben wir selbst versucht, unsere Dienstpläne an den Eisprung anzupassen. Wir haben dann einfach ein Paar Tage freigenommen. Aber auf Dauer geht das nicht. Dafür hat man einfach nicht genug freie Tage. Also verpassten wir von den vier Chancen drei, weil wir Dienst hatten.‹

Esther: ›Ich wusste genau, wann wir miteinander schlafen mussten. Kurz vor dem Eisprung wird der Gebärmutterschleim flüssiger und klarer. Er zieht Fäden, wenn man ihn zwischen den Fingern zieht. Dann war ich fruchtbar. Ein paar Mal habe ich auch einen Ovulationstest gemacht. An den fruchtbarsten Tagen schliefen wir dann miteinander. Aber es wollte und wollte nicht klappen.‹

Harald: ›Miteinander schlafen war eine Pflichtübung geworden. Wenn ich morgens um acht aus dem Haus musste für einen Flug, stellten wir den Wecker, um es davor noch einmal zu versuchen. Total verkrampft, alles.‹

Esther: ›Nach anderthalb Jahren fand der Gynäkologe, dass es an der Zeit war, der Natur ein bisschen zu helfen. »Sie fliegen beide,« sagte er, »es hat also keinen Sinn noch länger zu warten.« Er ist ein Mann, der handelt und er meinte, wir sollten IUI, das ist Intrauterine Insemination oder Samenzellenübertragung, versuchen. Dabei wurde der Samen von Harald präpariert und in die Gebärmutterhöhle eingebracht, möglichst nahe an die Eileiter.

Harald: ›Wir haben dann mit unserem Abteilungschef über unsere Dienstpläne geredet und ganz offen mit ihm besprochen, was unser Problem war. Bei den meisten Fluggesellschaften ist es übrigens bekannt, dass das Flugpersonal Probleme beim Kinderkriegen hat wegen der Dienstpläne. Unser Chef hatte sehr viel Verständnis für uns. Ich bekam »Ovulationsurlaub«. Ein paar Monate lang durfte ich mich für 20 Prozent meiner Arbeitszeit krankmelden. Dadurch konnte ich 10 Tage hintereinander zu Hause sein. Ich hatte dann genügend Zeit, mich nach einem Flug wieder zu erholen, damit meine Samenqualität besser wurde. Und wir konnten die freie Zeit so einplanen, dass der Eisprung in diese Periode fiel. Das war wichtig, weil wir ja jetzt IUI versuchen wollten.‹

Esther: ›Wir fingen im Januar mit IUI an. Die Hormone für meine Hormonbehandlung habe ich mir selbst gespritzt. Als genügend Eibläschen reif waren, wurde der präparierte Samen von Harald kurz vor dem Eisprung eingebracht. Gleich beim ersten Mal war ich schwanger, aber auf dem Echo war keine lebende Frucht zu sehen. Die Enttäuschung war groß und ich musste ausgeschabt werden.‹

Harald: ›Der Gynäkologe meinte, wir sollten nicht zu lange warten. Im März versuchten wir es zum zweiten Mal, aber ohne Ergebnis.‹

Esther: ›Beim dritten Mal wäre die IUI beinahe abgeblasen worden, weil nämlich zu viele Eibläschen reif wurden. Dann besteht ein erhöhtes Risiko auf Mehrlinge und das will man lieber nicht eingehen. Glücklicherweise entwickelte sich ein Eibläschen doch nicht schnell genug und wir konnten es noch einmal versuchen.‹

Harald: ›Ich musste morgens früh mein Sperma abgeben. Das muss erst aufbereitet werden, bevor Esther damit inseminiert werden kann.‹

Esther: ›Um zwölf Uhr war ich dann dran. Nachmittags um fünf spürte ich dann ganz deutlich den Eisprung. Diesmal hatte es geklappt. Als meine Tage ausblieben, wussten wir fast schon 100 Prozent sicher, dass ich schwanger war.‹

Harald: ›Bram kam gut drei Wochen vor dem errechneten Datum zur Welt, also etwas zu früh. Er ist jetzt fünf Monate alt.‹

Esther: ›Vergangene Woche bin ich zum ersten Mal seit der Geburt wieder geflogen. Es war mir schon recht schwer gefallen, Bram zurückzulassen. Aber als ich dann an der Arbeit war, hat es mir auch wieder viel Spaß gemacht.‹

Harald: ›Wir lassen es bei zwei Kindern. Unsere Familie ist komplett.‹

Kritische Begutachtung des Arbeitsplatzes

Schon vor einer Schwangerschaft mit dem Arbeitgeber über diese private Angelegenheit zu reden, scheint verfrüht. Aber überlegenswert ist es schon, wenn man einen Arbeitsplatz hat, der eine Gefährdung der Reproduktionsfähigkeit mit sich bringt oder Risiken für das ungeborene Kind. Oder wenn die Art und Umstände der Arbeit auf andere Art erschweren, dass man schwanger wird. Dann kann rechtzeitig und in gegenseitigem Einvernehmen eine Lösung gesucht werden. Wenn man schwanger werden will, kann man sich natürlich nicht auf die spezifischen Rechte berufen, die es für schwangere Frauen gibt, da diese erst von dem Zeitpunkt an gelten, an dem der Arbeitgeber über die vorliegende Schwangerschaft informiert wurde. Da aber gerade die allerersten Tage und Wochen in der

Entwicklung des Embryos so entscheidend sind, kann das oft zu spät sein. Es ist deshalb nur vernünftig und empfehlenswert, den eigenen Arbeitsplatz schon vorher gründlich unter die Lupe zu nehmen.

Birgt ein Arbeitsplatz Risiken, so hat der Arbeitgeber eine Informationspflicht. Er muss den neuen Arbeitnehmer bei der Einstellung über Fragen des Arbeitsschutzes, der Arbeitssicherheit und Gesundheitssicherheit sowie über die mit der Arbeit zusammenhängenden Risiken unterrichten. Solche Risiken gibt es z.B. für Frauen und Männer, die Kontakt mit chemischen Mitteln wie Lösungs- und Bekämpfungsmitteln haben oder mit (Röntgen-) Strahlung bzw. stark toxischen (giftigen) Medikamenten wie Zytostatica (zellwachstumshemmende Mittel) arbeiten. Sollten Sie sich nicht mehr an diese Sicherheits- und Gesundheitsinformationen erinnern, erkundigen Sie sich bei der für Sie zuständigen Dienststelle für Arbeitssicherheit und Gesundheitsschutz oder beim Betriebsarzt danach. Sie erhalten dort Ratschläge und man ist zur Geheimhaltung verpflichtet.

»Ich will jedes Risiko ausschließen.«

Rainer: ›Ich arbeite seit meinem sechzehnten Lebensjahr in einer chemischen Reinigung. Seit zehn Jahren habe ich mein eigenes Geschäft. Ich habe viele weibliche Angestellte.

Wir arbeiten mit PER, das ist eine Abkürzung für Perchloräthylen, und das ist giftig. Wenn man eine Zeit lang in einer konzentrierten PER-Luft steht, wird man erst betäubt, dann bewusstlos und schließlich kann man auch daran sterben. Ich habe mir mal erklären lassen, dass man durch PER Fruchtbarkeitsprobleme bekommen kann. Aber ich kenne keinen einzigen Kollegen, bei dem es Probleme gab, oder dass jemand ein Kind mit Missbildungen bekommen hätte. Und ich kenne mich in der Branche ziemlich gut aus.

Früher, als ich mit der Arbeit in der Reinigung anfing, war die PER-Luft noch ganz intensiv. Als ich dann mein eigenes Geschäft eröffnete, habe ich sofort in Sicherheitsmaßnahmen investiert. Übrigens waren wir dazu inzwischen auch verpflichtet. Wir arbeiten nicht mehr mit offenen, sondern nur noch mit geschlossenen Maschinen und haben eine gut funktionierende Dunstabzugsanlage. Ich achte auch streng darauf, dass keine offenen Lebensmittel im Raum, in dem gearbeitet wird, herumliegen. PER ist schwerer als Luft und kann sich auf den Lebensmitteln absetzen. Und so nimmt man es dann zu sich. Rauchen ist verboten, denn Zigarettenrauch kann bei einer chemischen Reaktion mit PER wieder andere Giftstoffe bilden.

Wir haben, und auch das ist vorgeschrieben, die Risiken inventarisieren müssen.

Die PER-Luft wurde dabei nicht einmal mehr als Risiko genannt. Man riecht sie kaum noch, eigentlich nur, wenn man dicht vor der Maschine steht, um die Textilien herauszunehmen.

Wenn Frauen schwanger sind, lasse ich sie sicherheitshalber keine Wäsche mehr aus den Maschinen holen. Eine Kleinigkeit, die dann von einem Kollegen übernommen wird. Niemand macht daraus ein Problem. Ich will jedes Risiko ausschließen. Schwangere Frauen machen dann halt andere Dinge wie Bügeln und Falten, und zwar in Räumen, in denen man PER nicht riechen kann.

Meine Mitarbeiterinnen erzählen mir meistens schon früh, wenn sie schwanger sind. Wir sind hier ein kleines Team, das gut zusammenhält, und die Kolleginnen sind meistens recht stolz darauf, schwanger zu sein. Ich habe keinerlei Probleme damit, dann die Arbeit ein bisschen umzustellen und anders einzuteilen, und die anderen auch nicht.

Vielleicht macht es auch etwas aus, dass meine eigene Frau nur schwer schwanger werden konnte. Daher weiß ich, dass Schwangerwerden nicht von selbst geht und habe wahrscheinlich mehr Verständnis. Übrigens hatte »unser« Fruchtbarkeitsproblem nichts mit der Reinigung zu tun, mein Samen war prima. Der Gynäkologe meinte noch scherzhaft, dass ich damit ganz Frankreich schwängern könnte, haha. Meine Frau arbeitet nicht in der Reinigung, sie ist Wochenpflegerin. Ihre Eileiter waren verstopft und als das Problem endlich gelöst war, war sie auch gleich schwanger. Wir haben jetzt zwei gesunde Kinder und die sind mein ganzer Stolz.‹

Gute Vorbereitung ist die halbe Arbeit

Und jetzt die gute Nachricht

Stress bei der Arbeit scheint die Fruchtbarkeit nicht negativ zu beeinflussen. In einschlägigen Untersuchungen dazu wurde festgestellt, dass Frauen, die in ihrer Arbeit viel Stress ausgesetzt sind, genauso schnell schwanger wurden wie Frauen mit wenig Arbeitsstress.

Auflistung und Bewertung der Risiken

Gemäß Arbeitsschutzgesetz ist der Arbeitgeber verpflichtet »die erforderlichen Maßnahmen des Arbeitsschutzes unter Berücksichtigung der Umstände zu treffen, die Sicherheit und Gesundheit der Beschäftigten bei der Arbeit beeinflussen«. Soweit unvermeidbare Gefahren bestehen, muss der Arbeitgeber die Beschäftigten umfassend darüber informieren, bevor sie die entsprechende Arbeit beginnen. Für Schwangere gilt darüber hinaus das Mutterschutzgesetz, welches unter anderem vorschreibt, dass eine Gefährdungsbeurteilung für jede Tätigkeit, die die werdende Mutter ausübt, durchgeführt werden muss. Besteht eine Gefahr für Mutter und Kind, müssen die Arbeitsbedingungen umgestaltet oder ein (innerbetrieblicher) Arbeitsplatzwechsel vorgenommen werden. In besonderen Fällen kann auch ein Beschäftigungsverbot bzw. eine Freistellung für die Dauer der Schwangerschaft zum Tragen kommen.

Die besonders strengen Gesetze des Mutterschutzes treten in Kraft, sobald eine Schwangerschaft dem Arbeitgeber gemeldet wird. Für Frauen, die schwanger *werden wollen*, gelten die normalen Arbeitsschutzbestimmungen.

Gift am Arbeitsplatz

Vor allem kurz nach der Empfängnis, wenn in kurzer Zeit viele Zellteilungen stattfinden, ist die (befruchtete) Eizelle äußerst empfindlich und durch Giftstoffe oder Strahlung beeinflussbar und verletzlich. Das gilt vor allem für das Erbmaterial, also die DNA in der Ei- und der Samenzelle. Für Stoffe und Strahlung, die auf die DNA einwirken, gibt es keine sicheren unteren Grenzwerte, man sollte am besten den Kontakt damit ganz vermeiden.

Chemische Stoffe dringen durch Berührung, Einatmen oder Verschlucken in den Körper ein. Mit guten Sicherheitsmaßnahmen und vor allem deren Befolgung kann die Aufnahme von Giftstoffen stark verringert oder sogar vollständig verhindert werden. Daher sind Schutzmittel wie Schutzkleidung, gute Belüftung und andere Vorsorgemaßnahmen äußerst wichtig. Und wie gesagt: jeder Arbeitnehmer und jede Arbeitnehmerin ist verpflichtet, diese Sicherheitsvorschriften genau zu befolgen.

Übrigens gibt es auch in manchen Branchen tarifvertragliche Bestimmungen zur

Arbeit mit Schadstoffen. So dürfen z. B. schwangere Apothekenhelferinnen nicht mit Krebshemmern in Berührung kommen. Den betreffenden Tarifvertrag erhalten Sie bei Ihrer Gewerkschaft oder Ihrem Arbeitgeber.

Risikogruppen sind unter anderem ...

MTA/Röntgenassistenten, Röntgenärztinnen, Arzthelferinnen Sie arbeiten mit Röntgenstrahlen, die Abweichungen an der Erbmasse verursachen können. Sie sollten am besten ihren Schwangerschaftswunsch frühzeitig bei ihrem Vorgesetzten anmelden. Die Strahlenschutzverordnung ist im Hinblick auf die ›reproduktive Gesundheit‹ von Frauen und Männern geschlechtsspezifisch abgefasst. Frauen erhalten zusätzlichen Schutz, Männer merkwürdigerweise nicht.

Stewardessen und Piloten Flugpersonal ist kosmischer Strahlung in der Atmosphäre ausgesetzt, vor allem bei Langstrecken-(interkontinentalen) Flügen. In der Zeit der Empfängnis und in den ersten Wochen der Schwangerschaft besteht dann ein – leicht – erhöhtes Risiko auf Fehlbildungen. Bei den meisten Fluggesellschaften werden schwangere Flugbegleiterinnen sofort in den Bodendienst versetzt.

OP-Personal Anästhesisten und Anästhesieassistenten haben im Vergleich zu anderem Klinikpersonal ein erhöhtes Fehlgeburtenrisiko, ein erhöhtes Risiko für Fehlbildungen beim Ungeborenen und für Frühgeburten. Verursacher sind die Narkosegase, denen sie ausgesetzt sind. Sicher arbeiten, mit guter Schutzkleidung, schränkt das Risiko erheblich ein.

Krankenschwestern auf der Onkologiestation, Apotheker und Apothekenhelfer Krankenschwestern, die mit Zytostatika (Zellwachstumshemmern) arbeiten, haben verglichen mit anderem medizinischen Personal erhöhtes Risiko eine Fehlgeburt zu erleiden oder ein untergewichtiges bzw. missgebildetes Baby zu bekommen. Das gilt auch für Apotheker und Apothekenhelfer, die mit diesen Stoffen in Berührung kommen. Auch hier ist guter Schutz wichtig.

Gärtner Pflanzenschutz- und Schädlingsbekämpfungsmittel (Pestizide), mit denen Gärtner viel arbeiten, können die Samenproduktion hemmen. Das gilt vor allem für Produkte in der Rosenzucht. Manche Pestizide können bei Frauen Reproduktionsprobleme verursachen und zu Fehlbildungen beim ungeborenen Kind führen. Auch hier gilt: gute Schutzmaßnahmen und Gefahrenstoffkennzeichnung auf der Produktverpackung beachten.

Tierärztinnen und Tierarzthelferinnen, Tierhalterinnen Um jede Gefährdung des Kindes auszuschließen, sollten Schwangere, die mit Tieren (besonders mit Katzen) zu tun haben, bei ihrem Arzt eine Blutuntersuchung auf Toxoplasmose-Antikörper durchführen lassen. Besondere Vorsichtsmaßnahmen sind nur notwendig, wenn keine Antikörper im Blut nachweisbar sind.

Gute Vorbereitung ist die halbe Arbeit

Tierärztinnen und Tierarzthelferinnen können darüber hinaus mit schädlichen Medikamenten in Berührung kommen. Ob ein Medikament die reproduktive Gesundheit beeinträchtigt, steht nicht immer auf dem Etikett oder Beipackzettel. Tierärztinnen wissen meist Bescheid, Tierarzthelferinnen sollten sich bei der Apotheke oder bei ihrer Chefin erkundigen.

Laborantinnen Frauen, die mit dem einzelligen Krankheitserreger *Toxoplasma* oder dem Rötelnvirus arbeiten, dürfen während der Schwangerschaft nicht zur Weiterarbeit verpflichtet werden, es sei denn, sie besitzen Antistoffe. Aber auch sonst ist bei der Arbeit in Laboren Vorsicht geboten, da häufig Chemikalien verwendet werden, die die Fruchtbarkeit beeinträchtigen.

Frisörinnen, Kunstmaler, Personal in Reinigungen, in Photolaboren, in der chemischen Industrie, in der Farbenindustrie, in Isotopenlabors, Druckereien und KFZ-Werkstätten Alle Arbeitnehmer in den oben genannten Berufen kommen mit chemischen Stoffen in Berührung, die gesundheitsschädlich sein können. Gute Belüftung und persönliche Schutzmittel sind dabei wichtig. Schwangere Frauen dürfen nicht mit Blei oder Bleiweiß (einem Farbstoff) arbeiten.

Lehrerinnen, Kindergärtnerinnen und Kinderschwestern Eine Rötelnerkrankung in der frühen Schwangerschaft kann zu gravierenden Missbildungen des Kindes führen. Die meisten Frauen im reproduktionsfähigen Alter sind glücklicherweise gegen Röteln geimpft. In Deutschland wird die Schutzimpfung gegen Röteln (MMR – Masern-Mumps-Röteln-Impfung) routinemäßig im Kindesalter vorgenommen und nur Frauen, die nicht in Deutschland aufgewachsen sind oder aus religiösen oder anderen Gründen die Impfung ablehnen, haben nicht immer Antikörper. In den Ausnahmefällen, in denen doch in der Kindertagesstätte, im Kindergarten, in der Schule oder im Krankenhaus Rötelnerkrankungen auftreten, sollte eine schwangere Mitarbeiterin sofort aufhören zu arbeiten bis sie sicher weiß, dass sie Antikörper hat.

Aber Vorsicht auch mit Folgendem:

- Vermeiden Sie vom Schwangerschaftsbeginn an Arbeiten in **extremer Kälte** oder **Hitze**.
- Arbeiten in **extrem lärmreicher Umgebung** schadet von einem bestimmten Zeitpunkt an dem Kind, ab wann genau, ist nicht bekannt. Es können bei Mutter und Kind Gehörschäden auftreten. Extremer Lärm – z. B. bei einem Popkonzert! – verursacht außerdem Stress beim Baby.
- Arbeiten unter **Überdruck** (Tauchen) ist in der Schwangerschaft äußerst gefährlich und absolut tabu. Es kann zu Fehlbildung führen.
- Starke **Stöße** und **Schwingungen** durch Elektrowerkzeuge oder stark rüttelnde Fahrzeuge, die den Körper vibrieren lassen, sind während der Schwangerschaft schädlich. Länger andauernd erhöhen solche Belastungen das Risiko auf Früh- und Totgeburten. In all diesen Fällen ist der Arbeitgeber verpflichtet, Maßnahmen einzuleiten, um die Stöße bzw.

Schwingungen zu reduzieren (neue Reifen, bessere Federung usw.). Reicht das nicht aus, kann man zu einer Weiterarbeit während der Schwangerschaft nicht verpflichtet werden.

- **Nichtionisierende Strahlung**, die zum Beispiel von Infrarot- und anderen Wärmestrahlern wie Physiotherapeuten sie einsetzen, abgegeben wird, kann bis zum Embryo vordringen und dort Überhitzung verursachen. Temperaturerhöhung in der frühen Schwangerschaft kann zu Fehlbildungen führen.

Sicherer und gesunder Arbeitsplatz

▌ Bleiben Sie bei der Arbeit so viel wie möglich in Bewegung. Lange in einer Haltung zu sitzen ist für Mutter und Kind ungesund. Stehen Sie regelmäßig auf, verändern Sie Ihre Haltung, strecken Sie die Beine, machen Sie ein paar Reck- und Streckübungen oder laufen Sie einfach zur Toilette oder zum Kaffeeautomaten.

▌ Haben Sie ein Berufsrisiko, reden Sie dann am besten noch vor einer eventuellen Schwangerschaft mit dem Betriebsarzt oder der zuständigen Dienststelle für Arbeitssicherheit und Gesundheitsschutz. Lassen Sie sich beraten, wie sie sich am besten verhalten. Informieren Sie, sobald Sie schwanger sind, so schnell wie möglich Ihren Arbeitgeber, damit Maßnahmen eingeleitet werden können, die Ihre Sicherheit und die Ihres Kindes garantieren.

▌ Bei einem Risikoberuf sollten Sie sich gut überlegen, ob Sie weiterarbeiten wollen, während Sie versuchen schwanger zu werden. Die Chance, Schwangerschaftsprobleme zu bekommen, ist zwar klein, aber nicht völlig ausgeschlossen. Vor allem in der Zeit der Empfängnis und in den ersten Wochen der Schwangerschaft reagiert der Embryo äußerst empfindlich auf schädliche Einflüsse von außen. Vielleicht ist eine Versetzung in eine andere Abteilung mit weniger Risiken möglich. Als Stewardess empfiehlt sich vielleicht eine Zeitlang Bodendienst. In extremen Fällen sollte man vielleicht sogar den Beruf wechseln. Solange noch keine Schwangerschaft vorliegt, ist der Arbeitgeber nicht dazu verpflichtet, Ihnen andere Arbeit anzubieten. Aber er muss für einen sicheren Arbeitsplatz und sichere Arbeitsumstände sorgen. Sollte er sich weigern, können Sie bei der zuständigen Dienststelle für Arbeitssicherheit und Ge-

sundheitsschutz eine Beschwerde einreichen.

▌ Mehr Informationen erhalten Sie u. a. bei der Bundesanstalt für Arbeitsschutz und Arbeitsmedizin (BauA), www.baua.de und beim Bundesinstitut für Risikobewertung, www.bfr.bund.de

▌ Zweifeln Sie an der Sicherheit an Ihrem Arbeitsplatz? Bitten Sie dann Ihren Arbeitgeber oder dessen Sicherheitsbeauftragten um eine Gefahrenüberprüfung. Oder lassen Sie sich vom Betriebsarzt, dem Betriebsrat oder Ihrer Gewerkschaft beraten.

▌ Sind Sie selbständig oder arbeiten Sie freiberuflich? Erkundigen Sie sich ihrer zuständigen Gewerkschaft oder bei Ihrem Hausarzt. Die meisten Berufsgenossenschaften und Gewerkschaften haben auch eine Abteilung für Berufskrankheiten, an die sich die Mitglieder wenden können.

▌ Arbeiten Sie mit Chemikalien, die nicht etikettiert sind und wollen Sie wissen, ob und wie gefährlich dieser Stoff ist? Bei der Bundesanstalt für Arbeitschutz und Arbeitsmedizin oder dem Bundesinstitut für Risikobewertung erhalten Sie eine Liste mit reproduktionsschädigenden Stoffen. Die Liste ist nicht abgeschlossen, wird aber ständig aktualisiert. Von vielen Stoffen ist noch nicht bekannt, welchen Effekt sie haben. Steht der Stoff, den Sie suchen, nicht auf der Liste, bedeutet dies nicht unbedingt, dass er sicher ist.

▌ Halten Sie die Sicherheitsvorschriften genau ein, wenn Sie mit Chemikalien arbeiten oder andere Risiken eingehen. Sollten Ihnen keine Sicherheitsvorschriften bekannt sein, erkundigen Sie sich bei Ihrem Arbeitgeber oder Sicherheitsbeauftragten danach. Sorgen Sie für gute persönliche Schutzmittel wie Handschuhe, saubere Schutzkleidung, Bleischürzen und gute Belüftung. Arbeiten Sie hygienisch, waschen Sie sich regelmäßig die Hände, essen, trinken und rauchen Sie nicht während der Arbeit.

Überschreiten Sie auch nie die festgelegten Grenzwerte, zum Beispiel bei Röntgenstrahlung. Sie können die Risiken selbst erheblich senken und oft sogar ganz eliminieren, wenn Sie sorgfältig arbeiten.

Weitere Informationen finden Sie beim Bundesamt für Strahlenschutz (www.bfs.de) oder unter www.strahlenschutz-kurse.de

- Kommen Sie bei der Arbeit mit Toxoplasma oder Rötelnviren in Berührung? Lassen Sie sich dann vor einer eventuell geplanten Schwangerschaft auf Antikörper testen. Sind sie positiv, dann brauchen Sie sich keine Sorgen zu machen. Ist der Befund negativ, dann sollten Sie Vorsorgemaßnahmen treffen. Gegen Röteln kann man sich impfen lassen, aber danach sollte man noch mindestens zwei Monate lang nicht schwanger werden. Da heutzutage die meisten Kinder in Deutschland gegen Röteln geimpft werden (1. und 2. MMR-Schutzimpfung im Baby- und Kleinkindalter), sind Kindergärtnerinnen und Lehrerinnen kaum noch gefährdet. Außerdem sind in Deutschland die meisten Frauen auch selbst durch Impfung im Jugendalter geschützt.

- Bedenken Sie, dass es sich hier immer um statistische Risiken handelt. Bei einem erhöhten Risiko bedeutet dies noch lange nicht, dass Sie tatsächlich ein Kind mit einer angeborenen Abweichung bekommen. Die Chance, ein gesundes Kind zur Welt zu bringen, ist in all diesen Fällen viele Male größer.

- Siehe auch
www.arbeitssicherheit-online.com

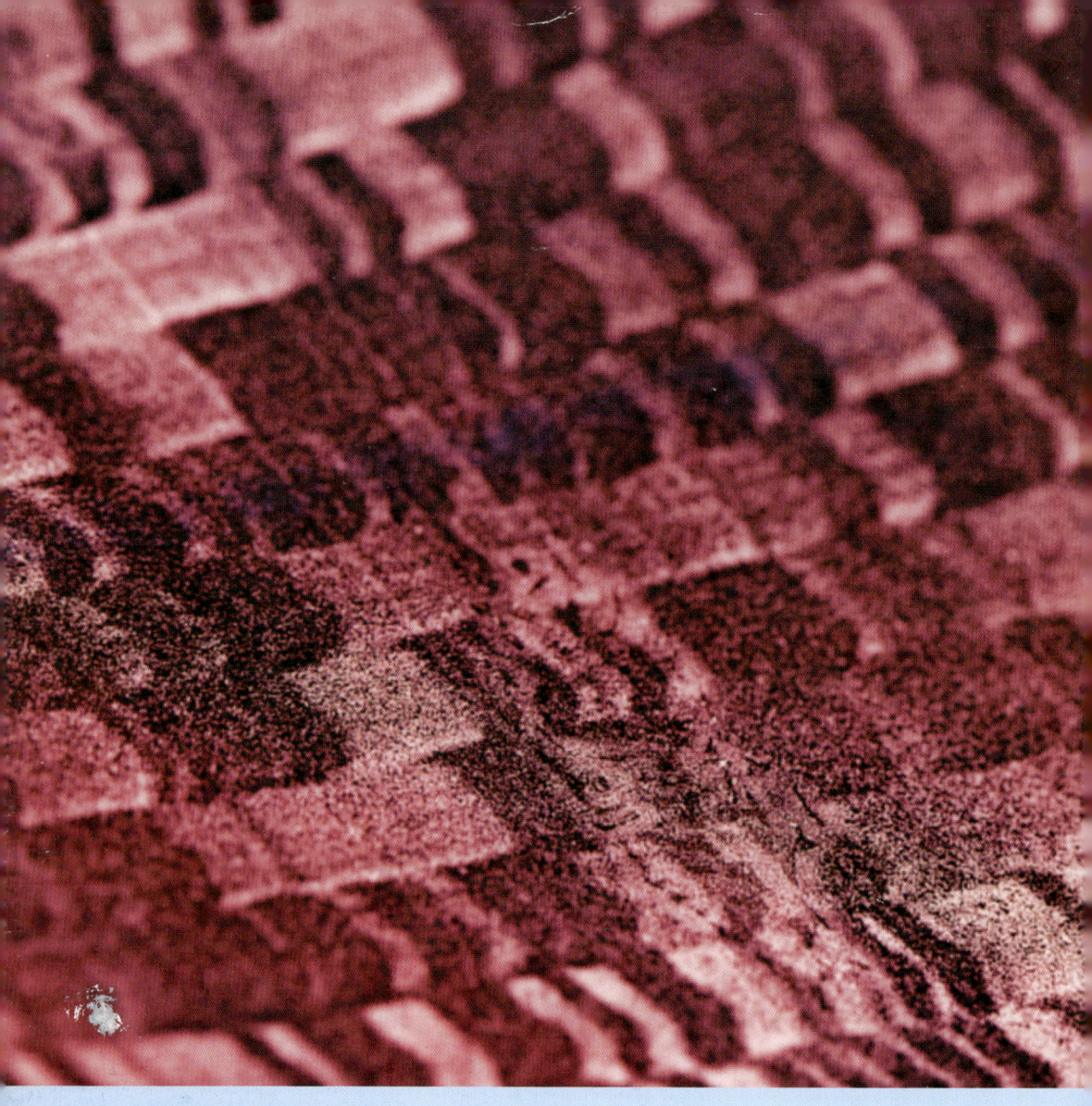

Die meisten Kinder werden gesund geboren. Nur 3 bis 5 Prozent kommen mit einer angeborenen Abweichung zur Welt. Eine solche Abweichung kann durch erbliche Einflüsse oder durch Einflüsse von außen entstehen – oft ist es eine Kombination von beidem und oft bleibt unklar, wodurch sie entstanden sind.

Erbkrankheiten können auch durch eine gesunde Lebensweise nicht verhindert werden. Aber wenn Paare mit einem Kinderwunsch schon vor der Schwangerschaft wissen, dass sie zu einer Risikogruppe gehören, können sie sich bewusst entscheiden. Zum Beispiel für eine Untersuchung während oder sogar vor der Schwangerschaft.

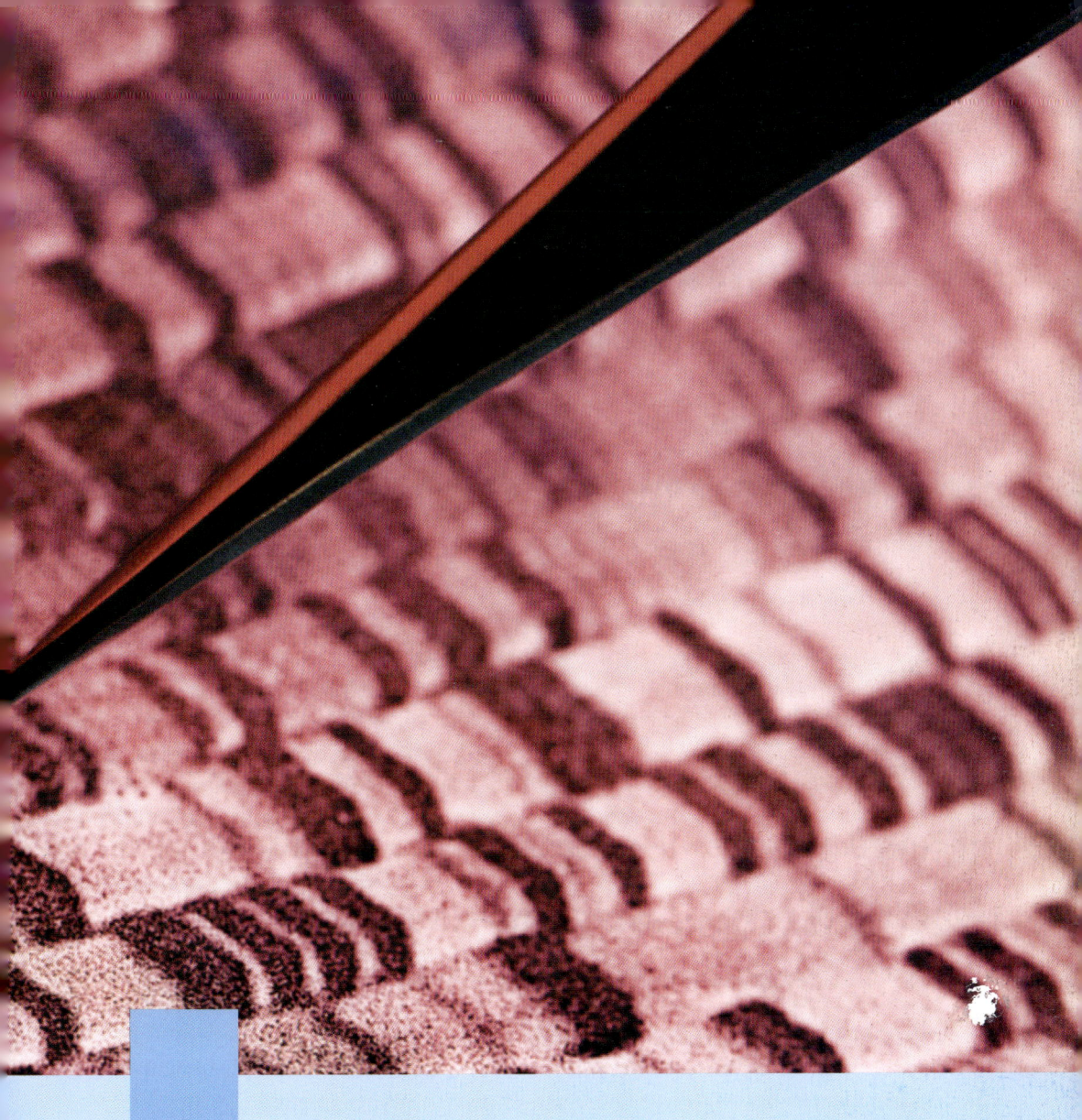

3 Hauptsache gesund

Erb- und chronische Krankheiten

Die meisten Kinder mit einer Erbkrankheit werden völlig überraschend in eine Familie hineingeboren, in der niemand etwas von dieser Krankheit wusste. Sie hatte sich bis dahin entweder noch nicht manifestiert, oder nur bei entfernten Verwandten oder in einer milden Form, weshalb niemand wusste, dass es sich um eine Erbkrankheit handelte. Eine Tante, ›die nicht ganz richtig tickt‹, oder ein Großonkel mit Gesundheitsproblemen, das kommt fast in jeder Familie vor. Aber vielleicht ist es nützlich zu untersuchen, ob ein solches ›Problem‹ erblich ist.

Keine Garantie

Glücklicherweise werden weitaus die meisten Kinder gesund geboren. Aber eine Garantie darauf gibt es nicht und wird es auch nie geben. Etwa 3 bis 5 Prozent aller Kinder kommen mit einer leichten bis schweren angeborenen Abweichung zur Welt. Im Alter von 5 Jahren kann man sogar von 8 Prozent sprechen, da manche Probleme sich erst später offenbaren.

Angeborene Abweichungen können durch einen Fehler im Erbgut entstehen, also in den Chromosomen oder Genen. Sie können aber auch durch Einflüsse von außen verursacht werden. Oft ist es eine Kombination von beiden und nicht eindeutig, was genau die Ursache war. Dadurch ist eine Vorbeugung auch kaum möglich.

Genetische Abweichungen bzw. Abweichungen im Erbgut kann man nicht verhindern, auch wenn man noch so gesund lebt. Der Grund dafür ist die abweichende genetische Kodierung, ein abweichendes Gen oder Chromosom, das beim Vater, bei der Mutter oder manchmal sogar bei beiden

vorkommt. Oft sind beide Eltern selbst gesund. Sie sind dann nur Träger eines abweichenden Gens, das sich bei ihnen nicht offenbart. Ohne es selber zu wissen, geben sie es an ihr Kind weiter. Erbliche Abweichungen kann man zwar nicht verhindern, aber viele davon kann man nachweisen. Das ist möglich, wenn Paare wissen, dass bei ihnen ein erhöhtes Risiko besteht, ein Kind mit einer erblichen Abweichung zu bekommen. In solchen Fällen kann zielgerichtet gesucht und untersucht werden. Und bei schlechten Nachrichten kann man sich dann in aller Ruhe vorbereiten und Entscheidungen treffen.

Aufgepasst

Wenn nahe Verwandte gemeinsam ein Kind bekommen, ist das Risiko des Ausbruchs von Erbkrankheiten bei den Kindern erhöht. Es wäre vernünftig, frühzeitig den Hausarzt oder ein Zentrum für Humangenetik und Pränataldiagnostik aufzusuchen und sich beraten zu lassen.

Chromosomenabweichungen

Im Kern einer jeden Zelle liegen die Chromosomen, die Träger der Erbinformation. Sie bestehen aus Desoxyribonukleinsäure, kurz DNA genannt, und liegen dort in Form einer sogenannten doppelten Helix. Das ist eine geometrische Form von zwei parallel verlaufenden Strängen von Riesenmolekülen, die wie Wendeltreppen im Zellkern liegen. Wenn man die DNA-Stränge einer einzelnen Zelle auseinander ziehen und hintereinander legen würde, wäre der so entstehende Strang fast zwei Meter lang.

Der Mensch hat normalerweise in jeder Zelle einen doppelten Satz von 23 Chromosomen, also 46 insgesamt. Nur die Eizelle und die Samenzelle enthalten lediglich einen Chromosomensatz. Bei der Befruchtung werden die jeweils 23 Chromosomen von der Mutter und dem Vater kombiniert, so dass jede Körperzelle des Kindes wieder einen doppelten Chromosomensatz von insgesamt 46 Stück enthält.

Manchmal treten bei der Chromosomentrennung Fehler auf. Und so kann es vorkommen, dass die Zellen der neu entstandenen Frucht nicht 46 Chromosomen haben, sondern nur 45 oder sogar 47. Es kommt auch vor, dass ein Stück eines Chromosoms verloren geht, doppelt vorhanden ist oder in umgekehrter Reihenfolge liegt. Solche Abweichungen im Erbmaterial nennt man Chromosomenabweichungen oder Chromosomenstörungen. Sie kommen häufiger bei älteren Müttern vor.

Down-Syndrom. Die bekannteste und häufigste Chromosomenstörung ist das Down-Syndrom oder die Trisomie 21. In den Zellen des Kindes sind dann, anstatt der normalen zwei, drei Exemplare des 21. Chromosoms vorhanden. Ein Down-Syndrom führt in 75 Prozent aller Fälle zu einer spontanen Fehlgeburt. Nur ein Viertel aller Embryos mit Down-Syndrom erblicken das Licht der Welt. Andere Trisomien, wie Trisomie 13 und Trisomie 18, sind selten und enden fast immer in einer Früh- oder Totgeburt.

Chromosomenstörungen. Bei anderen Chromosomenstörungen kann es zu Verteilungsfehlern der Geschlechtschromosomen X und Y kommen. Diese führen in der Regel jedoch nicht häufiger zu geistigen oder körperlichen Auffälligkeiten als dies auch bei einem normalen Chromosomensatz der Fall wäre. Jeder Mensch hat normalerweise zwei Geschlechtschromosomen, jedes Mädchen zweimal das X-Chro-

---

INFO

Down-Syndrom: Pränatale Diagnostik für Mütter ab 35 Jahren

▪ Das Down-Syndrom wird in drei Prozent der Fälle durch Erbfaktoren verursacht. In allen anderen Fällen ist die Abweichung zufällig rund um den Zeitpunkt der Befruchtung entstanden. Bei älteren Frauen ist das Risiko erheblich höher. Frauen ab 35 Jahren können deshalb routinemäßig eine vorgeburtliche Diagnose mittels Chorionzottenbiopsie (Flockentest) oder Amniozentese (Fruchtwasseruntersuchung) vornehmen lassen.

mosom (XX), jeder Junge einmal das X- und einmal das Y-Chromosom (XY).

Ullrich-Turner-Syndrom. Vom Ullrich-Turner-Syndrom, häufig auch Turner-Syndrom genannt, sind nur Mädchen bzw. Frauen betroffen. Es tritt mit einer Häufigkeit von etwa einer auf 2 500 Mädchengeburten auf. Anstelle der üblicherweise vorhandenen zwei Geschlechtschromosomen, XX, haben die Betroffenen nur ein X-Chromosom in allen oder einem Teil ihrer Zellen (X0). Diese Anomalie ist auf eine Fehlverteilung der Chromosomen bei der Zellteilung zurückzuführen. Hauptmerkmale sind ein Kleinwuchs mit einer durchschnittlichen Erwachsenengröße von ca. 1,45 m und ein Ausbleiben der Pubertätsentwicklung. Frauen mit Turner-Syndrom sind unfruchtbar (infertil).

Klinefelter-Syndrom. Das Klinefelter-Syndrom dagegen ist eine Chromosomenfehlverteilung, die nur bei Männern vorkommt. Zusätzlich zum normalen männlichen Chromosomensatz XY kommt in allen oder einer größeren Zahl der Körperzellen ein weiteres X-Chromosom vor (XXY). Auch das führt zur Unfruchtbarkeit. Betroffen davon ist etwa 1 Mann von 1000.

Chromosomenstörungen können schon während der Schwangerschaft durch Diagnostik mittels Chorionzottenbiopsie (Flockentest) oder Amniozentese (Fruchtwasseruntersuchung) festgestellt werden. Frauen ab 35 Jahren können routinemäßig eine vorgeburtliche Chromosomenanalyse vornehmen lassen, um Abweichungen frühzeitig festzustellen.

Gendefekte

Auf den Chromosomen liegen die Gene, das sind DNA-Teilchen, die die Informationen der erblichen Eigenschaften tragen. Der Mensch hat schätzungsweise 30 000 bis 40 000 Gene, Tausende pro Chromosomenpaar.

Erbkrankheiten werden nicht immer durch Chromosomenstörungen verursacht. Oft weicht nur ein einziges Gen ab. In solchen Fällen spricht man von genetischen Störungen oder einem Gendefekt und meist ist eine solche Störung erblich. Sie kommt in den meisten Fällen auch schon bei den Eltern vor, aber oft sind die Eltern nur Träger des defekten Gens und die Krankheit kommt bei ihnen selbst nicht zum Ausbruch.

Die bekanntesten Erbkrankheiten sind Chorea Huntington (der sogenannte Veitstanz, eine Muskelkoordinationsstörung), verschiedene Muskelkrankheiten, Mukoviszidose oder zystische Fibrose (eine schwere Verschleimung der Atemwege und des Verdauungstraktes), Hämophilie (Bluterkrankheit) und bestimmte Formen von Schwachsinn wie das fragile X-Syndrom (auch FRAXA- oder Martin-Bell-Syndrom genannt).

Das Fragile-X-Syndrom ist eine der häufigsten Ursachen für eine genetisch bedingte geistige Entwicklungsstörung und es trifft vor allem das männliche Geschlecht. Bei Frauen ist es wesentlich milder oder gar nicht ausgeprägt. Es wird durch eine Veränderung (Mutation bzw. Bruch) in einem Gen des weiblichen X-Chromosoms verursacht.

Diese Erkrankung äußert sich in einer unterschiedlich starken Minderbegabung, die von Lernstörungen bis hin zu einer schweren geistigen Behinderung reichen kann. Im Kindesalter stehen eine geistige Entwicklungsstörung, Sprech- und Sprachstörungen und häufig ein hyperaktives Verhalten im Vordergrund. Im Jugend- und Erwachsenenalter können sich bestimmte körperliche Merkmale wie ein langes Gesicht, ein großes Kinn, große abstehende Ohren und große Hoden zeigen. Die Intelligenzminderung nimmt mit dem Alter zu. Bei Frauen wird die Krankheit nur manifest, wenn beide X-Chromosomen den Gendefekt aufweisen. Sie können aber Träger der Krankheit sein und sie an ihre Kinder weitergeben. Dann sind hauptsächlich

Söhne gefährdet, bei denen die Krankheit in 50 Prozent der Fälle auch ausbricht.

Abweichungen in der DNA eines Kindes stammen nicht immer von den Eltern. Kurz nach der Befruchtung, wenn sich die befruchtete Eizelle sehr schnell teilt, ist die DNA gegenüber störenden Einflüssen von außen (wie Röntgenstrahlen oder sogenannten *mutagenen* Stoffen) besonders empfindlich. Mutagene Stoffe sind Stoffe, die die Erbmasse fortpflanzungsfähiger Zellen schädigen. In solchen Fällen sprechen wir von einer spontanen Mutation. Das Kind kann diese Mutation allerdings später im Erwachsenenalter wieder an seine Kinder weitergeben. Die spontane Mutation ist dann zu einer Erbkrankheit geworden. Für mutagene Stoffe oder Einflüsse, wie etwa Strahlung, gibt es keine sichere Untergrenze. Am besten vermeidet man rundum den Zeitpunkt der Empfängnis und während der Schwangerschaft jeden Kontakt damit.

Mukoviszidose

Die Mukoviszidose, auch zystische Fibrose oder zF genannt, ist eine Erbkrankheit mit einem Erkrankungsrisiko von 1 : 2500. Etwa 5 Prozent der Europäer sind Träger der Krankheit, meist ohne es zu wissen. Bei einem von 900 Paaren sind beide Partner

Träger. Sie haben ein Risiko von 25 Prozent, dass ihr Kind die Krankheit bekommt und von 75 Prozent, dass ihr Kind gesund ist. Statistisch gesehen sind dann allerdings zwei von drei gesunden Kindern Träger des Gendefektes.

Eine Familienangelegenheit?

Die meisten Kinder mit einer Erbkrankheit werden in eine Familie hineingeboren, in der eine solche Abweichung nicht oder nur ganz entfernt vorkommt. Manchmal fallen

die Puzzelstücke auf die richtige Stelle und man entdeckt, dass die vagen Beschwerden eines entfernten Verwandten oder mehrerer Familienmitglieder eine milde Form

»Die schwerste Entscheidung meines Lebens.«

Irmgard: ›Als Leon und ich uns endlich zu unserem Wunschkind entschlossen, hat es gleich im ersten Monat geklappt. Die Schwangerschaft verlief normal, Lene war ein normales Baby, sie wog bei der Geburt sechs Pfund und sah gesund aus. Aber schon rasch nach der Geburt nahm sie zusehends ab. Für uns völlig unerklärlich, weil sie die Flasche bekam und man dann genau weiß, wie viel sie trinkt. Nach acht Wochen sah sie aus wie ein kleiner Krebspatient, mager und apathisch.‹

Leon: ›Niemand ist dann ehrlich und keiner spricht offen darüber. Aber wir spürten, dass irgend etwas nicht stimmte. Lene weinte viel und hatte Krämpfe. Ihr Stuhl war fettig und roch furchtbar, nach unverdauter Nahrung.‹

Irmgard: ›Ich ging außerplanmäßig zur Säuglingskontrolle und ließ regelmäßig das Gewicht überprüfen. Dann stellten wir fest, dass sie wieder abgenommen hatte. Aber der Arzt fand, dass ich eine überbesorgte Mutter war und dass ich zu oft kam.‹

Leon: ›Schließlich sind wir zum Hausarzt gegangen und der hat uns ins Krankenhaus geschickt. Dort wurde erst einmal getestet, ob sie vielleicht Mukoviszidose hat. Das Ergebnis war positiv. Man hat sie sofort dort behalten.‹

Irmgard: ›Wir landeten vom Himmel in der Hölle. Wir wussten, wie schwer die Krankheit war. Auch, dass es eine Erbkrankheit ist, an der man jung sterben kann. Es tat uns in der Seele leid für Lene, die so klein war und schon so viel aushalten musste. Ich dachte oft: »Vielleicht wäre es besser gewesen, wir hätten überhaupt kein Kind gewollt«.

Leon: ›Sie bekam Medikamente, Bauchspeicheldrüsenenzyme, zum Verdauen der Nahrung. Sie fing plötzlich an zu wachsen. Schon nach fünf Tagen durfte sie als fast schon molliges Baby mit nach Hause. Die ersten anderthalb Jahre haben wir in ständiger Angst gelebt. Man hatte uns gesagt, dass sie vielleicht ein Jahr alt werden würde, vielleicht aber auch fünf, oder dreißig. Niemand wusste es genau.‹

Irmgard: ›Das ist das Schlimmste, diese Unsicherheit. Der Kinderarzt sagte immer: »Genießen Sie die gemeinsame Zeit, es kann jeden Moment umschlagen.« Aber es geht schon fünf Jahre lang gut. Lene hat keine Probleme mit der Lunge und sie wächst und gedeiht gut.‹

Leon: ›Essen ist und bleibt das größte Problem. Sie hat überhaupt keine Hungergefühle. Wenn wir nicht aufpassen, nimmt sie ab.‹

Irmgard: ›Als wir die Diagnose hörten, wurde uns bewusst, dass wir also beide Träger der Krankheit sind. Das war für uns nicht besonders schockierend, aber komischerweise für unsere Eltern. Die sagten: »In unserer Familie kommt so etwas nicht vor« und »An mir liegt es bestimmt nicht«. Wir fanden das merkwürdig. Sie verhielten sich, als ob sie an allem schuld wären.‹

Leon: ›Wir bekamen vom Krankenhaus ein Schreiben mit. Das sollten wir unseren Angehörigen geben, die sich dann testen lassen können. Manche haben es gemacht, andere nicht.‹

Irmgard: ›Erst nach zweieinhalb Jahren haben wir wieder ganz vorsichtig angefangen, über ein zweites Kind nachzudenken. Lene führte ein lebenswertes Leben und wir fassten langsam wieder Vertrauen. Wir wollten kein zweites Kind, wenn es mit einem todkranken Schwesterchen aufwachsen müsste. Ich war mir nicht sicher, ob ich für das zweite Kind dann eine gute Mutter würde sein können.‹

Irmgard: ›Ich setzte die Pille ab und lies dem Schicksal seinen Lauf. Nach zwei Monaten war ich schwanger.‹

Leon: ›Wir wollten es dem Kind ersparen, mit Mukoviszidose geboren zu werden. Wir fanden das unethisch. Wir waren immer gegen Abtreibung gewesen, aber ich war mir sicher, dass wir uns aus Liebe zum Kind doch für eine Schwangerschaftsunterbrechung entscheiden würden, wenn sich herausstellen sollte, dass auch dieses Kind wieder Mukoviszidose haben würde.‹

Irmgard: ›Ich musste noch sechs Wochen warten, bis ich eine Chorionzottenbiopsie machen lassen durfte. Furchtbar schwere Wochen waren das. Ich habe niemandem erzählt, dass ich schwanger war. Ich war furchtbar müde und matt und hatte ständig Magenschmerzen. Ich wagte es nicht, mich über meine Schwangerschaft zu freuen. Irgendwie hält man innerlich Abstand, obwohl man doch mütterliche Gefühle entwickelt.‹

Leon: ›Und ich sah und spürte das, konnte aber nichts tun außer Verständnis dafür aufbringen. Ich fand, dass wir zu unserer ersten Entscheidung stehen sollten, obwohl natürlich Zweifel aufkamen.‹

Irmgard: ›Als ich zehn Wochen schwanger war, war es dann endlich so weit. Selber habe ich nichts davon gespürt, aber auf dem Ultraschall haben wir gesehen, wie das Kind erst einen Riesensatz machte und sich dann verkrampft zusammenzog, als die Nadel in die Plazenta stach. Als ob es alles spürte.

In den Wochen, die folgten und in denen wir auf das Untersuchungsergebnis warten mussten, verstärkte sich das positive Gefühl in uns. Aber oft überfiel mich die Angst, dass das Ergebnis uns zur schwersten Entscheidung unseres Lebens zwingen würde. Viel schneller als erwartet erhielten wir den Telefonanruf von der Klinik mit der guten Nachricht: Unser Kind war gesund! Es war zwar Träger, aber das spielte erst eine Rolle, wenn es später selbst Kinder bekommen wollte.‹

Leon: ›Irmgard rief mich sofort im Büro an. Ich war so froh und erleichtert, dass ich es gleich allen Kollegen erzählt habe. Einige fragten, ob es ein Junge oder ein Mädchen werden würde, aber in meiner Aufregung hatte ich ganz vergessen, danach zu fragen.‹

Irmgard: ›Ich bin jetzt siebzehn Wochen schwanger und spüre schon Leben. Wir sind so glücklich, dass wir noch ein Kind bekommen.‹

Leon: ›Es fühlte sich an wie die Belohnung für fünf schwere Jahre. Wir waren so intensiv mit allem beschäftigt.‹

Irmgard: ›Wenn das Ergebnis negativ gewesen wäre und wir hätten die Schwangerschaft unterbrechen lassen, wäre auch Schluss gewesen. Wir hätten es nicht noch einmal versucht. Obwohl es eine schwere Entscheidung gewesen wäre, hätten wir eine Schwangerschaftsunterbrechung mit unserem Gewissen vereinbaren können. Aber es hat natürlich immer furchtbare emotionale Folgen. Eigentlich handelt es sich um zwei völlig unmögliche Entscheidungen, da entscheidet man halt rein rational. Man setzt sich sozusagen auf den Richterstuhl und entscheidet über Leben und Tod. Eine riesige Verantwortung und die schwerste Entscheidung, die es im Leben gibt.‹

der gleichen Erbkrankheit sind. Aber selten ahnen die Eltern vorher, dass ihr Kind ein erhöhtes Risiko für eine Erbkrankheit hat.

Eltern von Kindern mit einer Erbkrankheit sind selbst oft gesund. Sie sind Träger der erblichen Abweichung, haben aber auch ein gesundes Gen, wodurch die Krankheit bei ihnen nicht zum Ausbruch kommt. Sind beide Eltern Träger des falschen Gens und hat das Kind das Pech, dass bei ihm beide falschen Gene zusammenkommen, dann kommt es bei ihm zum Ausbruch der Krankheit.

Um so viel wie möglich vorhersehen und planen zu können, ist es gut, sich schon vor der Schwangerschaft die Frage zu stellen, ob in der eigenen Familie oder der des Partners erbliche Abweichungen vorkom-

men. Sie können dazu unten stehende Checkliste verwenden. Wenden Sie sich bei einem eventuell erhöhten Risiko an Ihren Hausarzt oder Frauenarzt, der Sie weiter informieren kann. Gegebenenfalls wird er[2] Sie an ein Zentrum für Humangenetik und Pränataldiagnostik (PND) überweisen. Ein Screening auf genetische Defekte der Eltern ist nur möglich und praktikabel, wenn ein begründeter Verdacht auf eine Erbkrankheit vorliegt. Es gibt zu viele mögliche Abweichungen und die Chance, dass man eine davon hat oder bekommt, ist zu gering, um die langwierige und kostspielige Untersuchung durchzuführen. Es bleibt jedoch die Möglichkeit der Pränataldiagnostik, wenn man zu einer Risikogruppe gehört oder wenn sich Anzeichen einer Fehlentwicklung des Kindes am Beginn der Schwangerschaft ergeben.

Ein höheres Risiko, und was dann?

Wenn man weiß, dass man Träger eines abweichenden Gens und damit einer erblichen Abweichung ist, sind die Möglichkeiten beschränkt. Man hat keinen Einfluss darauf, ob der bei der Befruchtung entstehende Embryo das falsche Gen mitbekommt. Es lässt sich erst während der Schwangerschaft feststellen, ob das der Fall ist. Ein Schwangerschaftsabbruch wäre dann eventuell die einzige Möglichkeit. Es ist daher wichtig, gemeinsam vorher abzuwägen, wie man mit der eventuellen Prognose umgehen wird. Für viele ist ein Schwangerschaftsabbruch nicht mit ihrem Gewissen zu vereinbaren; für andere ist es ein logischer Schritt, wenn eine schwere Fehlbildung festgestellt wird.

Wie man sich auch entscheidet, in allen Fällen handelt es sich um eine höchst persönliche Entscheidung, die man aber erst treffen kann, wenn man über alle Risiken, Chancen und Möglichkeiten sowie den Ernst der Abweichung informiert ist. Nur dann kann man in aller Ruhe eine fundierte Entscheidung fällen.

Für manche bedeutet das Wissen, Träger einer Erbkrankheit zu sein, den Verzicht auf Kinder. Für andere wäre eine künstliche Befruchtung mit Spendersamen eine Möglichkeit.

---

[2] Alle Ärzte werden in diesem Buch aus Gründen der Lesbarkeit »er« genannt. Selbstverständlich ist mit »er« auch ausdrücklich »sie« gemeint.

Besteht ein genetisches Risiko?

Sollten Sie eine der unten stehenden Fragen mit ›ja‹ beantworten, gehen Sie erst zu Ihrem Hausarzt oder Frauenarzt, bevor Sie versuchen, schwanger zu werden. Er wird Sie gegebenenfalls zu einer Beratung an ein Zentrum für Humangenetik und Pränataldiagnostik verweisen.

▪ Leiden Sie oder Ihr Partner an einer Erbkrankheit oder einer ernsten chronischen Krankheit?

▪ Sind Sie und Ihr Partner Mitglieder derselben Familie?

▪ Haben Sie schon ein Kind mit einer Fehlbildung oder ein Kind, das sich nicht normal entwickelt?

▪ Haben Sie schon einmal eine Schwangerschaft wegen angeborener Abweichungen abbrechen lassen?

▪ Haben Sie mehrere Fehlgeburten gehabt?

▪ Sind in Ihrer Familie oder der Ihres Partners Kinder tot geboren worden oder jung gestorben?

▪ Gibt es in der Familie Kinder mit einer Krankheit oder Abweichung, deren Ursache nicht bekannt ist?

▪ Haben Sie Familienmitglieder, die an Mukoviszidose, einer Stoffwechselkrankheit, einer Muskelkrankheit, einem offenen Rücken, einem angeborenen Herzfehler, einer psychiatrischen Krankheit, der Huntington-Krankheit oder dem Down-Syndrom leiden?

▪ Liegen die genetischen Wurzeln Ihrer Familie in Asien, Afrika oder dem Mittelmeergebiet? Siehe für mehr Informationen das Kapitel Sichelzellenkrankheit und Thalassämie auf Seite 96.

▪ Leidet ein Familienmitglied bekanntermaßen an einer Erbkrankheit?

▪ Denken Sie dabei an folgende Personen, und zwar in dieser Reihenfolge:
  – Die gegenseitigen Eltern;
  – deren Brüder und Schwestern (also Onkel und Tanten in beiden Familien);
  – deren Kinder (also Cousins und Cousinen);
  – die beiderseitigen Großeltern;
  – die eigenen Brüder und Schwestern und die des Partners;
  – deren Kinder (also Neffen und Nichten).

Viele gehen das Risiko bewusst ein, verzichten auf eine vorgeburtliche Diagnose und akzeptieren ein Kind mit einer Fehlbildung, weil sie eine solch weittragende und schwerwiegende Entscheidung nicht treffen wollen oder weil ein Schwangerschaftsabbruch für sie unter allen Umständen ausgeschlossen wäre.

Viele Paare entschließen sich aber, während der Schwangerschaft eine Chorionzottenbiopsie oder Amniozentese (Fruchtwasseruntersuchung) durchführen zu lassen. Das ist nach einer 10- bzw. 16-wöchigen Schwangerschaft möglich. Mit einem solchen Test können viele – aber nicht alle! – Abweichungen im Erbmaterial festgestellt werden, u.a. das Down-Syndrom. Bei einer Chorionzottenbiopsie liegt das Ergebnis schon nach zwei Wochen vor, die Auswertung einer Amniozentese dauert zwei bis drei Wochen. Sollte das Ergebnis ungünstig sein, kann die Schwangerschaft nach einer Chorionzottenbiopsie noch relativ früh abgebrochen werden, bei einer Amniozentese ist das frühestens nach viereinhalb Monaten möglich. Diese großen Zeitunterschiede können bei der Wahl der Art der Untersuchung eine wichtige Rolle spielen.

»Niemand hat mich jemals darauf hingewiesen.«

Patrick: ›Mein Sohn Phillip ist jetzt anderthalb. Ein paar Monate nach seiner Geburt fiel uns auf, dass das eine Auge auf allen Photos, die wir von ihm machten, so merkwürdig weiß glänzte. Zu Beginn beruhigte uns der Arzt bei den Vorsorgeuntersuchungen immer wieder, aber schließlich bekamen wir dann doch eine Überweisung zum Kinderarzt. Phillip hatte einen Augentumor, ein sogenanntes Retinoblastom. Es war zu spät, um sein Auge noch zu retten. Er hat jetzt ein Kunstauge, genau wie ich. Als Kind hatte ich nämlich auch einen Augentumor.

Ich war bis zu meinem zwanzigsten Lebensjahr bei einem Augenarzt in Behandlung. Niemand, aber auch niemand hat jemals daran gedacht, dass es sich um eine Erbkrankheit handeln könnte. Die Chance, dass meine Kinder sie erben, beträgt 50 Prozent. Niemand hat mich jemals darauf hingewiesen, weder der Hausarzt, noch der Gynäkologe oder der Augenarzt. Wenn wir es gewusst hätten, hätten wir den Tumor bei Phillip rechtzeitig behandeln lassen können. Dann hätte er jetzt sein Auge noch.‹

»Jetzt hört dieses Problem endlich auf.«

Daniela: ›Ich stamme aus einer Familie mit psychiatrischen Problemen. Meine Mutter war schizophren. In meiner Jugend war sie einige Male in eine psychiatrische Klinik eingewiesen worden, weil sie psychotisch war. Ihr Vater, also mein Großvater, und eine Tante waren auch schizophren.

Ich selber hatte auch schon zweimal eine Psychose und war in der Klinik. Jetzt nehme ich Medikamente, habe ein angenehmes Leben und eine gute, stabile Beziehung. Es geht schon jahrelang gut. Ich weiß aber auch, dass ich einen Rückfall bekommen kann.

Mein Mann und ich haben uns gut überlegt, ob wir Kinder wollen. Die Schizophrenie ist bei mir erblich. Die Chance, dass ich sie an meine Kinder weitergebe, ist 50 Prozent. Außerdem würde ein Baby mit aller nächtlichen Unruhe, die es mit sich bringt, mich wieder aus dem Gleichgewicht bringen können. Dann muss mein Mann sich allein um alles kümmern und er muss gleich für zwei sorgen.

Wir haben uns die Entscheidung nicht leicht gemacht, aber wir haben uns dann doch dazu entschlossen, keine Kinder zu bekommen. Wir fanden das Risiko zu groß. Ich will diese Krankheit nicht weitergeben. Sie hat früher, als ich noch klein war, unsere Familie schwer belastet. Eine Mutter, die nicht gut für ihre Kinder sorgen konnte und ein Vater, für den es fast zu schwer wurde. Und außerdem habe ich mich auch noch furchtbar geschämt. Das gilt auch für meine eigene Krankheit. In eine psychiatrische Klinik aufgenommen zu werden ist stigmatisierend. Schizophrenie ist in unserer Gesellschaft eine kaum akzeptierte Krankheit. Jetzt, wo wir auf Kinder verzichten, hört dieses Problem, das unsere Familie schon generationenlang beherrscht, endlich auf. Und dabei habe ich ein gutes Gefühl.‹

Präimplantationsdiagnostik (PID)

Die Präimplantationsdiagnostik ist ein relativ neues Verfahren im Rahmen einer In-Vitro-Befruchtung (IVF), das darauf abzielt, die Entwicklung eines Kindes mit einer genetisch bedingten Krankheit oder Behinderung schon vor der Entstehung einer Schwangerschaft zu vermeiden. In Deutschland ist die PID durch das Embryonenschutzgesetz verboten. Die Bioethik-Diskussion über eine Zulassung der PID für bestimmte Risikogruppen ist hierzulande in vollem Gange. In anderen europäischen Ländern wie beispielsweise Belgien, den Niederlanden und Großbritannien darf sie durchgeführt werden.

»Ich traute mich einfach nicht, spontan schwanger zu werden.«

Klara: ›Mein jüngster Bruder Harald starb vor fünf Jahren an der Muskeldystrophie Duchenne. An Duchenne leiden fast nur Jungs. Frauen sind die Träger, sie können die Krankheit an ihren Sohn weitergeben. Meine Mutter ist Träger und meine Schwester und ich auch. Harald war der Jüngste. Meine Mutter wollte eigentlich noch mehr Kinder, wollte aber nach Haralds Geburt das Risiko nicht mehr eingehen. Es wäre auch viel zu schwer gewesen, denn in der Familie drehte sich alles nur noch um ihn. Ich glaube, dass es an meinem Bruder liegt, dass ich die Entscheidung für ein Kind lange vor mir hergeschoben habe. Es war einfach ein zu belastetes Thema.

Kurz nach Haralds Tod wurde meine Schwester schwanger. Sie hat eine Chorionzottenbiopsie machen lassen und es stellte sich heraus, dass es ein Junge war, mit Duchenne. Ihr Mann und sie haben daraufhin beschlossen, die Schwangerschaft abbrechen zu lassen. Eine schwere und emotionale Entscheidung. Das wollten sie nicht noch einmal durchmachen. Sie hat sich dann für PID entschieden und eine gesunde Tochter zur Welt gebracht, die auch kein Träger ist.

Inzwischen bin ich fast 35. Ich will nicht kinderlos bleiben. Mein Mann und ich diskutieren schon lange, welche Möglichkeiten es gibt. Ein Mädchen braucht die Krankheit nicht selbst zu haben, kann aber Träger sein. Ein Junge hat eine Chance von 50 Prozent, mit Duchenne geboren zu werden. In unserer Familie fiel die Münze immer auf die falsche Seite und die erste Schwangerschaft meiner Schwester mit allen Folgen steht mir immer noch klar vor Augen. Ich traute mich einfach nicht, spontan schwanger zu werden und danach eine Chromosomenuntersuchung machen zu lassen. Wir entschieden uns für PID, denn dabei wird der Embryo vor der Übertragung in die Gebärmutter untersucht. Ich war nur zu gerne bereit, eine IVF in Kauf zu nehmen, wenn ich dadurch erreichen konnte, dass wir ein gesundes Kind bekämen, das nicht an Duchenne leidet und auch kein Träger ist. Nach zwei IVF-Behandlungen war es endlich so weit. Ich bin jetzt im siebten Monat schwanger und wir bekommen einen gesunden Jungen. Ich habe das Gefühl, dass ich mein Schicksal selbst in die Hand genommen und der Münze einen Schubs in die richtige Richtung gegeben habe.‹

AUS DEM LEBEN

Sichelzellenkrankheit und Thalassämie

Sichelzellenkrankheit und Thalassämie entstehen durch eine erblich bedingte Anomalie des roten Blutfarbstoffes (Hämoglobin), der für den Sauerstofftransport im Blut verantwortlich ist. Diese Anomalie findet sich fast ausschließlich bei Menschen, deren Ahnen aus Asien, Afrika oder dem Mittelmeergebiet stammen.

Bemerkenswerterweise bietet das krank machende Erbe aber auch einen gewissen Lebensvorteil: die Anomalie hemmt die Vermehrung von Malaria-Erregern, die in den roten Blutkörperchen stattfindet. Träger dieser Krankheiten erkranken wesentlich seltener an Malaria, und wenn doch, verläuft die Krankheit sehr leicht. Allerdings leiden Menschen mit Sicherzellenkrankheit oder Thalassämie oft an Blutarmut und Müdigkeit.

Die Blutkrankheiten kommen zustande, wenn beide Elternteile ihr krankes Gen an ihr Kind weitervererben (Chance von 25 Prozent). Die Krankheit bricht meist erst zirka 6 Monate nach der Geburt aus, weil erst dann das gesamte fötale Hämoglobin aus dem Blut verschwunden und durch erwachsenes Hämoglobin (das bei Kindern mit dieser Krankheiten abweicht) ersetzt ist. Jede Region der Welt hat ihre eigene Häufigkeit der Erkrankung und ihr eigenes Spektrum an Mutationen. Daher ist es für die Untersuchung wichtig, die ethnische Herkunft von Betroffenen zu kennen.

Bei der Sichelzellenkrankheit, die fast ausschließlich bei Schwarzen vorkommt, verändern sich die normalerweise scheiben-förmigen roten Blutkörperchen in sichelförmige Zellen. Diese sichelförmigen Blutzellen werden schneller vom Körper abgebaut als die scheibenförmigen. Die betroffenen Menschen haben deshalb weniger rote Zellen im Blut. Daher spricht man von einer »Blutarmut« (Anämie). Wird nun das fehlerhafte Hämoglobin hergestellt, dann hat das fatale Folgen: Die Blutzellen verformen sich äußerst schnell zur Sichelform, verklumpen leicht und verstopfen kleine Blutgefäße. Das führt zu Schmerzanfällen, Knochenschwund, Leber- und Lungenschäden sowie Gehirnschäden mit Lähmungserscheinungen.

Bei der **Beta-Thalassämie major**, auch **Mittelmeeranämie** genannt, wird nach der Geburt kein erwachsenes Hämoglobin gebildet und das Kind bleibt von ständigen Bluttransfusionen abhängig. Ohne Behandlung werden diese Kinder selten älter als zehn Jahre, mit Behandlung ist eine längere Lebensdauer zu erzielen, aber heilen kann man die Krankheit nicht. Mit Bluttransfusionen, Schmerzbekämpfung und intensiver Behandlung der Komplikationen ist eine Symptombekämpfung möglich. In manchen Fällen, aber nur bei einem geeigneten Spender, besteht auch die Möglichkeit einer Knochenmarktransplantation, die allerdings nicht ohne Risiko ist.

Ein Kind mit einer **Alpha-Thalassämie** können auch gesunde Eltern, die nicht Träger sind, bekommen, aber ein Kind mit dieser Krankheit hat keine Überlebenschance.

»Wenn ich Bescheid gewusst hätte, wäre ich nicht mehr schwanger geworden.«

Fatma: ›Unsere älteste Tochter wurde gesund geboren. Als Baby weinte sie viel. Mit acht Monaten wurde sie schwer krank. Sie bekam hohes Fieber, hatte Schmerzen und weinte ständig. Sie war drei Wochen lang im Krankenhaus. Anfangs konnte der Kinderarzt nichts finden. Aber schließlich stellte sich heraus, dass sie die Sichelzellenkrankheit hatte. Ich wusste nicht, was das war und auch der Arzt wusste wenig darüber. Er informierte uns nicht über die Schwere der Krankheit und warnte uns auch nicht vor den Risiken bei einer eventuellen neuen Schwangerschaft.

Und dann kündigte sich Nummer zwei an. Erst sagte mir der Kinderarzt, dass das Kind 25 Prozent Chance hatte, diese Krankheit auch zu bekommen. Aber über eine Chorionzottenbiopsie oder Amniozentese sprach er nicht und ich hatte immer noch keine Ahnung vom Ernst der Krankheit.

Die ersten Monate nach der Geburt unseres zweiten Kindes waren furchtbar dramatisch und nach einem halben Jahr stellte sich heraus, dass auch meine zweite Tochter schwer krank war. Eine Katastrophe!

Schnell danach war ich wieder schwanger. Ich ging zum Hausarzt mit der Bitte, eine Chorionzottenbiopsie durchführen zu lassen. Die wurde mir verweigert mit dem Argument, dass ich dafür noch zu jung sei. Ich selber war ja nicht krank, meinte er. Ich habe so lange gebettelt, bis er mich zum Frauenarzt schickte, aber auch der sagte, dass ich mit der Untersuchung noch bis zum sechsten Monat warten müsste. Eine wahnsinnig angespannte Zeit. Gott sei Dank ist mein Sohn nicht krank, nur Träger der Krankheit.

Schließlich ging ich in der Türkei zu einem Arzt. Die beiden Mädchen waren so furchtbar krank, ich wollte, dass er mir Hoffnung macht und mir sagt, dass es Mittel zur Genesung gibt. Stattdessen fragte er mich, warum man in Deutschland keine pränatale Diagnostik gemacht hat. Diese Möglichkeit gibt es doch! In der Türkei macht man das schon seit Jahren und in Deutschland weiß man von nichts. Deutschland ist so fortschrittlich und in Deutschland sagt man, dass vorbeugen besser sei als heilen. Warum hat man sich nicht mehr darum bemüht? Warum hat keiner der Ärzte mich über diese Krankheit informiert?

Meine Mädchen sind jetzt acht und zehn. Sie haben schon unzählige Krankenhausaufenthalte hinter sich. Jedes Mal während einer solchen Krise haben sie furchtbare Schmerzen in den Knochen und im Bauch. Manchmal ist eine Bluttransfusion nötig. Sie haben einen Wachstumsrückstand von drei Jahren, sind immer müde, können im Turnen und beim Spielen nicht mitmachen, tragen Spezialschuhe und vertragen keine Kälte. Sie schlucken tagtäglich Antibiotika und Krebsmedikamente. Schwere Arzneimittel, die sie ihr Leben lang einnehmen müssen.

Alle Extras, die nötig sind, machen das Leben furchtbar teuer. Die Krankenkasse bezahlt bei weitem nicht alles. Am schlimmsten ist aber die ständige Unsicherheit und Sorge. Im Moment geht es, aber das kann sich jederzeit ändern. Ich habe keine Ahnung, wie ihre Lebenserwartung aussieht. Ich kenne eine Frau mit der gleichen Krankheit, die schon 44 ist, das gibt Hoffnung. Aber wenn ich gewusst hätte, wie schlimm diese Krankheit ist, hätten wir kein Kind mehr gewollt. Oder ich hätte mich während der Schwangerschaft zumindest untersuchen lassen.‹

Hauptsache gesund

Sichelzellenkrankheit und Thalassämie major sind – obwohl sie vor Malaria schützen – sehr schwere Krankheiten für Kinder. Eltern, die genetische Wurzeln in den genannten Regionen haben, sollten sich vor einer eventuellen Schwangerschaft besser testen lassen. Sollten sie beide Träger einer dieser Krankheiten sein, können sie eine bewusste Entscheidung treffen. Die Möglichkeiten reichen von bewusst gewählter Kinderlosigkeit oder künstlicher Befruchtung mit Spendersamen bis zu einer Pränataldiagnostik während der Schwangerschaft oder der Adoption eines Kindes. In manchen Kulturen ist eine Untersuchung auf Trägerschaft des geschädigten Gens vor der Hochzeit bereits Gewohnheit, wobei es Trägern freisteht, einen anderen Partner zu wählen (!).

Genetische Beratungsstellen

Wer Fragen zu Risiken auf angeborene Fehlbildungen oder die Erblichkeit von in der Familie vorkommenden Erkrankungen hat, kann sich an eine der zahlreichen genetischen Beratungsstellen im gesamten Bundesgebiet wenden. Eine Liste finden Sie unter www.9monate.de

Chronische Krankheiten und reproduktive Gesundheit

Manche chronischen Krankheiten, oder die Medikamente dafür, können die Reproduktionsfähigkeit beeinträchtigen. Reden Sie deshalb erst mit Ihrem Haus- oder Facharzt, wenn Sie schwanger werden wollen. Das gilt bei Krankheiten wie Epilepsie, Asthma, hohem Blutdruck, Schilddrüsenfunktionsstörungen, Zuckerkrankheit, Rheuma, chronischer Darmentzündung (wie Morbus Crohn und Colitis ulcerosa), Multiple Sklerose (MS) oder psychiatrischen Störungen.

Medikamente, die die Reproduktionsfähigkeit beeinträchtigen können, sind zum Beispiel bestimmte Schmerzmittel, die sogenannten nichtsteroidalen Antiphlogistika (NSAIDs). Sie werden bei Rheuma, Arthritis und anderen chronischen Schmerzen vorgeschrieben. NSAIDs hemmen die Produktion von Prostaglandinen, also von Hormonen, die am Eisprung beteiligt sind. In hohen Dosierungen können NSAIDs den Eisprung hemmen. Arzneimittel, die beim Morbus Crohn vorgeschrieben werden, sogenannte Salazopyrine, können die Samenproduktion drosseln.

Frauen und Männer, die Medikamente gegen chronische Krankheiten einnehmen, sollten sich unbedingt von ihrem Arzt beraten lassen. Vielleicht kann ein anderes Medikament verschrieben werden, das weniger Nebenwirkungen hat.

> **TIPP**
>
> ## Medikamenten-Einnahme? Fragen Sie Ihren Arzt
>
> ▌ Stellen Sie die Einnahme Ihrer Dauermedikamente nie selbstständig ein! Sie gehen damit das Risiko ein, dass sich Ihre Krankheit verschlimmert, möglicherweise mit schweren Folgen für die Schwangerschaft. Es ist immer Ihr Arzt, der entscheidet, ob Ihre Medikation geändert werden soll.

Chronische Krankheiten und das Baby

Manche Krankheiten, wie zum Beispiel Diabetes (Zuckerkrankheit), erhöhen die Chance auf angeborene Abweichungen beim Baby. Das gilt auch für manche Medikamente, zum Beispiel gegen Epilepsie, die das normale Fehlbildungsrisiko um den Faktor zwei bis drei erhöhen. Deshalb ist es wichtig, schon vor einer Schwangerschaft mit dem Spezialisten die Medikamentenstrategie zu besprechen. Außerdem sollte zu den Epilepsie-Medikamenten eine höhere Dosis Folsäure eingenommen werden.

Wenn ein Epilepsiepatient schon seit zwei Jahren keinen Anfall mehr hatte, ist es vielleicht möglich, die Medikamente eine Zeit lang abzusetzen. Das darf aber nur im Einvernehmen mit dem Facharzt geschehen. Falls dieser das nicht verantworten kann, sollte er das am wenigsten belastende Mittel verschreiben. Das gilt übrigens nur für Frauen. Wenn Männer Anti-Epileptika nehmen, hat das keine Folgen für das Kind. Epilepsie ist in den meisten Fällen nicht erblich. Wenden Sie sich für mehr Informationen über Epilepsie und Schwangerschaft an Ihren Arzt oder an ein Zentrum für Humangenetik und Pränataldiagnostik.

Auch Diabetespatienten haben ein erhöhtes Risiko für angeborene Abweichungen, da die Zuckerkonzentration im Blut schwankt und der Embryo vor allem kurz nach der Befruchtung äußerst empfindlich darauf reagiert. Deshalb sollte der behandelnde Arzt schon vor einer geplanten Schwangerschaft ein Programm aufstellen, um den Blutzuckerspiegel stabil zu halten. Zu diesem Zweck muss täglich einige Male der Blutzuckerspiegel kontrolliert und gegebenenfalls Insulin gespritzt werden. Bei manchen Frauen wird sogar eine Insulinpumpe implantiert, damit die kontinuierliche Insulinfreisetzung der eines gesunden Menschen sehr nahe kommt. Das ist die natürlichste Form der Insulinbehandlung, die heute möglich ist.

Frauen mit Asthma brauchen in der Regel ihre Medikamente nicht abzusetzen. Inhalationsmittel haben während der Schwangerschaft keine schädlichen Nebenwirkungen. Es ist sogar wichtig, dass sie bei Atemnot verwendet werden, da ein eventueller Sauerstoffmangel schädlich für das Baby sein kann. Frauen mit einer schweren Form von Asthma, die *Kortikosteroide* wie *Prednison* einnehmen, sollten jedoch vor einer Schwangerschaft unbedingt ihren Arzt zu Rate ziehen und versuchen, die Dosis herabzusetzen. In hohen Dosen kann Prednison zu Wachstumsstörungen beim Baby führen.

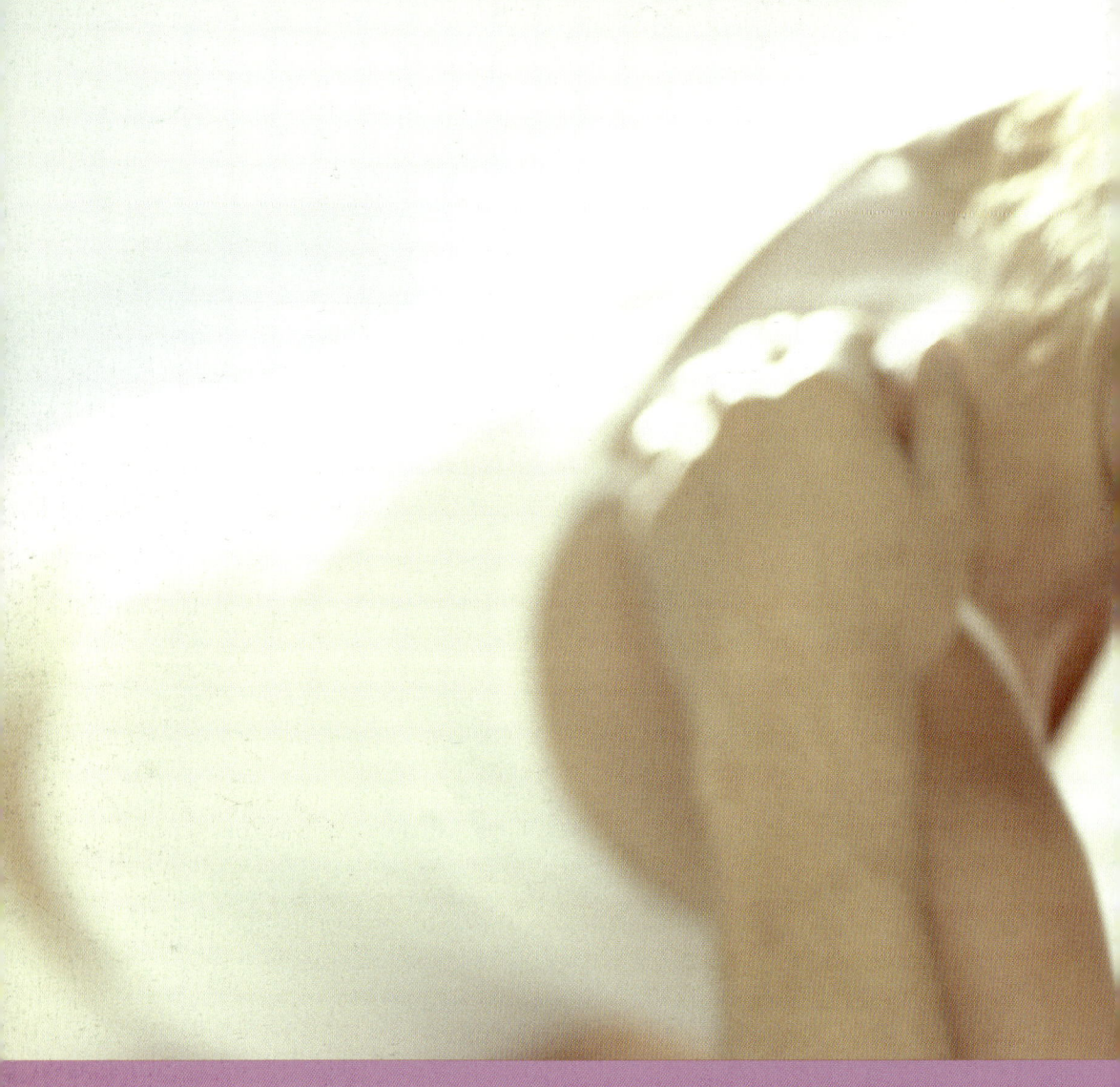

Infektionen sind meist harmlos – aber nicht immer. Manche können der ungeborenen Frucht Schaden zufügen. Deshalb empfehlen sich Vorsorgemaßnahmen, am besten schon vor der Schwangerschaft.

Das gilt auch für sexuell übertragbare Erkrankungen. Sie sind unangenehm, aber insbesondere dann, wenn man schwanger werden will, und sie sind meistens nicht harmlos. Manche können dem Baby schaden, wie Syphilis. Andere beeinträchtigen die Fruchtbarkeit, wie Chlamydia trachomatis.

Schwanger werden spielt sich in den intimen Regionen des Körpers ab. Eine Geschlechtskrankheit auch. Wer eine Schwangerschaft plant, sollte daher vor STDs besonders auf der Hut sein.

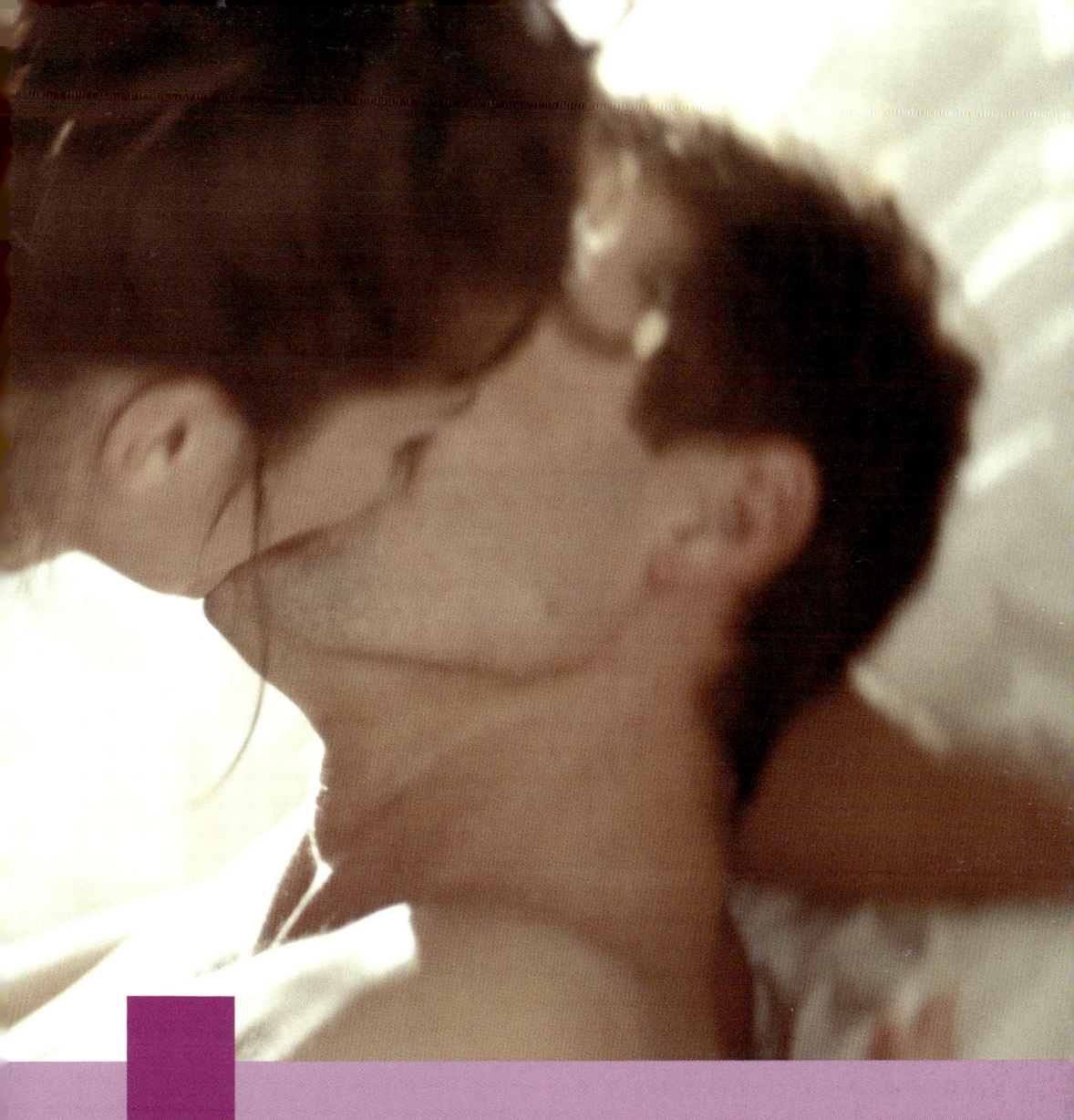

4 Infektionen

Gefährliche Krankheitserreger

Röteln, Toxoplasmose und Listeriose sind für gesunde Kinder und Erwachsene ziemlich harmlose Krankheiten. Nicht aber für das ungeborene Kind, das schwere Missbildungen davontragen kann. In der Vorbereitungsphase vor einer geplanten Schwangerschaft sollte man deshalb die nötigen Vorkehrungen zur Vorbeugung treffen.

Röteln

Röteln sind eine Viruserkrankung, die früher, bevor es eine standardmäßige Schutzimpfung dafür gab, häufig im Kindesalter vorkam. Die Krankheit äußert sich in geschwollenen Lymphdrüsen, Fieber und roten Flecken am Körper. Bei Kindern und ansonsten gesunden Erwachsenen verläuft die Krankheit meist harmlos. Aber wenn schwangere Frauen damit in Berührung kommen, kann der Virus sehr gefährlich werden und zu schweren Missbildungen beim ungeborenen Kind führen. Das bekannteste Beispiel ist die niederländische Prinzessin Christina, die vor ihrer Geburt ein Augenleiden bekam, weil ihre Mutter, die damalige Königin Juliana, während der Schwangerschaft mit Röteln infiziert wurde. Um eine Infektion während der Schwangerschaft zu vermeiden, wird seit 1980 in Deutschland eine Schutzimpfung empfohlen. Gewöhnlich wird gegen Masern, Mumps und Röteln mit einer Kombinationsspritze im Alter von 11 bis 14 Monaten geimpft. Die zweite Impfung erfolgt im Alter von 15 bis 23 Monaten (MMR-Impfung). Seither kommt die Krankheit in Deutschland kaum noch vor. Eine Impfung bietet in 95 Prozent der Fälle lebenslangen Schutz. Frauen, die nicht sicher wissen, ob sie gegen Röteln geschützt sind, sollten einen Bluttest machen lassen, bevor sie schwanger werden. Von einer Impfung während der Schwangerschaft wird dringend abgeraten.

> **TIPP**
>
> ### Sind Sie gegen Röteln geimpft?
>
> ▪ Sind Sie nicht gegen Röteln geimpft worden, zum Beispiel weil Sie als Kind eine Zeit lang im Ausland waren oder Ihre Eltern Sie aus religiösen Gründen nicht impfen ließen? Schauen Sie erst in Ihrem Impfpass nach und lassen Sie sich dann auf Antikörper testen. Sollten Sie keine Antikörper haben, lassen Sie sich dann impfen, aber warten Sie danach zirka drei Monate, bevor Sie schwanger werden.

Über Hackepeter und Katzenkot

Hackepeter und Katzenkot haben eines gemeinsam: Sie können Krankheitserreger enthalten, Toxoplasma gondii. Toxoplasma ist ein einzelliger Parasit, der im Magendarmtrakt von Katzen lebt. Wenn Menschen oder Tiere mit befallenem Katzendreck in Berührung kommen, können sie krank werden. Das Gleiche gilt für befallene Gartenerde. Wer Katzenkot oder befallene Gartenerde in die Hände bekommt und den Mund oder Lebensmittel berührt, kann an Toxoplasmose erkranken. Man braucht die Katze zwar nicht wegzugeben, aber eine schwangere Frau sollte die Reinigung der Katzentoilette am besten anderen überlassen.

Auch Kühe, Schweine und Schafe können als Zwischenwirt befallen sein. Der Parasit hält sich dann nicht im Darm, sondern im Fleisch auf. Toxoplasmose kann man daher auch bekommen, wenn befallenes Fleisch vor dem Konsum nicht ausreichend erhitzt worden ist.

Normalerweise spürt man wenig von der Krankheit. Man ist müde, hat geschwollene Lymphdrüsen und leichtes Fieber. Wie bei einer Grippe. Manchmal dauert die Müdigkeit einige Monate bis ein Jahr.

Für gesunde Erwachsene ist die Krankheit harmlos. Infiziert sich aber eine Frau während der Schwangerschaft erstmalig mit Toxoplasmen, so geht in etwa der Hälfte der Fälle der Parasit auf das ungeborene Kind über. In den ersten acht Wochen der Schwangerschaft ist das Risiko allerdings sehr gering, aber eine Ansteckung führt in der Regel zu schweren Schäden beim Ungeborenen (u.a. Wasserkopf oder Blindheit). Im Laufe der Schwangerschaft nimmt das Übertragungsrisiko zu, die Schäden beim Kind aber ab. Manchmal zeigt sich erst Jahre nach der Geburt, dass eine Infektion vorlag, zum Beispiel, wenn im Kleinkindalter ein Augenleiden auftritt.

Nur ein Drittel aller Frauen hat Antikörper gegen Toxoplasma. Sie und ihr Baby sind während der Schwangerschaft geschützt.

TIPP

So schützen Sie sich vor Toxoplasma

- Sind Sie sich nicht sicher, dass Sie Antikörper gegen Toxoplasma haben? Beachten Sie dann vom Beginn der Schwangerschaft an die folgenden Vorsorgemaßregeln:
- Essen Sie nur ganz durchgebratenes Fleisch oder Fleisch, das bei einer Temperatur von −20 °C tiefgefroren war. Vermeiden Sie Brotaufstrich aus rohem Fleisch wie Hackepeter, Chorizo, Rumpsteak, Tartar und rosa gebratenes Roastbeef.
- Tragen Sie bei der Arbeit im Garten Handschuhe.
- Waschen Sie Salate und Gemüse gut, vor allem, wenn Gemüse roh gegessen wird. Die Erde könnte befallen sein.
- Lassen Sie das Katzenklo besser von jemand anderem reinigen. Geht das nicht, tragen Sie dann Handschuhe und reinigen Sie das Katzenklo täglich. So verhindern Sie, dass der Parasit aktiv wird.

Aber der größte Teil der Frauen, der nicht geschützt ist, muss sehr vorsichtig sein.

Wie soll man sich also verhalten, wenn man schwanger werden will? Wer eine Ansteckung riskiert, weil er zum Beispiel mit Katzen arbeitet, sollte sich vor einer Schwangerschaft Blut abnehmen und sich auf Antikörper gegen *Toxoplasma* untersuchen lassen. Nur ›alte‹ Antikörper im Blut sind wichtig, die sogenannten Ig-G Antikörper. Das ungeborene Kind ist dann während der Schwangerschaft durch die mütterlichen Antikörper vor einer Infektion geschützt. Zusätzliche Vorsorgemaßnahmen sind nicht nötig. Sind jedoch keine Ig-G-Antikörper im Blut, dann sollte man sich vom ersten Beginn einer Schwangerschaft an die angegebenen Vorsorgemaßnahmen halten.

Über Weich- und Rohmilchkäse

Mit roher Milch zubereiteter Käse kann die Bakterien Listeria monocytogenes enthalten. Für gesunde Erwachsene kein Problem, aber für schwangere Frauen gefährlich, weil eine Listerien-Infektion auf das ungeborene Kind übertragen werden kann. Wegen der geringeren Abwehrkräfte während der Schwangerschaft kann eine Infektion schneller auftreten. Oft spüren Sie es selbst nicht, da die Symptome denen einer Grippe gleichen oder überhaupt erst gar nicht auftreten.

Eine Listerien-Infektion während der Schwangerschaft führt meistens zu einer Fehl- oder Totgeburt. Auf die Fruchtbarkeit haben Listerien keinen Einfluss, aber da es bis zu zwei Monaten dauern kann, bevor die Infektion sich offenbart, sollte man schon vor einer geplanten Schwangerschaft mit den nötigen Vorsorgemaßnahmen beginnen.

Listeria kommt verstärkt vor in Rohmilchkäsen und Fleischpasteten. Weichkäse wie Brie, Camembert und Blauschimmelkäse sind wegen ihrer hohen Feuchtigkeit empfindlicher für Listeria als trockene, harte Käsesorten. Die Bakterien sind weit verbreitet: Sie können im Erdboden, auf Pflanzen, in Abwässern, aber auch in Salaten, Gemüse, Milch und Wurst vorkommen und

TIPP

So schützen Sie sich vor Listeria

▮ Vermeiden Sie rohe Milch und Rohmilchprodukte wie französischen Weichkäse (Aufdruck auf dem Etikett: *au lait cru*). Vermeiden Sie auch Blauschimmelkäse wie Roquefort, Gorgonzola und Bleu d'Auvergne, außer wenn der Käse gut erhitzt wird.

▮ Vorsicht bei Fleischpasteten, kalten Platten und Fertiggerichten aus dem Feinkostladen.

▮ Stellen Sie den Kühlschrank höher um das Wachstum der Bakterien zu hemmen. Hängen Sie eventuell ein Thermometer hinein. Eine Temperatur von 4–7 °C ist sicher.

▮ Lagern Sie verderbliche Lebensmittel kalt und vor allem kurz. Erhitzen Sie sie im Zweifelsfalle durch und durch.

▮ Vorsicht bei allen rohen Produkten.

vermehren sich auch im Kühlschrank weiter. Listerien vertragen keine Hitze, überleben aber problemlos die Tiefkühltruhe. Durch Pasteurisation werden die Keime im Allgemeinen abgetötet. Bei pasteurisiertem Käse ist die Infektionsgefahr also minimal. Allerdings kann auch während des Reifungsprozesses eine Kontamination über die Käserinde stattfinden. Folglich können auch Käse aus pasteurisierter Milch – erneut – befallen werden.

Der Hauptinfektionsherd bei Gemüse und Salaten ist die Fäkaldüngung. Gemüse sollte daher am besten gekocht und Salate sollten zumindest immer gut gewaschen werden.

Sexuell übertragbare Erkrankungen (STD)

Für ›sexuell übertragbare Erkrankungen‹ werden auch die Begriffe Geschlechtskrankheiten, venerische Infektionen (also Krankheiten der Liebesgöttin Venus) und die angelsächsische Bezeichnung ›Sexually Transmissible Diseases‹ (STD) benutzt. Mittlerweile wird die Abkürzung STD auch im deutschen Sprachgebrauch immer mehr für diese Krankheiten verwendet.

Geschlechtskrankheiten sind heimtückisch. Man spürt nicht immer, dass man sie hat, während sie im Verborgenen schon lange ihr destruktives Werk tun. Außerdem ist dieses Thema noch immer tabuisiert. Wenn einer der beiden Partner eine sexuell übertragbare Krankheit hat, sollte er das unbedingt beichten. Im eigenen Interesse, im Interesse des Kindes und um Schaden abzuwenden.

Was alles im Verborgenen lebt

Bei den STD handelt es sich um Erkrankungen, die durch Bakterien, Parasiten, Pilze, Protozoen (Einzeller) oder Viren ausgelöst werden. Da die Übertragung überwiegend oder ausschließlich durch Geschlechtsverkehr oder engen körperlichen Kontakt erfolgt, sind diese Krankheiten oft noch mit einem Tabu beladen. Infizierte gehen nicht gern damit zum Arzt und verschweigen es auch meist ihrem Partner, da jeder Zweite sich außer Haus infiziert hat.

Wie sag ich's meinem Partner? Das ist dann oft die peinliche, aber notwendige Frage. Wer eine Geschlechtskrankheit hat, muss seinen Partner darüber informieren, da dieser höchstwahrscheinlich inzwischen schon angesteckt worden ist. Eine Behandlung ist erforderlich, denn die meisten STDs heilen nicht von selbst. Wenn man nur sich selbst behandeln lässt, besteht beim Partner das Risiko auf bleibende Schäden, z.B. Unfruchtbarkeit. Außerdem bleibt die Gefahr einer erneuten Infektion bestehen. Infektionsherde sind der Genitalbereich, der Anus und der Mund. Gelegentlich ist auch eine zusätzliche, nicht sexuelle Übertragung, z.B. durch Blutübertragungen oder Übertragung durch andere Körpersäfte, möglich, wie zum Beispiel bei HIV (Aids) und Hepatitis.

> **TIPP**
>
> ### Gehen Sie auf Nummer sicher
>
> ▪ Gehen Sie beim Sex auf Nummer sicher. War der Sex einmal nicht sicher und haben Sie mit einem Partner geschlafen, der an einer sexuell übertragbaren Krankheit leidet oder haben Sie eine der unten angegebenen Beschwerden? Lassen Sie sich testen. Suchen Sie Ihren Frauenarzt auf oder eine STD-Sprechstunde in einer Klinik für Haut- und Geschlechtskrankheiten oder Ihrem Gesundheitsamt auf. Dazu brauchen Sie keine Überweisung und in den meisten Fällen ist die Untersuchung kostenlos.

Wie schon gesagt, können STDs Unfruchtbarkeit erzeugen. Die Geschlechtskrankheit selbst steht einer Schwangerschaft nicht im Wege, aber *Chlamydia trachomatis* und Gonokokken, die Erreger der Gonorrhöe, können Narbengewebe in den Ei- und Samenleitern und damit bleibende Verschlüsse derselben verursachen. Bei einer schweren Blockierung der Eileiter hilft bei Frauen nur noch IVF (In-Vitro-Fertilisation/künstliche Befruchtung), bei Männern nur MESA (Mikrochirurgische Epididymale Spermienaspiration) oder TESE (Testikuläre Spermienextraktion) wenn die Samenleiter verklebt sind.

Das Risiko für das ungeborene Kind ist bei den verschiedenen Geschlechtskrankheiten unterschiedlich. Syphilis kann Fehlbildungen verursachen, aber die Krankheit kommt selten vor. Gonorrhöe (Tripper), die häufigste, meldepflichtige Geschlechtskrankheit, kann zu Fehl- oder Frühgeburten führen. HIV kann sowohl während der Schwangerschaft als auch während der Geburt und in der Stillzeit auf das Baby übertragen werden. Außerdem kann sich das Baby während der Geburt mit Chlamydia trachomatis, Gonorrhöe, Herpes und Hepatitis infizieren und erkranken.

Besteht ein Risiko für STD?

Haben Sie oder Ihr Partner eine der unten stehenden Beschwerden? Dann lassen Sie sich von Ihrem Frauenarzt oder einem Arzt für Haut- und Geschlechtskrankheiten untersuchen. Bedenken Sie, dass viele der genannten Beschwerden auch eine andere Ursache haben können und nicht unbedingt von einer STD zu stammen brauchen!

▌ Hat sich Ihr Ausfluss in Menge, Farbe oder Geruch verändert?

▌ Haben Sie oder hat Ihr Partner Schmerzen beim Wasserlassen? Besteht mehr Druck und lässt die Kontrolle über die Blase nach?
Vor allem bei Männern ist ein Brennen beim Urinieren ein wichtiges Signal für eine STD. Bei Frauen liegt dann eher eine Blasenentzündung vor.

▌ Spüren Sie Juckreiz und Brennen in der Scheide und im vaginalen Bereich?
Das kann auch ein Signal für eine Pilzinfektion sein, die Frauen nicht durch Geschlechtsverkehr bekommen, sondern durch geringe Abwehrkräfte. Eine Pilzinfektion kann aber durch Geschlechtsverkehr auf den Partner übertragen werden.

▌ Haben Sie Schmerzen, wenn Sie mit Ihrem Partner schlafen?
Das braucht nicht unbedingt eine Geschlechtskrankheit zu sein und kann andere Ursachen haben.

▌ Haben Sie nach dem Geschlechtsverkehr oder zwischen den Menstruationen Blutungen?
Ein guter Grund, um den Frauenarzt aufzusuchen und einen Abstrich machen zu lassen. Nicht nur zur Krebsvorsorge, sondern auch, um eine eventuelle Infektion schnell zu entdecken.

▌ Haben Sie – als Frau – Bauchschmerzen, eventuell mit Fieber?
Bauchschmerzen können viele Ursachen haben, u. a. eine Entzündung der Eileiter, verursacht durch eine Geschlechtskrankheit. Das kann zur Unfruchtbarkeit führen. Bauchschmerzen mit Fieber sind ein triftiger Grund, um den Hausarzt aufzusuchen.

▌ Haben Sie Entzündungen, Warzen oder Blasen im Bereich von Geschlechtsteilen, Anus und Mund?

▌ Haben Sie Halsschmerzen nach oralem Verkehr?

Man sollte sich daher schon vor einer eventuellen Schwangerschaft fragen, ob man STD-gefährdet ist und sich untersuchen lassen. Die meisten STDs reagieren gut auf eine Behandlung mit Antibiotika.

Candida ist keine STD

Candida albicans oder Soor (Candidose) ist keine Geschlechtskrankheit, sondern eine relativ harmlose vaginale Pilzinfektion, die häufig bei verminderten Abwehrkräften auftritt. Eine Candida-Infektion ist an den dicken, weißlichen, ablösbaren, quarkartigen Belägen im Vaginalbereich erkennbar. Hinzu kommen Rötung, Juckreiz und Brennen sowie Schmerzen beim Geschlechtsverkehr. Die Beschwerden ähneln stark denen einer Geschlechtskrankheit, weshalb wir diese Infektion in diesem Kapitel behandeln.

Der Pilz gedeiht im Darmtrakt und ist wahrscheinlich bei den meisten Frauen ständig im Vaginalbereich anwesend. Wenn in Darm und Vagina genügend gesunde Bakterien enthalten sind, hat der Pilz keine Chance. Candida wird erst zum Problem, wenn sich die lokalen Verhältnisse in der Schleimhaut oder auf der Haut so verändern, dass es zu einer Candida-Infektion (Überwucherung der Haut oder Schleimhaut durch Candida-Pilze) kommt, oft durch eine Schwächung des Immunsystems. Während einer Schwangerschaft ist die Gefährdung daher größer.

Obwohl eine Candida-Infektion bei einer Frau nicht durch sexuellen Kontakt entsteht, kann sie durch Geschlechtsverkehr auf den Mann übertragen werden. Beim Mann tritt dann eine Rötung des Penis, später ein weißer, schuppiger Belag der Eichel auf.

Candidose hat keinen negativen Einfluss auf die Fruchtbarkeit und das ungeborene Kind und ist nur unangenehm. Glücklicherweise lässt sie sich gut mit Antipilzmitteln behandeln, und zwar ohne Risiko vor oder während einer Schwangerschaft.

> **TIPP**
>
> ### Hilfreiche Bakterien
>
> ▌ Essen Sie täglich Joghurt, der mit dem *Lactobacillus acidophilus* oder dem *Lactobacillus bifidus* angesäuert ist. So bleiben Darm und vaginale Flora gesund und Candida hat wenig Chance. Für einen verstärkten Effekt sorgen Yakult oder Kapseln, die die genannten Bakterien enthalten. Man nennt sie Probiotika und sie sind in Reformhäusern, Drogerien und Apotheken erhältlich.
> ▌ Vermeiden Sie Seife im Intimbereich! Sie stört den Säuregrad der Haut und gibt dadurch Candida eine Chance. Verwenden Sie nur Seife, die speziell für den Intimbereich geeignet ist. Der Säuregrad oder pH-Wert muss dabei unter 7 liegen, je niedriger, desto besser.

»Dank Joghurt und Probiotika habe ich keine Probleme mehr.«

Marianne: ›Ich bekam ständig Pilzinfektionen. Ein paar Mal pro Jahr. Dann spürte ich ein Jucken und Brennen und wusste: Jetzt ist es wieder so weit. Ausgesprochen unangenehm, denn mein Mann bekam dann auch Probleme. Und miteinander schlafen tat weh. Der Hausarzt verschrieb mir dann immer Kapseln, die ich vaginal einführen musste. Mein Mann bekam eine Salbe, aber die Mittel waren in beiden Fällen schlimmer als die Qual.

Von einer Freundin hörte ich, dass man anstatt der Medikamente auch Tampons mit Joghurt einführen könne. Ich habe das ein paar Mal probiert, aber geholfen hat es nicht.

Als ich wieder einmal den Juckreiz und das Brennen verspürte, reichte es mir. Ich wollte schwanger werden und keine Medikamente einnehmen, nicht einmal örtlich!

Ich habe mich am gleichen Tag noch hinter den Computer gesetzt und im Internet gesucht. So habe ich entdeckt, dass man den Joghurt gar nicht vaginal einführen soll (der Pilz gedeiht dadurch nämlich ausgezeichnet), sondern ihn essen muss! Man kann aber auch Tabletten einnehmen, die Darmbakterien enthalten, sogenannte Probiotika. Die habe ich mir gleich angeschafft. Wie diese Bakterien über den Darm die Vagina erreichen, ist mir ein Rätsel, aber nach drei Tagen waren die Beschwerden weg.

Inzwischen bin ich im sechsten Monat schwanger. Ich nehme noch immer brav meinen Joghurt und die Probiotika-Tabletten ein und habe keine Probleme.‹

Bakterielle Vaginose

Der Begriff ›bakterielle Vaginose‹ (BV) bedeutet nichts anderes als ›eine durch Bakterien verursachte Erkrankung der Vagina‹. Einen umgangssprachlichen Begriff gibt es dafür leider nicht. Früher sprach man auch von einer Gardnerellen-Infektion, nach dem Bakterium *Gardnerella vaginalis*, aber da die Infektion von verschiedenen Bakte-

---

TIPP

Stärken Sie Ihre Darm- und Vaginalflora

- Sind Sie schwanger und wollen Sie bei einer BV-Infektion deshalb keine Antibiotika einnehmen? Eine andere Möglichkeit ist, täglich die Scheide mit einer Lactacyd®-Lösung auszuspülen. Irrigatoren und Lactacyd®, das mit Wasser verdünnt werden muss, sind beim Apotheker oder Drogisten erhältlich.
- Verwenden Sie keine normale Seife, sondern nur Seife mit einem pH-Wert unter 7.
- Essen Sie täglich Joghurt, der mit *Lactoba-*

cillus acidophilus oder *Lactobacillus bifidus* angesäuert ist, trinken Sie Yakult oder nehmen Sie Probiotika-Kapseln, die die genannten Bakterien enthalten. So sorgen Sie für eine gesunde und starke Darm- und Vaginalflora.
- Für Trichomonas gelten die gleichen Tipps wie für die bakterielle Vaginose, siehe oben. Der pH-Wert der Vagina beeinflusst nämlich den Verlauf der Infektion.

»Ich war unglaublich erleichtert.«

Bea: ›Ich hatte schon jahrelang einen unangenehmen Vaginalgeruch. Ich roch nach Fisch, nicht sehr stark, aber deutlich. Auch mein Freund roch es. Er sagte zwar, dass es ihm nichts ausmachte, aber ich spürte, dass es ihm nicht gerade angenehm war. Ich hatte auch starken Ausfluss und trug immer Slip-Einlagen. Ich genierte mich dafür und brachte es einfach nicht fertig, damit zum Arzt zu gehen. Auch beim Sex fühlte ich mich dadurch nicht frei und entspannt.

Als wir ein Kind haben wollten, wollte ich wissen, ob alles in Ordnung ist. Auch, ob ich diesen Geruch loswerden konnte. Ich bin also doch zum Frauenarzt gegangen. Der stellte fest, dass es sich um eine Gardnerella-Infektion handelte und verschrieb mir Antibiotika. Auch mein Freund machte zur Sicherheit eine Kur. Innerhalb einer Woche war ich diese Luft, die mich jahrelang verfolgt hatte, los. Und die Slip-Einlagen auch. Ich war unglaublich erleichtert. Auch Sex machte wieder viel mehr Spaß. Wegen der Medikamente hat der Arzt uns geraten, erst noch einen Monat mit dem Schwangerwerden zu warten. Inzwischen »üben« wir halt kräftig.‹

rien verursacht werden kann, hat sich der Begriff bakterielle Vaginose durchgesetzt.

›Erkrankung‹ ist ein zu starkes Wort für diese relativ harmlose vaginale Infektion. Eine Verursachung durch Geschlechtsverkehr gilt als wahrscheinlich, ist aber noch nicht nachgewiesen. Wie die Candidose entsteht sie durch eine Störung des bakteriellen Gleichgewichts in der Vagina.

Obwohl harmlos, hat die BV eine äußerst unangenehme Eigenschaft: Der Ausfluss hat einen stark fischigen Geruch. Oft ist das der einzige Grund, weshalb Frauen einen Arzt konsultieren.

Eine bakterielle Vaginose steht einer Schwangerschaft nicht im Wege und ist weder für die Mutter noch für das Kind schädlich. Es gibt Hinweise dafür, dass ein erhöhtes Risiko für Frühgeburten besteht. Bei Zweifeln sollte man daher besser einen Arzt aufsuchen und eine Infektion behandeln lassen. Es empfiehlt sich aber, eine eventuelle Behandlung bis nach dem vierten Schwangerschaftsmonat aufzuschieben. Die Antibiotika, die zur Behandlung einer bakteriellen Vaginose geeignet sind, sollten in den ersten vier Monaten einer Schwangerschaft nicht eingenommen werden.

Trichomonas

Trichomonas ist eine sexuell übertragbare Infektion, die bei Frauen einen dünnflüssigen gelbgrünlichen bzw. gelbbräunlichen Ausfluss, schmerzhaften Geschlechtsverkehr und Brennen beim Wasserlassen verursacht. Die Erkrankung verläuft beim Mann meistens ohne Symptome. Gelegentlich kommt es zu einer schmerzhaften Entzündung der Harnröhre und Brennen.

Trichomonas reagiert gut auf Antibiotika und hat keinerlei Auswirkungen auf die

Fruchtbarkeit. Die zur Behandlung verwendeten Antibiotika können allerdings in den ersten vier Schwangerschaftsmonaten nicht ungefährlich sein. Wenn die Beschwerden erträglich sind, sollte man eine Behandlung daher besser aufschieben.

Da es sich um eine sexuell übertragbare Krankheit handelt, muss der Partner immer mitbehandelt werden.

Chlamydia trachomatis

Chlamydien-Infektionen zählen heute zu den häufigsten Geschlechtskrankheiten. Je nach Altersgruppe sind bis zu zehn Prozent der Bevölkerung mit Chlamydien infiziert, oft ohne es zu wissen. Gefährdet sind vor allem junge Menschen in großen Städten und Frauen zwischen zwanzig und fünfunddreißig.

Chlamydia trachomatis führt bei Frauen zu einer Entzündung des Gebärmuttermundes und – oft auch bei Männern – der Harnröhre. Auch Symptome wie Ausfluss aus Vagina und Penis, Brennen beim Wasserlassen oder Blutverlust nach dem Geschlechtsverkehr kommen vor.

Die Infektion reagiert gut auf Antibiotika, die Bakterien sind aber heimtückisch. Bei etwa 70 Prozent der Frauen und 25 Prozent der Männer verläuft die Infektion schleichend, ohne dass man etwas davon merkt. Der Erreger richtet aber trotzdem großen Schaden an.

Ohne Behandlung kann sich eine Chlamydien-Infektion ausbreiten und bei Frauen zu einer Unterleibsentzündung (vor allem der Eileiter) führen. Durch die Entzündung kann es bei Frauen zu einer Verklebung der Eileiter kommen, so dass die Frau nicht auf

normalem Wege schwanger werden kann. Das Risiko einer sogenannten ektopischen Schwangerschaft, also einer Schwangerschaft außerhalb der Gebärmutter (meistens im Eileiter), ist erhöht. Das kann in seltenen Fällen zu lebensbedrohlichen Blutungen bei der Mutter führen. Bleibt die Erkrankung und die Entzündung der Eileiter lange unerkannt, kann dies dazu führen, dass eine spontane Schwangerschaft unmöglich wird und nur noch IVF hilft.

Über die Folgen von *Chlamydia trachomatis* während der Schwangerschaft ist wenig bekannt. Das ist ein relativ gutes Zeichen. Dennoch ist es besser, auch bei einer Schwangerschaft die Infektion zu behandeln – aber lieber noch vorher. So kann

> **TIPP**
>
> ### Beschwerden des Mannes beachten
>
> ▌ Spürt der Mann ein Brennen beim Wasserlassen, dann sollte er prüfen, ob nicht eine Geschlechtskrankheit vorliegt. Da eine Infektion mit Chlamydia trachomatis bei Frauen oft ohne Symptome verläuft, sind die Beschwerden beim Mann oft der einzige Anhalts- und Ausgangspunkt.

»Sie hatte sich bei der Geburt angesteckt.«

Kati: ›Meine Tochter wurde ein paar Wochen nach der Entbindung mit einer Lungenentzündung ins Krankenhaus eingeliefert. Es stellte sich heraus, dass sie Chlamydia trachomatis hatte. Sie hat sich bei der Geburt angesteckt. Ich selber habe nie gemerkt, dass ich eine Geschlechtskrankheit hatte. Ich hatte nie Ausfluss, keine Schmerzen, rein gar nichts.

Mein Freund und ich kannten uns zum Zeitpunkt der Geburt gut ein Jahr. Ich war ziemlich schnell schwanger und die Schwangerschaft war nicht gerade geplant.

Er behauptet, dass er während der Schwangerschaft nicht fremdgegangen ist. Ich muss ihm das einfach glauben. Einer von uns beiden muss das Bakterium also schon die ganze Zeit mit sich herumgeschleppt haben.

Ich fand es furchtbar, dass es ausgerechnet unser Töchterchen traf. Sie war so krank. Darum habe ich vor der zweiten Schwangerschaft einen Test machen lassen, um sicherzugehen. Der war glücklicherweise negativ. Sonst hätte es auch Probleme gegeben ...‹

auch verhindert werden, dass das Baby sich bei der Geburt infiziert und eine Augen- oder Lungenentzündung bekommt.

Das Blut einer Schwangeren wird im Rahmen der ersten Schwangerschaftsvorsorge routinemäßig unter anderem auch auf *Chlamydia trachomatis*-Antigen untersucht.

Und jetzt die gute Nachricht

Nach einer Eileiterentzündung bleibt bei fast allen Frauen die Fortpflanzungsfähigkeit voll erhalten. Bei nur etwa 15 Prozent der erkrankten Frauen vernarben die Eileiter und werden undurchgängig. Ob man etwas von der Entzündung gespürt hat oder ob sie ohne Symptome verlaufen ist, spielt dabei keine Rolle.

Gonorrhöe

Eine Infektion mit Gonokokken (*Neisseria gonorrhoeae*) ist die häufigste meldepflichtige Gechlechtskrankheit. Gonorrhöe (auch Tripper genannt) verursacht ähnliche Symptome wie *Chlamydia trachomatis*, kommt aber wesentlich seltener vor. Die Gonorrhöe zeigt bei Frauen und Männern unterschiedliche Symptome und kann sogar lange unerkannt bleiben, weil sie häufig symptomarm verläuft. Die Symptome bei Frauen sind eitriger Ausfluss, Schmerzen beim Wasserlassen und Fieber, Haut-

veränderungen im/am After, im/am Mund oder in/an der Vagina. Beim Mann macht sich die genitale Gonorrhöe durch Störungen und Schmerzen beim Urinieren und einen grüngelblich-eitrigen Ausfluss aus der Harnröhre bemerkbar. Die Menge des Ausflusses nimmt auch ohne Behandlung wieder ab. Zu Komplikationen kann es kommen, wenn sich die Entzündung ausbreitet. So kann sie zum Beispiel die Drüsen entlang der Harnröhre befallen. Auch die Nebenhoden sind gefährdet: Die Entzündung kann deren Ausführungsgänge »verschließen« und bei Männern und Frauen zur Sterilität führen. Auch die Gonorrhöe lässt sich gut mit Antibiotika behandeln.

Gonorrhöe während der Schwangerschaft kann zu Fehl- und Frühgeburten führen und bei der Geburt besteht die Gefahr, dass das Baby sich infiziert und ein schweres Augenleiden davonträgt. Daher empfiehlt sich eine Behandlung der Infektion auch während der Schwangerschaft.

Syphilis

Syphilis, auch *Lues* (nach Lues venera = die Liebesseuche) genannt, ist eine Geschlechtskrankheit, die in den 90er Jahren in Westeuropa fast ausgestorben war. Seit einigen Jahren werden aber auch in Deutschland wieder zunehmend Neuerkrankungen mit dem Erreger *Treponema pallidum* festgestellt. Syphilis verläuft in mehreren Stadien und war früher wegen der Erkrankung des Nervensystems im vierten Stadium gefürchtet. Seit der Entdeckung des Antibiotikums Salvarsan im Jahr 1909 und von Penicillin 1928 kann man sie gut behandeln. Ohne Therapie führt sie oft zu chronischem Leiden und zum Tod.

Die Krankheit beginnt mit einem schmerzlosen Geschwür an der Stelle, an der die Bakterien in die Haut oder Schleimhaut eingedrungen sind (Penis, Schamlippen, Scheide, Mund, Rachen oder Anus). Das Geschwür ist gerötet und sondert eine farblose Flüssigkeit ab. Diese Flüssigkeit enthält sehr viele Erreger, ist also äußerst ansteckend. Ein bis zwei Wochen später schwellen die benachbarten Lymphknoten an. Auch unbehandelt heilen die Geschwüre von selbst nach einigen Wochen ab. Damit ist die Krankheit aber noch nicht geheilt. Eine rechtzeitige Behandlung von Syphilis hinterlässt keine bleibenden Schäden. Eine nicht behandelte Syphilis kann Jahre später zur Hirnerweichung beziehungsweise Verflüssigung des Hirngewebes, zu Herzschäden und damit zum Tod führen.

Eine nicht behandelte Syphilis hat auch für ein ungeborenes Kind schwere Folgen. In den ersten drei Monaten der Schwangerschaft ist das Baby geschützt, aber danach kann die Plazenta infiziert werden. Schwere Erkrankungen, schwere Fehlbildungen oder Totgeburt können die Folge sein. Deshalb wird in Deutschland bei der ersten Vorsorgeuntersuchung einer Schwangeren beim routinemäßig durchgeführten Bluttest untersucht, ob eine Syphilisinfektion (LSR = Lues-Such-Reaktion) vorliegt. Im Mutterpass wird aus datenschutzrechtlichen Gründen, wie auch beim HIV-Test lediglich die Durchführung dokumentiert, nicht aber das Ergebnis. Wenn die Infektion rechtzeitig entdeckt und mit Antibiotika behandelt wird, besteht für das Ungeborene keine Gefahr.

Herpes genitalis

Herpes genitalis könnte man auch als Lippenbläschen an den Schamlippen und im Genitalbereich bezeichnen. Diese sexuell übertragbare Krankheit wird vom Herpes Simplex Virus II erzeugt, einem Bruder des Herpes Simplex Virus I, dem Verursacher von Lippenbläschen. Herpes kann durch Küssen, Geschlechtsverkehr oder oralen Sex übertragen werden.

Wer einmal mit Herpes infiziert ist, trägt das Virus ständig im Körper mit, auch wenn die Symptome ausbleiben. Es zieht sich in die Nervenbahnen zurück und manifestiert sich bei Stress oder Immunschwäche. Dann entstehen Bläschen an der Stelle, an der die Infektion zum ersten Mal

auftrat, zum Beispiel an den Schamlippen, auf der Vorhaut oder am Anus. Herpes ist nicht nur hinderlich, sondern auch sehr ansteckend. Während der Schwangerschaft kann der Ausbruch einer Infektion zu schweren Erkrankungen, ja sogar zum Verlust des ungeborenen Kindes führen. Intensive ärztliche Betreuung während der Schwangerschaft ist für eine herpesinfizierte Frau daher dringend erforderlich. Infektionen während der Geburt können beim Neugeborenen ebenfalls sehr schwere Krankheiten verursachen, z.B. Hirnhautentzündung oder allgemeine Blutvergiftung. Der Gynäkologe kann dann mit einem Kaiserschnitt eine mögliche Infektion verhindern, was aber selten nötig ist.

Feigwarzen

Condylomata acuminata heißen sie auf Latein, auf Deutsch nennt man sie *Kondylome* oder Feigwarzen. Feigwarzen sind in der Regel kleine, stecknadelkopf- bis mehrere Zentimeter große, gutartige Gewebswu-

cherungen rötlicher, graubräunlicher oder meist weißlicher Farbe. Sie treten an den Geschlechtsteilen, am After und im Enddarm meistens in Vielzahl auf, neigen zur Beetbildung und können gelegentlich zu

AUS DEM LEBEN

»Endlich warzenfrei.«

Renzo: ›Karla hatte eine Art ›Vagina dentata‹, lauter kleine weiße spitze Zähne rund um ihre Scheide. Kleine Warzen waren es. Nicht gerade angenehm. Aber eigentlich kann ich gar nichts dazu sagen, denn auch ich hatte welche. Man spürte sie eigentlich gar nicht. Sie taten nie weh. Wir machten manchmal Witze darüber. Aber als Karla dann schwanger wurde, haben wir sie mit

einer Stickstoffbehandlung entfernen lassen. Sie fand den Gedanken einfach unerträglich, dass Ärzte und Pfleger regelmäßig ihre weißen ›Scheidezähne‹ sehen würden. Wir sind jetzt schon seit fünf Monaten in anderen Umständen und seit drei Monaten warzenfrei. Und es sieht ganz danach aus, dass sie wegbleiben!‹

großen rosenkohlähnlichen Gebilden heranwachsen. Verursacher ist das *humane Papilloma-Virus* (HPV). Dieses Virus kommt in zahlreichen Varianten und ausgesprochen häufig vor. Feigwarzen werden meist durch sexuellen Kontakt übertragen. Hauptansteckungswege sind – wie bei den meisten sexuell übertragbaren Erkrankungen – Geschlechtsverkehr mit häufig wechselnden Partnern und ungeschützter Sex. In seltenen Fällen kann es auch zu einer indirekten Ansteckung kommen, z. B. nach dem Gebrauch eines verschmutzten Handtuchs oder schmutziger Bettwäsche.

Kondome mindern zwar die Ansteckungsgefahr, schließen sie aber nicht ganz aus.

Die meisten HPV-Infektionen verlaufen ohne Beschwerden und werden daher nicht erkannt. Manche Varianten verursachen Warzen im Genitalbereich und am Anus, bei Frauen und Männern.

Die Warzen sind harmlos, obwohl der Virus ansteckend ist. Sie können Juckreiz verursachen, vor allem während der Schwangerschaft. Unter dem Einfluss der Schwangerschaftshormone können sie wachsen. Feigwarzen können durch Kälteanwendung mit flüssigem Stickstoff oder Verätzung entfernt werden, auch während einer Schwangerschaft. Notwendig ist eine Entfernung nicht, da es bei der Geburt nur selten zu einer Infektion des Kindes kommt.

HIV, das AIDS-Virus

Aids war bis vor wenigen Jahren noch lebensbedrohlich, ist aber dank der neuen Medikamente jetzt als chronische Krankheit einzustufen.

Die Einnahme von Medikamenten verhindert auch, dass das Baby sich bei der Geburt ansteckt. Bei Zweifeln, ob man sich mit HIV infiziert hat, sollte man sich vor einer geplanten Schwangerschaft unbedingt testen lassen.

AUS DEM LEBEN

»HIV gehört zu unserem Leben.«

Monique: ›Mein Partner und ich wollten zusammenziehen. Um einen neuen Anfang zu machen, machten wird beide einen HIV-Test. Nicht, dass es dazu einen Anlass gegeben hätte, überhaupt nicht. Mein Partner war, bevor wir uns kennen gelernt hatten, jahrelang verheiratet gewesen. Das Testergebnis war ein Schock: er war HIV-positiv. Er hat immer noch keine Ahnung, wo er sich das Virus geholt hat. Das Gesundheitsamt hat alle seine früheren Partnerinnen angeschrieben, aber keine war infiziert. Er hat zwar einmal in Afrika Urlaub gemacht, aber ob die Infektion daher stammt, weiß er nicht.

Zu Anfang waren bei mir keine Antistoffe nachweisbar. Ich hatte aber Beschwerden. Ich weiß genau, wann das Virus bei mir zugeschlagen hat. Ich fühlte mich einen Monat lang etwas grippig. Anfangs glaubte ich noch, dass es wahrscheinlich vom verschmutzten Wasser kam, das ich aus Versehen im Urlaub geschluckt hatte. Als ich aber die Informationsbroschüre über HIV las, erkannte ich die Symptome. Dann bekam ich eine Pilzinfektion im Mund und war mir sicher. Einen Monat später habe ich mich noch einmal testen lassen und jetzt war der Test auch bei mir positiv.

Ich dachte erst: Ich sterbe. Noch höchstens drei Jahre und dann ist alles vorbei. Mein Partner stand vor dem Test kurz vor einem Burn-out; das Testergebnis gab ihm dann den Rest. Er brach zusammen. Ich dachte nur noch: Wir müssen da durch und ich muss dafür sorgen, dass Essen auf den Tisch kommt, dass unser Leben weitergeht. Wir bekamen alle beide Medikamente, die allerdings viele Nebenwirkungen hatten. Mir war noch nie so schlecht wie damals.

Ich arbeitete voll durch. Ich hatte eine anspruchsvolle Stelle, als Manager bei einer amerikanischen Firma, hatte einen Mann mit Burn-out-Syndrom zu Hause und war selbst HIV-infiziert. Niemand in meinem Betrieb wusste das. Aber es war einfach zu viel. Ich schaffte das auf die Dauer nicht und meine Arbeit litt darunter. Ich musste Gas zurücknehmen und bin auf Teilzeit zurückgegangen.

Die Viruskonzentration im Blut sank schnell ab. Nach einem Monat war es nicht mehr nachweisbar. Uns wurde gesagt, dass das Virus nach sieben Jahren endgültig verschwunden sein würde. So dachte man damals. Aber schnell wurde deutlich, dass das eine Illusion war. Wir würden es nie mehr loswerden. Inzwischen bekamen wir neue Medikamente, mit bedeutend weniger Nebenwirkungen, und wir fühlten uns zusehends besser. Langsam erholte sich mein Partner wieder, aber als es ihm besser ging, brach ich zusammen. Für unsere Beziehung war es gut, dass jetzt die Rollen umgedreht waren, dass ich mich jetzt auf ihn verlassen konnte. Wir hatten beide das Gefühl, dass wir für einander wichtig waren und wir um diese Beziehung kämpfen mussten. Dass wir beide HIV-infiziert waren, hat dazu beigetragen.

Inzwischen arbeitete ich auch noch als Freiwillige bei der Aids-Hilfe. Anfangs fiel mir das schwer, denn ich glaubte, dort nur Schwerkranken zu begegnen. Außerdem war es konfrontierend für mich, weil ich dort viel über die Krankheit erfuhr. Aber letztendlich hat es mir unglaublich viel gebracht. Ich konnte dort meine Geschichte loswerden und habe sehr nette Leute kennen gelernt. Das alles hat mir enorm geholfen.

In den ersten Jahren glaubte ich noch, dass Kinderkriegen für mich ausgeschlossen sei. Ich hatte gehört, dass es eine Chance von 30 Prozent gab, dass das Baby auch infiziert sein würde, und das Risiko fanden wir viel zu hoch. In der Zeit waren wir übrigens nur mit unserem eigenen Überleben beschäftigt und dachten überhaupt nicht an Kinder. Aber nach ein paar Jahren kam das Realitätsbewusstsein und damit auch unser normales Leben wieder zurück. Ich bin mit einer Freundin in Urlaub gefahren, um nachzudenken und als ich zurückkam, war ich mir sicher: Ich wollte ein Kind.

Wir gingen zum Gynäkologen und ließen uns beraten. Inzwischen betrug die Chance einer Übertragung des Virus auf das Kind nur noch 1 Prozent. Der Gynäkologe führte ein offenes Gespräch mit uns und riet uns nicht ab, sondern überließ die Entscheidung ganz uns. Das tat uns gut. Wir hatten das Gefühl, dass er uns damit seinen Segen gab. Wir kamen aus der Praxis und sind erst einmal einen Kaffee trinken gegangen. Wir waren so froh! Und dort, im Kaffee, haben wir uns entschlossen, es zu versuchen.

Im nächsten Monat habe ich dann die Pille abgesetzt. Weil wir alle beide HIV-positiv waren, konnte ich auf natürliche Weise schwanger werden. Nach drei Monaten war es dann soweit, aber leider bekam ich eine Fehlgeburt, die allerdings nichts mit HIV zu tun hatte. Wir beschlossen, ruhig abzuwarten und erst einmal Urlaub in Kuba zu machen. Im September wurde Melle gezeugt, auf dem Berg, von dem aus Che Guevara das Land erstürmte.

Die Reaktionen auf meine Schwangerschaft in unserer Familie und Bekanntschaft waren unterschiedlich. Eine Freundin war so schockiert, dass sie ohne mein Wissen die Telefonberatung des Gesundheitsamtes anrief und sich erkundigte, ob das einfach so geht. Meine Psychologin stellte mir die Frage, ob ich wirklich glaubte, das sei die richtige Entscheidung. Sie war überzeugt davon, dass wir eine kürzere Lebenserwartung hätten. Später hat sie sich dafür bei mir entschuldigt. Meine Eltern waren unglaublich froh! Auch schon deshalb, weil sie gedacht hatten, dass sie von mir nie Enkelkinder bekommen würden.

Die Schwangerschaft habe ich genossen. In den ersten drei Monaten, in der Zeit, in der sich die Organe des Kindes bilden, habe ich die Medikamente abgesetzt. Das war zwar nicht unbedingt nötig, aber ich wollte das selbst. Danach habe ich sie wieder genommen, weil ich wollte, dass das Virus bis zur Entbindung aus meinem Blut war.

Ich durfte auf natürliche Weise entbinden, ein Kaiserschnitt war nicht nötig. Die Geburt unseres Kindes war ein ganz besonderer Augenblick.

Im ersten Monat bekam Melle Medikamente zur Vorbeugung. Ich musste sie ihm mit einer kleinen Pumpe in den Mund spritzen und man konnte ihm ansehen, dass er sie nicht gerade lecker fand. Ich hatte es schwer damit, dass ich nicht stillen durfte, das hätte ich natürlich zu gern getan. Weil viele Leute in unserem Bekanntenkreis nicht wissen, dass ich HIV-positiv bin, musste ich mich regelmäßig gegen die Kritik wehren, dass ich ihm die Flasche gab.

HIV gehört inzwischen zu unserem Leben. Es geht uns gut, wir vertragen die Medikamente und haben keine Nebenwirkungen.

Ich fühle mich, als könnte ich 80 werden. Das war auch ein entscheidender Grund dafür, dass wir uns für Kinder entschieden. Man weiß natürlich nie, was die Zukunft bringt, aber das wissen andere Eltern auch nicht. Aber wir haben zumindest gründlich darüber nachgedacht, wer für Melle sorgt, wenn wir beide einmal nicht mehr da sind. Wir haben das auch schon geregelt.

Melle ist jetzt anderthalb. Er ist ein fröhliches und gesundes Kind. Und ehrlich gesagt denken wir schon an ein zweites.‹

HIV-infiziert

Von den rund 50 000 HIV-Infizierten in Deutschland befinden sich rund 75 Prozent im fortpflanzungsfähigen Alter zwischen 20 und 40 Jahren. Manche Frauen wissen schon bevor sie schwanger werden, dass sie infiziert sind, andere entdecken es erst während der Schwangerschaft, wenn sie sich testen lassen. Einige Frauen erfahren während der Schwangerschaft überhaupt nicht, dass sie infiziert sind und stecken dann auch das Baby an. Erst wenn das Baby krank wird, entdecken sie, dass sie selbst auch HIV-infiziert sind.

Ohne Behandlung ist die durch HIV hervorgerufene Krankheit AIDS tödlich. HIV verursacht während der Schwangerschaft keine Missbildungen, aber eine Mutter, die HIV-positiv ist, also das Virus im Körper trägt, kann diesen bei der Entbindung oder beim Stillen auf das Kind übertragen. Ohne Behandlung beträgt das Risiko des Kindes, bei der Geburt oder beim Stillen infiziert zu werden, 25 bis 40 Prozent.

Medikamente, die die Krankheit heilen können, gibt es noch nicht. Es gibt aber inzwischen gute Medikamente, die die Virenmenge im Blut senken. Dadurch ist Aids von einer lebensbedrohlichen und unheilbaren Krankheit zu einer chronischen Krankheit geworden. Ob dadurch die Lebenserwartung HIV-infizierter Menschen im Durchschnitt ebenso hoch ist wie die gesunder Menschen, ist noch nicht bekannt. Dank der Medikamente ist es HIV-Infizierten inzwischen aber möglich, ein normales Leben zu führen.

Wie bei den meisten sexuell übertragbaren Krankheiten erfolgt eine HIV-Infektion in den meisten Fällen dadurch, dass die Safer Sex-Spielregeln nicht beachtet und keine Kondome benutzt werden. Übertragung ist allerdings auch durch Blut, Muttermilch, Scheidenflüssigkeit oder Sperma, das in

> **TIPP**
>
> ### Lassen Sie sich testen
>
> ▌ Möchten Sie schwanger werden und ausschließen, dass Sie HIV-infiziert sind? Die Checkliste auf Seite 121 hilft Ihnen bei der Feststellung, ob Sie zu einer Risikogruppe gehören. Sie sollten sich dann auf jeden Fall bei ihrem Haus- oder Frauenarzt oder beim Gesundheitsamt testen lassen.
>
> ▌ Auf Wunsch wird der HIV-Test in der Aids-Sprechstunde bei Gesundheitsämtern auch anonym durchgeführt.

den Mund gelangt, möglich oder über (kleine) Wunden. Winzig kleine Wunden im Mund (wie Zahnfleischblutungen), in der Vagina, der Gebärmutter (vor allem während der Menstruation) oder am Anus sind berüchtigte Infektionsstellen. Das Virus kann dort direkt in die Blutbahn eindringen.

Bei Frauen ist die Ansteckungsgefahr beim sexuellen Verkehr größer als bei Männern, da die Vagina öfter kleine Wunden aufweist als der Penis. Darüber hinaus ist über die Gebärmutterschleimhaut während der Monatsblutung eine offene Verbindung mit der Blutbahn geschaffen. Ungeschützter Analverkehr gilt als besonders gefährlich, da hierbei besonders leicht Verletzungen der sehr empfindlichen Darmschleimhaut sowie Risse entstehen, welche eine Ansteckung noch begünstigen. Vorsicht auch bei der gemeinsamen Benutzung der Zahnbürste oder bei unhygienischen ärztlichen oder zahnärztlichen Behandlungen, vor allem in Ländern mit einem großen HIV-Risiko.

Aufbereiteter Samen und nicht-infizierte Eizelle

Aids-Hemmer haben für HIV-positive schwangere Frauen viel verändert. Noch vor wenigen Jahren wurde bei einer HIV-infizierten Schwangeren aus medizinischer Sicht zur Unterbrechung der Schwangerschaft geraten. Das Risiko einer Ansteckung für das Kind war unkalkulierbar hoch (bis 30 Prozent). Inzwischen kann mit medizinischen Methoden die HIV-Übertragung von der Mutter auf das Kind während der Schwangerschaft oder Entbindung auf unter 2 Prozent gesenkt werden. Allerdings muss die Mutter dazu während der Schwangerschaft die Medikamenteneinnahme fortsetzen. So wird der Virusspiegel im Blut abgesenkt, fast bis auf ein nicht mehr wahrnehmbares Niveau. Oft entscheidet sich der Arzt auch für einen Kaiserschnitt. In allen Fällen ist ein Verzicht auf Stillen erforderlich.

Schutzmaßnahmen für den nicht infizierten Partner

Eine Infektion mit HIV ist heutzutage kein Grund mehr, nicht aktiv eine Schwangerschaft anzustreben und sicher ein gesundes Kind zur Welt zu bringen. Die Einleitung einer Schwangerschaft bei Paaren mit einem HIV-infizierten Partner ist jedoch mit speziellen medizinischen Maßnahmen verbunden, die dem Infektionsschutz des nicht infizierten Partners und der Vermeidung einer HIV-Übertragung auf das Kind dienen. Je nach Infektionskonstellation sind folgende Maßnahmen üblich:

Befruchtung ohne direkten Kontakt zur Schleimhaut

Ist die Frau HIV-positiv und der Mann nicht, dann müssen zwei Ziele verfolgt werden. Der Mann und das zu gebärende Kind sollen vor einer HIV-Infektion geschützt werden. Zum Schutz des Mannes wird die Befruchtung dann ohne direkten Kontakt zur Schleimhaut versucht. So kann zum Beispiel zum Zeitpunkt des Eisprungs das (spermizidfreie) Kondom nach dem Geschlechtsverkehr umgekehrt in die Scheide eingeführt werden. Eine weitere Methode der Selbstinsemination besteht darin, das Ejakulat nach Masturbation mit einer Spritze oder einer Portiokappe in die Vagina einzubringen.

Obwohl mit einer Kombination von medizinischen Maßnahmen die Übertragungsrate von der Mutter zum Kind auf unter 2 Prozent gesenkt werden kann, sind die meisten Reproduktionsmediziner in Deutschland derzeit nicht bereit, aktiv bei der Befruchtung HIV-infizierter Frauen mitzuwirken, zum Beispiel mit künstlicher Befruchtung. Nicht zuletzt deswegen, weil rechtlich die Gefahr droht, dass ein so gezeugtes Kind den Reproduktionsmediziner später wegen einer doch eingetretenen HIV-Infektion zu Schadenersatz verklagen könnte. Im Rahmen des »Integrierten Versorgungsmodells für HIV-infizierte Frauen mit Kinderwunsch und Schwangerschaft« in Berlin wird seit kurzem erstmals in Deutschland auch HIV-positiven Frauen reproduktionsmedizinische Behandlung angeboten. Darüber hinaus sind die Reproduktionszentren in den benachbarten Ländern, die auch HIV-positive Frauen behandeln, in der Regel offen für Patientinnen aus dem europäischen Ausland.

Aufbereitung des Samens

Bei einem HIV-positiven Mann und einer nicht infizierten Partnerin sollte der Virusspiegel im Blut bis unter die feststellbare Grenze gebracht werden. Da das HIV-Virus besonders konzentriert in der Samenflüssigkeit ist und an abgestorbenen Samen-

zellen haftet, muss die Samenflüssigkeit ultrazentrifugiert werden. Dabei werden die befruchtungsfähigen Samenzellen vom Sekret getrennt und von anhaftenden HI-Viren ›freigewaschen‹. Dieser so aufbereitete Samen wird dann über intrauterine Insemination (IUI) in die Gebärmutter der Frau eingebracht. Das Verfahren wird häufig mit einer Hormonbehandlung der Frau kombiniert, um die Eizellenreifung zu stimulieren und damit die Chance auf eine Schwangerschaft zu vergrößern. In Deutschland wird das Verfahren seit 1991 an verschiedenen Reproduktionszentren angeboten.

Sind beide Partner HIV-positiv, kann die Schwangerschaft auf natürlichem Wege zustande kommen. Die Samen- und die Eizelle selbst sind nämlich nicht infiziert. Allerdings muss die Mutter während der Schwangerschaft dafür sorgen, dass die Viruskonzentration in ihrem Blut gleich Null ist und sie muss auf das Stillen verzichten. Bei guten Vorsorgemaßnahmen kann die Gefahr der Infizierung des Kindes auf ein Mindestmaß beschränkt werden.

Weitere Informationen zum Thema HIV-Infektion und Kinderwunsch erhalten Sie beispielsweise unter http://hetero.aidshilfe.de

Aufgepasst

Denken Sie daran, dass eine HIV-Infektion erst nach drei bis sechs Monaten anhand der Antikörper im Blut nachgewiesen werden kann. Wenn es sein kann, dass Sie sich erst vor kurzem infiziert haben oder dass Ihr Partner immer noch keinen Safer Sex

Besteht ein Risiko für eine HIV-Infektion?

Mit der Beantwortung der untenstehenden Fragen für Sie selbst und Ihren Partner können Sie feststellen, ob Sie möglicherweise HIV-infiziert sind. Sie und Ihr Partner sollten sich dann auf jeden Fall testen lassen.

▌ Hatten Sie oder Ihr (Ex-)Partner ungeschützten Sex, haben Sie keine Kondome benutzt oder hatten Sie oralen Sex mit
  – jemandem, der HIV-positiv ist?
  – einem bi- oder homosexuellen Partner?
  – jemandem, der sich Drogen spritzt oder gespritzt hat?
  – jemandem, der aus einem Land stammt oder dort gelebt hat, in dem AIDS häufig vorkommt, wie in Afrika südlich der Sahara, in Südostasien und in Mittel- und (im Norden von) Südamerika? In den letzten Jahren steigt die Anzahl der Aidskranken in den Großstädten Osteuropas und im Mittelmeergebiet. Auch diese Länder sind zu berücksichtigen (Ferienlieben!).
  – häufig wechselnden Partnern?
▌ Mussten Sie oder Ihr (Ex-)Partner sich in einem Land, in dem Aids häufig vorkommt, einer ärztlichen oder zahnärztlichen Behandlung unterziehen?
▌ Haben Sie oder Ihr (Ex-)Partner sich jemals Drogen gespritzt?

praktiziert, bedeutet ein negatives Testergebnis keineswegs, dass Sie HIV-frei sind (und bleiben)! Besonders bei HIV ist Safer Sex als Schutz lebenswichtig. Sollte Ihr Partner immer noch ungeschützte sexuelle Kontakte mit anderen haben oder sich nicht auf HIV testen lassen wollen, sollten Sie während der Schwangerschaft unbedingt Kondome benutzen, um sich und Ihr Kind zu schützen.

Mehr Informationen:

Wenden Sie sich für mehr Informationen an die nächste Aids-Hilfestelle oder an das Gesundheitsamt.

Einige (Web-)Adressen zum Thema HIV und Aids:

▌ BZgA – Bundeszentrale für gesundheitliche Aufklärung (www.gib-aids-keine-Chance.de)
▌ KIS – Kuratorium für Immunschwäche e. V. (http://hetero.aidshilfe.de)
▌ Bundesministerium für Gesundheit und soziale Sicherung (www.bmgs.bund.de)
▌ Robert-Koch-Institut – Bundesinstitut für Infektionskrankheiten und nicht übertragbare Krankheiten (www.rki.de)
▌ Deutsche AIDS-Hilfe (www.aidshilfe.de)
▌ Deutsche AIDS-Stiftung (www.aids-stiftung.de)
▌ Pro familia (ww.profamilia.de)
▌ Projektgruppe weltaidstag.de und Regenbogen e.V. (www.aidsaufklaerung.de)
▌ HIV.NET, Bücher und Nachrichten zum Thema (www.hiv.net)

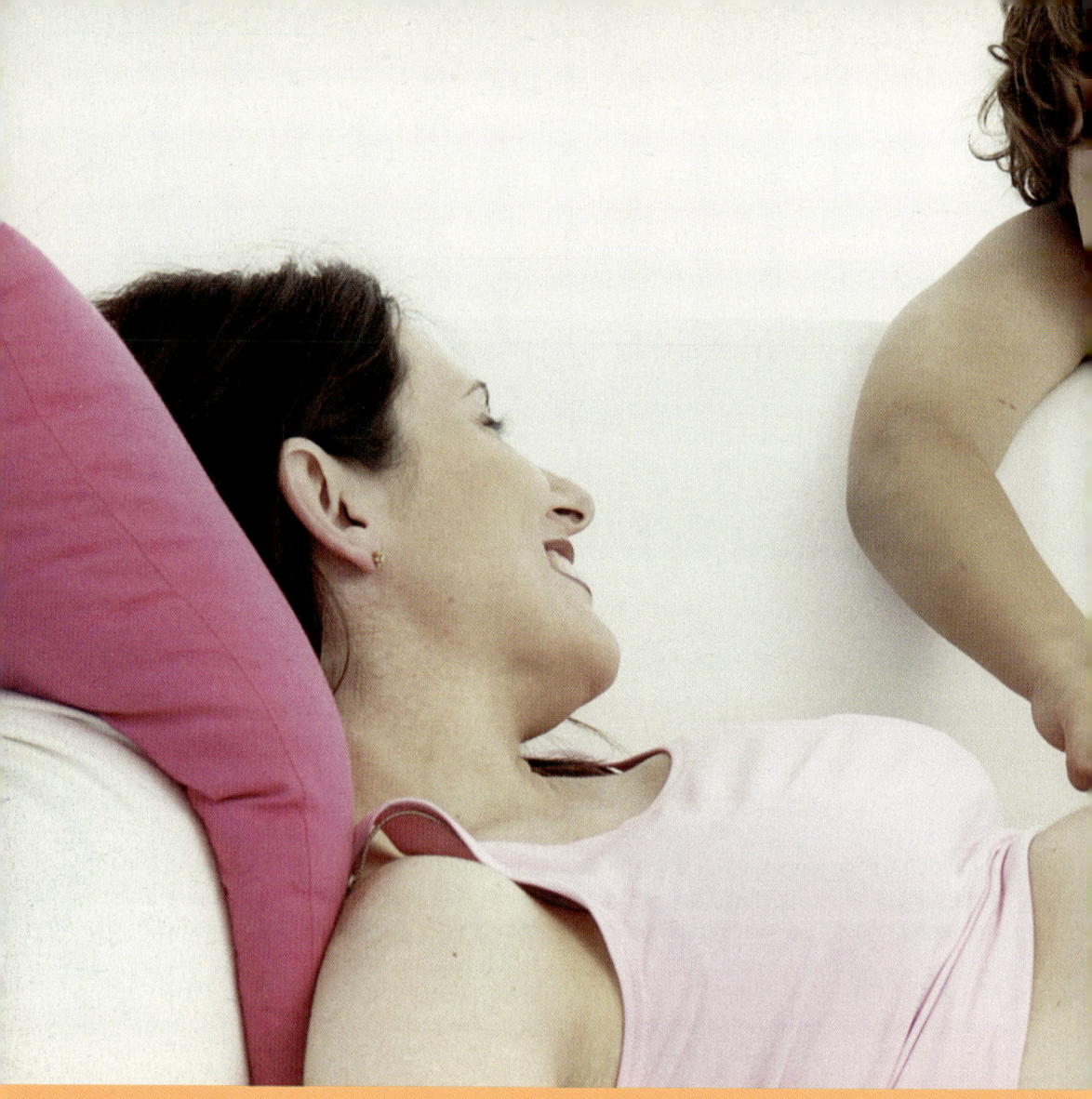

Die Schwangerschaft ist gut vorbereitet und die Verhütungsmittel sind abgesetzt. Ob man jetzt schnell schwanger wird, hat man allerdings nicht ganz selbst in der Hand. Doch ist Optimismus angebracht: 80 bis 90 Prozent aller Frauen sind innerhalb eines Jahres in anderen Umständen. Vergessen Sie aber nicht, dass miteinander ins Bett gehen Spaß machen soll. Vor allem am Anfang sollte man entspannt bleiben und nicht ›nach Plan‹ miteinander schlafen. Trotzdem ist es gut zu wissen, welche Zeit und welche Position zum Schwangerwerden am günstigsten sind. Dann können Sie den Menstruationszyklus und die fruchtbaren Tage bewusster verfolgen.

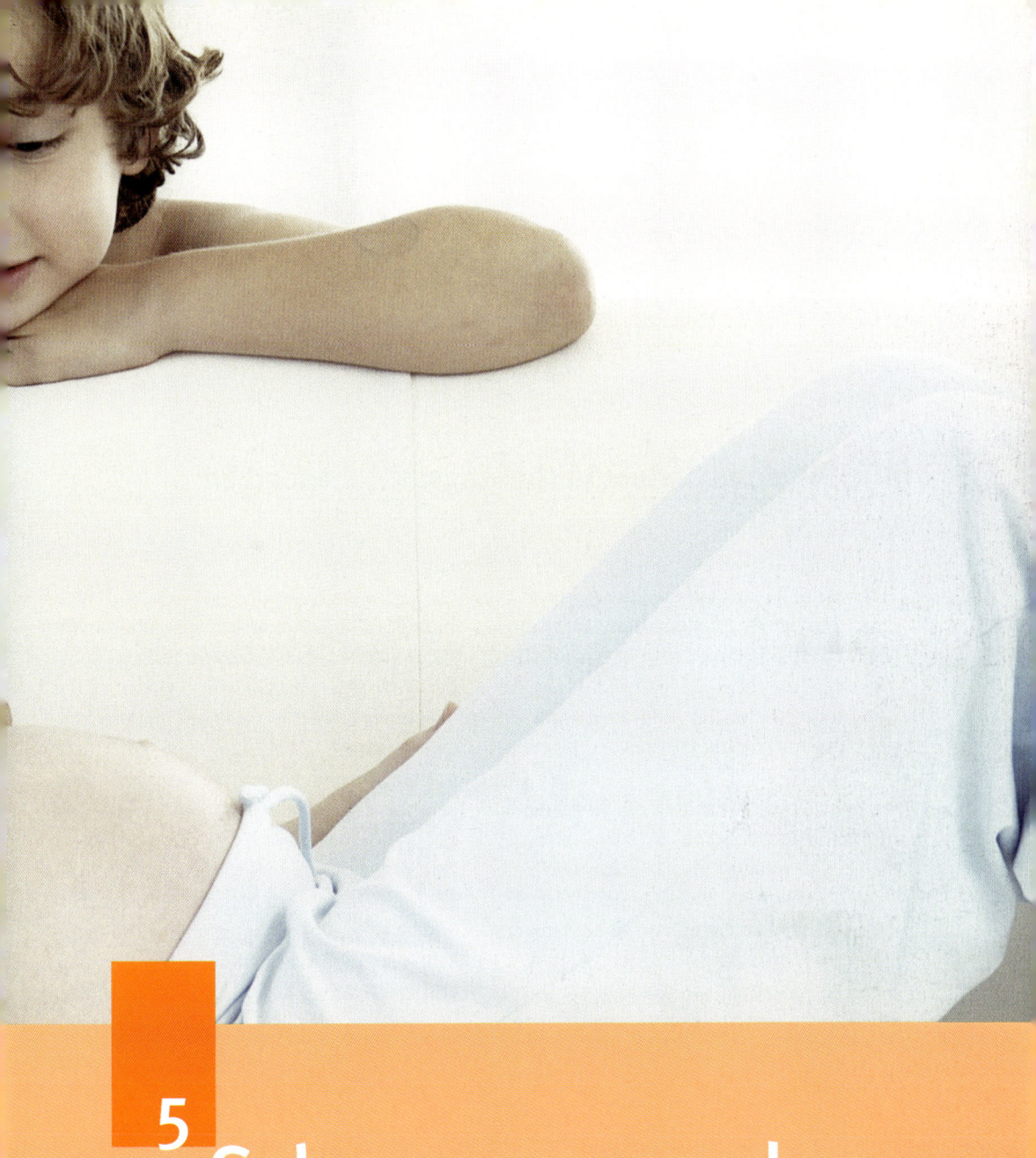

5

Schwanger werden

Keine Verhütungsmittel mehr

Es spricht nichts dagegen, nach dem Absetzen der Verhütungsmittel gleich zu versuchen, schwanger zu werden. Aber vieles spricht dafür, nach dem Absetzen der Pille erst einmal eine oder zwei normale Regelblutungen abzuwarten und sich auf die Schwangerschaft vorzubereiten.

Die Pille und andere Verhütungsmittel absetzen

Darf man, nachdem man die Pille abgesetzt hat, gleich schwanger werden? Oder anders gesagt: Darf man die Pille nehmen bis zum Zeitpunkt, zu dem man schwanger werden will? Ja, im Prinzip ist das möglich. Es gibt keine Hinweise dafür, dass die Gesundheit von Mutter und/oder Kind dadurch beeinträchtigt würde.

Aber ist es auch vernünftig? Das ist die eigentliche Frage. Sofort Schwangerwerden hat einige Nachteile: Man kann den Zeitpunkt der Befruchtung nicht genau berechnen, da man ja nicht genau weiß, wann der Menstruationszyklus wieder eingesetzt hat. Das kann ein paar Wochen, manchmal aber auch ein paar Monate dauern. Somit lässt sich auch das voraussichtliche Datum der Geburt nicht errechnen. Dazu ist ein Ultraschall nötig. Es kann aber auch sein, dass man schon schwanger ist, ohne dass man es bemerkt hat. Die Unsicherheit über das Datum ist ein guter Grund, erst einmal die erste Menstruation abzuwarten, nachdem man die Pille abgesetzt hat.

Ein weiteres Argument um noch ein wenig zu warten: Frauen, die sofort nach dem Pillenstopp schwanger werden, haben eine anderthalb mal so große Chance als normal, zweieiige Zwillinge zu bekommen.

Vor allem, wenn sie die Pille über längere Zeit genommen haben.

Haben Sie Eile und wollen Sie nicht das Risiko eingehen, dass ein eventuell zweifelnder Partner wieder nein sagt? Dann sollten Sie besser keine Zeit verlieren und die Risiken eingehen. Aber wenn die Zeit nicht drängt, sind zwei oder drei Monate Geduld sehr zu empfehlen. Man kann diese Zeit mit anderen Verhütungsmitteln überbrücken, zum Beispiel mit Kondomen oder einem Pessar (Diaphragma). Inzwischen kann man sich mit gesunder Ernährung schon auf eine eventuelle Schwangerschaft vorbereiten.

Bei den meisten Frauen stellt sich der natürliche Zyklus innerhalb von sechs bis zehn Wochen wieder ein. Bei manchen dauert es länger. Frauen zwischen 30 und 34, die noch kein Kind hatten und lange die Pille nahmen, werden im Schnitt schwieriger schwanger als Frauen, die mit nicht-hormonellen Methoden verhütet haben.

Wie schon bei anderen Themen erwähnt, handelt es sich auch hier um eine *statistisch* leicht erhöhte Chance auf eine verzögerte Empfängnis. Die meisten Frauen spüren nichts davon bzw. es hat bei ihnen nichts mit der Pille zu tun. Pilleneinnahme führt *nicht* zur Unfruchtbarkeit, nur in *manchen* Fällen zur Verzögerung. Meistens ist nach einigen Monaten der *Pilleneffekt* verschwunden.

Aufgepasst

▪ Bei Frauen, die die Pille zur Regulierung einer unregelmäßigen Menstruation einnehmen, kommt die Unregelmäßigkeit meist wieder, nachdem die Pille abgesetzt wurde. Es empfiehlt sich, dann direkt einen Arzt aufzusuchen, vor allem, wenn der Zyklus länger als sechs Wochen dauert.

▪ Wer sich für eine Langzeitverhütung mit der Dreimonatspille entschieden hat, muss manchmal neun bis zwölf Monate lang warten, bis sich der natürliche Zyklus wieder eingestellt hat. Frauen, die noch Kinder haben möchten, sollten andere Methoden der Empfängnisverhütung wählen.

▪ Auch nach der Entfernung von Implanon®, einem Hormonstäbchen, das auf der Innenseite des Oberarmes direkt unter der Haut eingesetzt wird, sollte man erst eine natürliche Menstruation abwarten. Hier gelten die gleichen Argumente wie nach der Pille.

▪ Nach der Entfernung der Spirale bzw. Hormonspirale (Mirena®) braucht man nicht erst zu warten, da keine von beiden den natürlichen Menstruationszyklus beeinflusst.

»Nach der zweiten Regel war ich schwanger.«

Lucia: ›An meinem dreiunddreißigsten Geburtstag beschloss ich, die Pille abzusetzen. Ich nahm sie schon seit ich achtzehn war und hatte genug davon. Ich lebte schon seit drei Jahren mit meinem Freund zusammen und dachte langsam auch ans Kinderkriegen.

Ich habe mir beim Drogisten den Verhütungscomputer Persona® besorgt, der mit Hilfe von Urinmessstäbchen anzeigt, an welchen Tagen man fruchtbar oder unfruchtbar ist. An den fruchtbaren Tagen haben wir dann ein Kondom benutzt, ungefähr sechs Monate lang. Inzwischen sprachen wir immer öfter über ein Kind. Ich wollte nicht mehr länger warten. Mein Freund hatte anfangs noch einige Bedenken, aber als sein bester Freund Vater wurde, wirkte das offenbar ansteckend.

Obwohl der ›Verhütungscomputer‹ eigentlich nicht dazu da ist, habe ich ihn einfach weiter benutzt. Anstatt an den unfruchtbaren Tagen schliefen wir jetzt vor allem an den fruchtbaren Tagen miteinander. Nach der zweiten Regel war ich schwanger.‹

AUS DEM LEBEN

Eine Lektion in Biologie – die Frau

Dieses Kapitel erzählt die Geschichte von der wundersamen Wirkung der Beckenbodenmuskulatur, die wie ein gestrenger Wächter die inneren Organe an ihrem Platz hält, aber Urin, Stuhlgang, Blut und nicht zuletzt auch das Baby austreten lässt. Es berichtet auch von der nur stecknadelstichgroßen Eizelle, einem Schauspiel in zwei Akten und einer Menge von Ereignissen, die den Eisprung veranlassen.

Die Anatomie der Frau

Die Geschlechtsorgane der Frau liegen, im Gegensatz zu denen des Mannes, verborgen. Die Vagina oder Scheide, eine elastische Röhre, deren Wände normalerweise dicht gegeneinander liegen, liegt verborgen zwischen den Beinen. Die kleinen und großen Schamlippen bedecken sie und diese wiederum werden vom Schamhaar verdeckt.

Ein Stückchen über der Scheide in Richtung Bauch befindet sich die Öffnung der Harnröhre (Urethra). Darüber, knapp unter dem Schambein, befindet sich als kleiner Hügel in einer Hautfalte die Klitoris, auch Kitzler genannt. Die Klitoris füllt sich bei sexueller Erregung, ähnlich wie der männliche Penis, mit Blut, und schwillt an.

Dringt man in die Scheide ein, passiert man erst eine Muskelschicht, den sogenannten Beckenboden. Er schützt und unterstützt wie eine Art Trampolin die Organe (wie Gebärmutter und Blase), die in der Bauchhöhle liegen, erlaubt es aber gleichzeitig allerlei ›Produkten‹, den Körper ungehindert zu verlassen. Stuhlgang, Urin und sogar ein Baby können am Muskel vorbei, aber Darm, Blase und Gebärmutter bleiben, wo sie hingehören.

Etwa eine Fingerlänge hinter dem Beckenboden liegt im Innern des weiblichen Körpers der Gebärmuttermund. Wenn man ganz vorsichtig mit den Fingern tastet, dann kann man kurz vor dem Ende der Scheide den Muttermund – die Zervix – spüren.

Er fühlt sich an wie eine Nasenspitze mit einem kleinen Grübchen. Das Grübchen ist die Öffnung zur Gebärmutter und so klein, dass Finger, Tampon oder Penis nicht hindurchpassen. Die Öffnung ist aber so stark dehnbar, dass ein Baby bei der Geburt durch den Gebärmuttermund gelangen kann.

Der Gebärmuttermund bildet das untere Ende des etwa 2,5 cm breiten Gebärmutterhalses oder Zervixkanals, dessen Schleimhaut den sogenannten Zervixschleim produziert. Der Gebärmuttermund ist normalerweise mit einem Pfropfen aus Zervixschleim verschlossen, der zäh und schwer durchdringbar ist. Nur während der fruchtbaren Tage – schon ein paar Tage vor dem Eisprung – verflüssigt sich der Zervixschleim unter dem Einfluss des Hormons Östrogen. Er wird weißlich oder gelb-

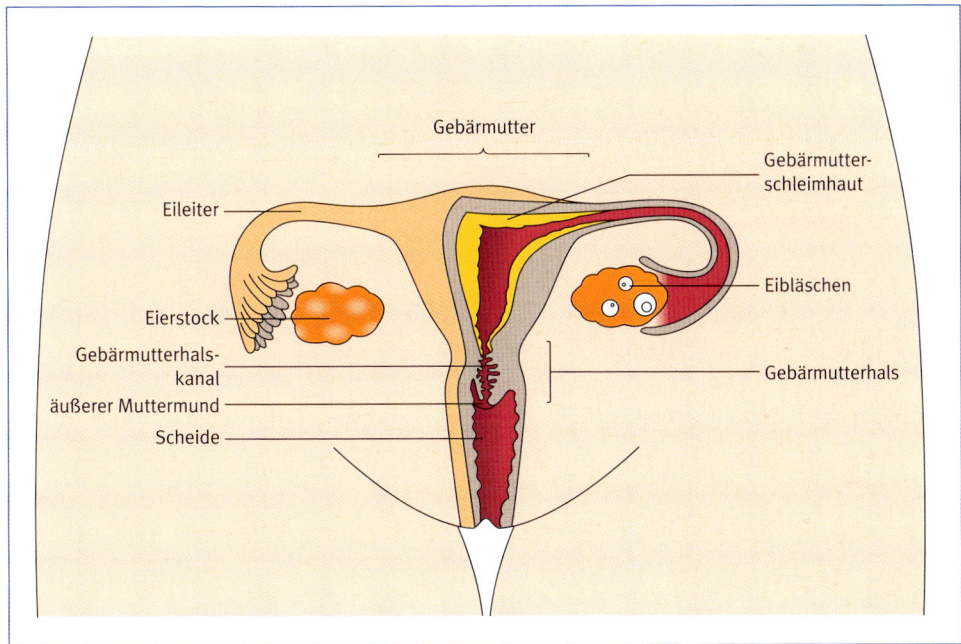

Die inneren Geschlechtsorgane der Frau.

lich glasklar und dünnflüssig und ermöglicht es den Spermien, in die Gebärmutter einzudringen. In den Falten der Zervixschleimhaut bleiben oft noch Tage nach dem Geschlechtsverkehr Samenzellen zurück, die sich dann in Gruppen loslösen und nach oben in die Gebärmutter wandern.

Die Gebärmutter selbst ist ein etwa faustgroßer, birnenförmiger Hohlmuskel, der innen ebenfalls mit einer Schleimhaut ausgekleidet ist, dem sogenannten *Endometrium*. Diese Gebärmutterschleimhaut wird während des Zyklus unter dem Einfluss der weiblichen Sexualhormone aufgebaut, das heißt, sie wird dicker und stärker durchblutet und ist so auf eine eventuelle Schwangerschaft vorbereitet. Wenn keine Befruchtung stattfindet, wird sie wieder

abgebaut und mit der Regelblutung (Menstruation) abgestoßen.

Vom oberen Ende der Gebärmutter gehen rechts und links die Eileiter ab, dünne, flexible Röhrchen, die am Ende in einen etwa walnussgroßen Kelch mit trichterförmigen Fransen einmünden. Sie stehen damit in offener Verbindung mit der Bauchhöhle.

Mit ihren fingerförmigen Fransen legen sich die Eileiter über den Eierstock, fangen die Eizelle nach dem Eisprung auf und transportieren sie durch den Wellenschlag tausender feinster Flimmerhärchen langsam zur Gebärmutter. Die zarten Flimmerhärchen der Eileiter sind extrem empfindlich. Bei einer Entzündung verkleben sie leicht und verhindern dann sowohl den

Schwanger werden

Transport der Eizelle als auch die Wanderung der Spermien in die entgegengesetzte Richtung. Das Zusammenziehen (Kontraktion) der Gebärmutter- und Eileitermuskulatur wird durch Hormone in der Samenflüssigkeit angeregt. In den Eileitern findet normalerweise auch die Befruchtung statt.

Die **Eierstöcke** (Ovarien) sind mit Bändern an den seitlichen Beckenrändern befestigt und etwa pflaumengroß. Sie liegen rechts bzw. links der trichterförmigen Enden der Eileiter. In ihnen reifen die Eizellen heran.

Menses, Monatsblutung, Menstruation oder Regel

Wie der Mond einen Zyklus durchläuft, vom Vollmond über den Neumond wieder zum Vollmond, so durchläuft auch eine Frau ihren Monatszyklus, von der Monatsblutung über den Eisprung wieder zur Monatsblutung. Sie ist während eines solchen Zyklus nur wenige Tage lang fruchtbar, nämlich vor und während des Eisprungs.

Der Mond durchläuft seinen Zyklus in etwa 28 Tagen. Der weibliche Zyklus hat normalerweise die gleiche Dauer und das ist kein purer Zufall. In der Zeit, als es noch keine Pille gab, glaubte man mancherorts, dass Frauen ihre Regel bei Vollmond bekämen. Man tat dies ab als Aberglaube, denn schließlich menstruieren ja nicht alle Frauen gleichzeitig.

Inzwischen hat sich aber gezeigt, dass der Mond den Menstruationszyklus der Frau tatsächlich beeinflusst, wie übrigens auch die Jahreszeiten (wahrscheinlich über den Mechanismus der Länge und Kürze der Ta-

ge). Die meisten Frauen menstruieren in den ›hellen‹ Wochen des Mondzyklus, in den zwei Wochen rund um den Vollmond. Der Eisprung dagegen findet meist in den beiden ›dunklen‹ Wochen rund um den Neumond statt.

Der Schlüssel zu dieser ›Regel‹ ist wahrscheinlich das Hormon *Melatonin*, das der Körper bei Dunkelheit produziert und das die Produktion von Geschlechtshormonen hemmt. Dies wäre eine Erklärung für die Feststellung, dass Frauen in Skandinavien im Sommer leichter schwanger werden als im Herbst oder Winter, wenn die Tage wesentlich kürzer sind. In der Praxis nützt einem diese Information aber wenig. Sie ist nur ein Indiz dafür, wie empfindlich unser hormonales Gleichgewicht auf äußere Einflüsse, auch die von Jahreszeiten und Himmelskörpern, reagiert und erzeugt Erstaunen und Bewunderung über das, was sich in unserem Körper abspielt.

Der Eierstock – eine Art Mohnfeld

Ein ganzes Frauenleben lang, schon von der Zeit vor der Geburt bis nach den Wechsel-

jahren, funktionieren die Eierstöcke wie ein Mohnfeld, in dem Eier wie Mohnblüten in durchgehendem Rhythmus aufblühen und verwelken. Eine Eizelle ist in ein sogenanntes Eibläschen, den *Follikel* eingebettet. Dieses Bläschen enthält Zellen, die wie eine Art schützende Himbeere die Eizelle umschließen. Streng genommen sind es diese Eibläschen, die eines nach dem anderen aufgehen und dann wieder vergehen. Im Eierstock sind sie wie die ›Blumen‹ im Mohnfeld: Noch in der Knospe, oder schon halb erblüht, in voller Blüte oder zu früh abgeblüht. Ein ständiger, ununterbrochener Zyklus.

Die größte Anzahl Eier hat eine Frau bzw. ein Mädchen im pränatalen Stadium, also noch vor der Geburt, im fünften Schwangerschaftsmonat der Mutter. Sechs bis sieben Millionen sind es dann. Bei der Geburt ist diese Zahl auf etwa zwei Millionen zurückgegangen. In der Pubertät, wenn die Eizellen soweit heranreifen, dass ein ›Eisprung‹ auftreten kann, sind nur noch etwa 300 000 übrig.

Um voll auszureifen, braucht eine Eizelle fast drei Monate. Eine Eizelle, die bei einem Eisprung freikommt, hat also schon zwei bis drei Monatsblutungen früher begonnen zu reifen.

Die meisten heranreifenden Eizellen gehen nach zirka drei Monaten ruhmlos zugrunde, ohne dass sie am Eisprung teilhaben. Sie sind wie aufblühender Klatschmohn, der verwelkt, noch bevor sich die Blüte geöffnet hat. Nur vierhundert Eier sind zwischen der ersten Regelblutung einer Frau und ihrer Menopause dazu auserwählt, zur vollen Blüte zu gelangen und freigesetzt zu werden.

Ein Schauspiel in zwei Akten

Den Menstruationszyklus kann man mit einem Schauspiel in zwei Akten vergleichen, mit dem Eisprung als ›Bühnenbildwechsel‹. Der erste Akt dauert vom ersten Tag der Menstruation an bis zum Eisprung, etwa vierzehn Tage lang. Aber das ist ein Durchschnittswert, der in der Praxis anders aussehen kann. In dieser Phase wachsen und reifen die Eibläschen oder Follikel heran, die die Eizellen enthalten.

Die zweite Phase, vom Eisprung bis zur nächsten Menstruation, dauert konstant vierzehn Tage. Das ist die Phase, in der eine befruchtete Eizelle sich in der Gebärmutterschleimhaut einnisten kann.

Die Regie über dies alles führt die *Hypophyse* (Hirnanhangsdrüse), eine Drüse im Gehirn, die die Eierstöcke steuert. Die Hypophyse hängt wie ein Tropfen unter dem sogenannten *Hypothalamus* und produziert auf dessen Befehl eine Reihe von Hormonen. Um genau zu sein, sitzt der Steuerungsmechanismus also noch eine Stufe höher, im Hypothalamus, der über das *Gonadotropin Releasing Hormon (GnRH)* die Hypophyse steuert.

Der Hypothalamus stimuliert die Hypophyse. Die Hypophyse stimuliert daraufhin die Follikel in den Eierstöcken, indem sie das follikelstimulierende Hormon FSH an das Blut abgibt. Wenn die Follikel groß genug sind, schicken sie ein Signal an den Hypothalamus, der daraufhin das follikelinterne Bremssystem aktiviert.

Der Hypothalamus gibt ein Signal an die Hypophyse ab, die daraufhin das luteinisierende Hormon LH ausschüttet, das den Eisprung stimuliert. Nach dem Eisprung wird die Produktion dieses Hormons fortgesetzt, da dieses Hormon dafür verantwortlich ist, dass das leere Eibläschen, das im Eierstock zurückbleibt, zu einer Art ›Hormonfabrik‹ wird und den sogenannten ›Gelbkörper‹ produziert.

Der Gelbkörper produziert das wichtige Hormon Progesteron. Progesteron sorgt dafür, dass die Schleimhaut der Gebärmutter auf eine befruchtete Eizelle vorbereitet wird. Gleichzeitig geht die Produktion von Östrogen zurück. Wird die Eizelle nicht befruchtet, so entwickelt sich der Gelbkörper innerhalb der nächsten 10 bis 11 Tage zurück. Nach zwei Monaten ist schließlich nur noch ein winziges Fleckchen weißes Narbengewebe vorhanden.

Der zurückgebildete Gelbkörper produziert auch kein Progesteron mehr. Das führt zur monatlichen Blutung. Am Ende der Blutung beginnen wieder Follikel zu reifen und der Zyklus beginnt von vorn.

Der erste Akt – Follikel wie Kirschen am Baum

Der erste Tag der Menstruation läutet einen neuen Zyklus ein. Wenn der Körper dabei ist, die ›Reste‹ des vorigen Zyklus aufzuräumen, beginnt im Körper schon wieder der Reifungsprozess von etwa zwanzig neuen Eibläschen, verteilt über beide Eierstöcke. Für dieses Wachstum ist das follikelstimulierende Hormon FSH verantwortlich.

Die Follikel haben zu Beginn des Zyklus einen Durchmesser von 2 bis 5 Millimeter, die Eizelle im Follikel ist allerdings nur 0,02 Millimeter groß. Die Follikel saugen sich voll Feuchtigkeit und schwellen an. Die Eizellen im Innern reifen heran und wachsen. Sie bilden eine Art weiche, sie umhüllende Membran, die sogenannte *Zona pellucida*. Kurz vor dem Eisprung ist eine Eizelle etwa so groß wie ein Stecknadelstich: 0,1 Millimeter.

Follikel sind kleine Hormonfabriken. In der ersten Phase des Menstruationszyklus produzieren sie das weibliche Geschlechtshormon Östrogen, das sie ins Blut ausschütten. Östrogen macht den Gebärmutterhalsschleim dünnflüssig und durchlässig für Samenzellen und sorgt dafür, dass sich die Gebärmutterschleimhaut auf die Einnistung einer befruchteten Eizelle vorbereitet. Es signalisiert außerdem der Hypophyse, dass diese die Ausschüttung des FSH langsam wieder stoppt. Sobald die Follikel einmal groß genug sind, aktivieren sie also ihr eigenes Bremssystem. So tragen die Eibläschen, jedenfalls die meisten von ihnen, zu ihrem eigenen Untergang bei.

Von den zwanzig reifen Bläschen stellen neunzehn das Wachstum ein. Sie gehen zugrunde. Dennoch sind sie nicht überflüssig.

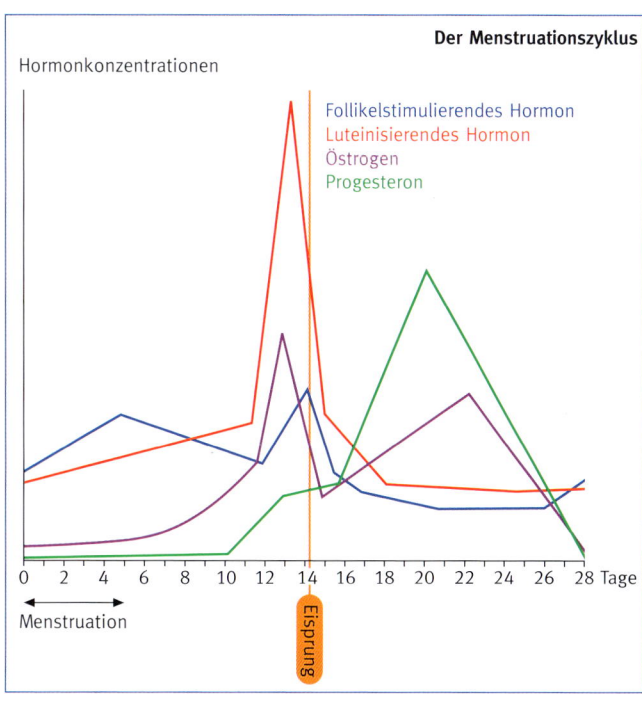

Menstruationszyklus
Rund um den zwölften
Tag des Zyklus steigt
der LH-Spiegel stark an.
Zehn bis zwölf Stunden,
nachdem er seinen höchsten
Stand erreicht hat, tritt
der Eisprung auf. Danach
beginnt die zweite Hälfte des
Menstruationszyklus.

Sie produzieren das für den Körper so wichtige Östrogen. Ein einziger Follikel würde das gar nicht schaffen.

Unser übrig gebliebener Follikel, dominanter Follikel genannt, lässt sich nicht bremsen. Er entwickelt sich noch weiter, bis er die Größe einer Kirsche hat und so voller Follikelflüssigkeit ist, dass er Druck auf die Wand des Eierstocks ausübt.

Um den 11. Tag des Zyklus herum tritt dann eine Lawine von Ereignissen ein, die einander gegenseitig beeinflussen und verstär-

ken. Der dominante Follikel gibt eine Flutwelle von Östrogen ans Blut ab. Wenn schließlich der Östrogenspiegel im Blut eine bestimmte Konzentration erreicht hat, legt er in der Hypophyse sozusagen »einen Schalter um«. Die Hypophyse beginnt dann mit der stark vermehrten Ausschüttung von LH (luteinisierendes Hormon). Nach dem Ansteigen des Östrogenspiegels ist im Blut dann ein erhöhter LH-Spiegel feststellbar. Dieser erhöhte LH-Spiegel ist der Startschuss zum Eisprung. Das heißt also, der dominante Follikel setzt im Grunde seinen eigenen Eisprung in Gang.

Der Eisprung

Jede Frau hat ihren individuellen Rhythmus. Der Zyklus beginnt mit dem ersten

Tag der Monatsblutung (Menstruation) und endet am ersten Tag der nächsten Blutung. Jeder Zyklus dauert zwischen 25 und 35 Tagen. Bei einem klassischen 28-Tage-Rhythmus findet der Eisprung bzw. die Ovulation genau in der Mitte statt, also am 14. Tag. Dauert der Zyklus länger, verschiebt sich der Eisprung nach hinten; dauert er kürzer, dann verschiebt sich der Eisprung nach vorn und tritt früher ein.

Die wichtigste Stimulans für den Eisprung ist das Ansteigen des LH-Spiegels, das insgesamt 48 Stunden dauert. Mit Hilfe des vermehrt ausgeschütteten LH und des FSH aus der Hypophyse reift der Follikel bis zum Eisprung. Er saugt sich voll Flüssigkeit und wandert zur Außenseite des Eierstocks. Er schwillt an, die Wand wird dünn und elastisch.

Jetzt wirken alle Hormone mit: Die Geschlechtshormone Östrogen und Progesteron, FSH und LH, aber auch *Prostaglandine*, körpereigene, hormonähnliche Substanzen, die die Wand des Follikels abbauen und dafür sorgen, dass sich das Muskelgewebe im Eierstock zusammenzieht und so die Eizelle nach außen schafft.

Zu diesem Zeitpunkt haben sich die fingerartigen, kelchförmigen Fortsätze des Eileiters über den Eierstock gestülpt. Sie sind bereit, die Eizelle aufzufangen.

Dann, normalerweise vierzehn Tage nach Beginn der letzten Monatsblutung und vierzig Stunden nach dem Ansteigen des LH-Spiegels wird der Druck auf die Follikelwand zu groß und das Eibläschen reißt auf. Dabei strömt die Follikelflüssigkeit aus und schwemmt die reife Eizelle aus dem Eierstock hinaus. Die fingerartigen Fortsätze des Eileiters fangen die ausgeschwemmte Eizelle auf und ›fegen‹ sie in den Eileiter hinein, in dem vielleicht schon die Samenzellen warten. Die Eizelle ist jetzt für 12 Stunden befruchtungsfähig. Wird sie nicht befruchtet, dann stirbt sie ab.

INFO

Der richtige Hormonmix bringt mehr Lust auf Sex.

▪ Kurz vor dem Eisprung haben Frauen im Allgemeinen mehr Lust auf Sex. Paare schlafen dann öfter miteinander. Wahrscheinlich liegt das daran, dass die Eibläschen, die nicht ausreifen und zugrunde gehen, männliche Hormone produzieren, u. a. Testosteron. Dieses Hormon stimuliert die Lust auf Sex.
Eventuell spielt dabei auch mit, dass das Gehirn kurz vor dem Eisprung mehr Endorphine produziert. Ihr Name ist abgeleitet vom griechischen endogenes – innen geboren – und Morphine, also im menschlichen Körper hergestellte Morphine. Diese so genannten Neurohormone lassen uns in extremen Belastungssituationen Schmerzen und Angst kaum spüren, während sie gleichzeitig die Wahrnehmung schärfen. Als natürliches Antistressmittel stärken Endorphine außerdem die Abwehrkräfte und sorgen in Grenzsituationen für eine Gelassenheit, die sich sogar zu rauschhafter Heiterkeit steigern und die Bereitschaft zum Sex erhöhen kann. Kurz vor und während der Menstruation ist die Konzentration von Endorphinen im Körper am niedrigsten.

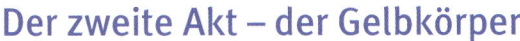

Der zweite Akt – der Gelbkörper

Nach dem Eisprung beginnt der zweite Akt: die Einnistungsphase. Der Follikel, der inzwischen die Eizelle abgestoßen hat, gibt jetzt große Mengen Progesteron, ein gelbes Hormon, ans Blut ab. Vom Augenblick der Progesteronproduktion an heißt der Follikel jetzt auch ›Gelbkörper‹ oder *corpus luteum*. Die Einnistungsphase wird auch die *luteale Phase* genannt.

Das Progesteron sorgt für eine stärkere Durchblutung der Gebärmutterschleimhaut. Es lässt sie wachsen und zu einem weichen, saftigen Polster heranreifen, in das sich die befruchtete Eizelle einnisten kann. Darüber hinaus entspannt es die Gebärmutter und verhindert so, dass der Embryo ausgetrieben wird. Das Progesteron unterbindet auch die Reifung neuer Eibläschen und lässt die Körpertemperatur der Frau um zirka ein halbes Grad ansteigen.

Wird die Eizelle nicht befruchtet, so entwickelt sich der Gelbkörper innerhalb der nächsten neun bis elf Tage zurück. Nach zwei Monaten ist schließlich nur noch ein winziges Fleckchen weißes Narbengewebe vorhanden. Der zurückgebildete Gelbkörper produziert auch kein Progesteron mehr. Der Hormonspiegel sinkt und nach einer weiteren Woche ist die Progesteronkonzentration im Blut so niedrig geworden, dass die monatliche Blutung einsetzt.

Kommt es zu einer Befruchtung und damit zu einer Schwangerschaft, dann wird der Gelbkörper immer größer und produziert sehr viel Progesteron. Ab dem 9. Tag beginnt die befruchtete Eizelle mit der Produktion des Schwangerschaftshormons *Human-Choriongonadotropin* (HCG). Es ist dieses Hormon, das beim Schwangerschaftstest im Urin nachgewiesen wird und es ist auch dieses Hormon, das bei schwangeren Frauen die morgendliche Übelkeit verursacht. Es sorgt auch dafür, dass der Gelbkörper intakt bleibt und weiterhin Progesteron produziert. Erst wenn die Plazenta groß genug ist, um selbst genügend Hormone produzieren zu können, hat der Gelbkörper seine Schuldigkeit getan und kann zugrunde gehen. Das ist so etwa im vierten Schwangerschaftsmonat der Fall. Der HCG-Spiegel senkt sich und die morgendliche Übelkeit geht zurück bzw. verschwindet ganz.

> **TIPP**
>
> ### Vermeiden Sie Prostaglandinhemmer
>
> ▪ Nehmen Sie, wenn Sie schwanger werden wollen, keine Schmerzmittel ein, die die Produktion von Prostaglandinen hemmen, sogenannte Prostaglandinhemmer oder NSAIDs (non steroidal antiinflammatory drugs). Manche sind rezeptpflichtig, andere aber, wie etwa Aspirin, Diclofenac, Ibuprofen, Indometacin und Phenylbutazon sind beim Apotheker oder Drogisten frei erhältlich. Prostaglandinhemmer können den Eisprung hemmen oder sogar ganz verhindern. Vor allem bei Patienten mit chronischen Schmerzen, wie Rheumapatienten, können diese Schmerzmittel schließlich sogar zur Unfruchtbarkeit führen. Paracetamol, Phenacetin und Phenetidin tun dies nicht.

Den eigenen Zyklus kennen

Wer schwanger werden will, sollte sich selbst und damit seine eigene ›Gebrauchsanweisung‹ kennen: Die Dauer des eigenen Zyklus, die ›feuchten‹ Tage, die fruchtbare Periode und die Spannung in den Brüsten nach dem Eisprung. Das Erkennen dieser Phänomene vergrößert die Chance auf Erfolg und gibt dem Versuch, schwanger zu werden, eine neue Dimension.

Der Zyklus und seine Variationen

Der ›klassische‹ Menstruationszyklus dauert 28 Tage, er kommt aber nur bei 15 Prozent aller Frauen vor. Die meisten Frauen haben einen Zyklus zwischen 24 und 35 Tagen und zirka 20 Prozent aller Frauen menstruieren unregelmäßig.

Eine Zykluslänge von 21 bis 35 Tagen gilt als normal. Frauen, die regelmäßig, das heißt alle drei bis fünf Wochen menstruieren, haben so gut wie immer einen Eisprung. Frauen mit einem Zyklus, der kürzer als 3 bzw. länger als 5 bis 6 Wochen ist, werden schwerer schwanger. Das ist vor allem bei Frauen der Fall, deren Regelblutungen länger als 6 Wochen ausbleiben.

Die Länge eines Zyklus ist von Frau zu Frau, aber auch von Lebensphase zu Lebensphase unterschiedlich. Vor dem zwanzigsten Lebensjahr sind die Menstruationszyklen oft unregelmäßig und dauern länger als vier Wochen. Das ist auch oft nach dem vierzigsten Lebensjahr der Fall, wenn sich die Wechseljahre ankündigen. Dazwischen ist der Zyklus meist regelmäßig und kürzer. Zwischen dem fünfundzwanzigsten und dem fünfunddreißigsten Lebensjahr menstruieren die meisten Frauen sehr regelmäßig und dauern die meisten Zyklen 25

bis 28 Tage. Die Länge des Menstruationszyklus wird vor allem von der ersten Phase bestimmt, in der die Eibläschen wachsen

TIPP

So erkennen Sie Ihren Menstruationszyklus

▪ Führen Sie Buch darüber, wann Sie Ihre Tage haben. Prüfen Sie, wie lange Ihr Zyklus dauert, vom ersten Tag der letzten bis zum ersten Tag der nächsten Menstruation. Rechnet man vom ersten Tag der Menstruation an vierzehn Tage zurück, bekommt man den Zeitpunkt der Ovulation. Siehe auch den Fruchtbarkeitskalender auf der Umschlag-Innenseite hinten.
▪ Dauert Ihr Zyklus kürzer als drei oder länger als sechs Wochen, warten Sie dann nicht zu lange und suchen Sie schnell Ihren Frauenarzt auf. Es besteht das Risiko, dass Sie keinen Eisprung haben.
▪ Menstruieren Sie unregelmäßig? Die unten beschriebene Temperaturmethode kann Ihnen bei der Feststellung des Eisprungs helfen. Oder verwenden Sie einen Ovulationstest. Bei einem langen, unregelmäßigen Zyklus wird das aber eine teure Sache.

und heranreifen. Die zweite Phase, nach dem Eisprung, ist in allen Zyklen fast gleich lang. Sie dauert immer vierzehn Tage, höchstens zwei Tage länger.

Aufgepasst

▮ Die Zyklusdauer wird vom ersten Tag der Menstruation (Eintritt der Regelblutung) bis zum ersten Tag der nächsten Menstruation berechnet. Der Zeitpunkt, an dem die Blutung stoppt, ist für die Länge des Zyklus nicht relevant!

▮ Beträgt der Zeitraum zwischen den Menstruationen mehr als sechs Wochen, aber weniger als sechs Monate, spricht man von Frauen, die wenig menstruieren. Diese Frauen haben manchmal einen Eisprung, meist aber nicht. Je länger die Pause, desto geringer die Chance, dass ein Eisprung auftritt.

▮ Beträgt der Zeitraum zwischen zwei Menstruationen mehr als sechs Monate, spricht man von Frauen, die nicht menstruieren. Es tritt dann fast nie ein Eisprung auf.

Träger Stuhlgang und die Lust auf Schokolade

Frauen reagieren sehr unterschiedlich auf die monatlichen Hormonschwankungen. Manche spüren nichts davon, andere fühlen ihren Eisprung, wieder andere haben allerlei körperliche und psychische Beschwerden, bevor die Menstruation eintritt.

In den Tagen vor dem Eintritt der Menstruation sorgt das Hormon Progesteron dafür, dass der Körper Feuchtigkeit und den Stuhlgang festhält. Die Brüste sind groß und spannen. Der Stuhlgang ist träge, da das Progesteron nicht nur die Gebärmutter ›entkrampft‹, sondern auch den Darm mehr oder weniger lahm legt. Die Personenwaage kann ein bis zwei Kilo mehr anzeigen, nicht durch extra Fett, sondern weil Feuchtigkeit und Stuhlgang verstärkt festgehalten werden.

Manche Frauen haben Rückenschmerzen, die Tränen sitzen locker, sie fühlen sich depressiv, sind reizbar oder ängstlich. Sie klagen über Muskelschmerzen, Gelenk-schmerzen, starke Müdigkeit oder Konzentrationsschwäche oder eine große Lust auf Süßigkeiten oder Schokolade.

Dann tritt die Menstruation ein und ein neuer Zyklus beginnt. Die Menstruation ist die Zeit der großen Entleerung. Die Gebärmutter stößt die aufgebaute Schleimhaut ab. Das führt zu Blutverlust und manchmal auch zu Bauchkrämpfen. Die Brüste schwellen ab. Der Darm wird wieder aktiver. Und vor allem nachts kann es zu Schweißausbrüchen kommen, zu einer Art Mini-Hitzewallungen. Inzwischen reifen schon wieder neue Eizellen heran. Die FSH-Menge im Blut steigt, die Follikel produzieren Östrogen.

Eine Menstruation oder Regelblutung dauert zwei bis sieben Tage. Wenn die Blutung aufhört, ist der Östrogenspiegel im Blut schon relativ hoch. Das Östrogen sorgt dafür, dass der Gebärmutterhals-(Zervix-)schleim dünner, flüssiger und durchlässiger wird. Die fruchtbare Zeit beginnt.

Die »feuchten Tage«

In der ersten Woche des Zyklus, in den Tagen der Menstruation und kurz danach, ist der Gebärmuttermund fest verschlossen. Der Zervixschleim ist dick, sauer, trübe, pappig und zäh und für eventuelle Samenzellen sehr schwer durchdringbar. Er verschließt die Gebärmutter und schützt sie vor fremden Einflüssen.

Je mehr sich der Moment des Eisprungs nähert, je weicher wird der Gebärmuttermund und je weiter die Öffnung. Die Gebärmutter verlagert sich etwas, richtet sich auf, so dass der Gebärmuttermund etwas höher liegt und etwas mehr nach vorn, in der Verlängerung der Scheide. Außerdem öffnet er sich leicht, was man auch durch Selbstuntersuchung feststellen kann.

Inzwischen verändert sich die Konsistenz des Schleims spürbar. Er wird elastischer, verliert seine Säure und wird klarer und dünnflüssiger, kurz gesagt: Spermafreundlicher. Kurz vor der Ovulation (dem Eisprung) sieht er aus und fühlt er sich an wie frisches Eiweiß. Wie Eiweiß nach dem Zerbrechen eines Eies in Fäden an der Schale hängen bleibt, so kann man kurz vor dem Eisprung Fäden vom Zervixschleim ziehen. Bei diesem Fingertest lassen sich bis über 10 cm lange Fäden ziehen.

An dieser sogenannten *Spinnbarkeit* lässt sich erkennen, dass der Schleim durchlässig für Sperma geworden ist. Bei manchen Frauen ist er in großen Mengen und wässriger Substanz vorhanden und fließt ein paar Tage lang in Strömen aus der Scheide. Das Phänomen ist dann kaum zu überse-

hen. Bei anderen Frauen dagegen ist es kaum wahrnehmbar.

Wer sich dieser Entwicklungen bewusst ist, wird allerdings schnell bemerken, dass ein paar Tage vor dem Eisprung die Scheide und vor allem die äußeren Schamlippen feuchter werden. Durchsichtiger, eiweißartiger und fast geruchloser Schleim bleibt auf dem Toilettenpapier zurück.

Der klare, elastische Zervixschleim hilft den Samenzellen, in der Scheide und im Gebärmutterhals nach oben zu ›klettern‹ und schließlich in die Gebärmutter einzudringen. Manche Samenzellen warten tagelang in den Falten des Gebärmutterhals-

> **TIPP**
>
> ### Mit der Billing-Methode die fruchtbaren Tage erkennen
>
> ▮ Nehmen Sie in der Woche vor dem Eisprung – in der Regel in der zweiten Woche – regelmäßig ein wenig Schleim aus der Scheide zwischen Daumen und Zeigefinger und bewegen Sie die Finger auseinander. Wenn zwischen den Fingern ein elastischer Faden entsteht, wissen Sie, dass sie fruchtbar sind.
> ▮ Benutzen Sie keine Vaginalduschen, wenn Sie schwanger werden wollen. Vaginales Duschen kann die Ausflussmenge und damit auch in gewissem Sinne die Fruchtbarkeit beeinflussen. Der Zervixschleim hilft nämlich dem Sperma, den Weg durch die Scheide und den Gebärmutterhals bis in die Gebärmutter zurückzulegen.

kanals, weil der Schleim zu zähflüssig und dadurch undurchdringbar ist. Da der Zervixschleim Nährstoffe enthält, können gesunde Samenzellen darin einige Tage lang überleben. Sobald der Schleim dann dünnflüssig wird, schwimmen sie weiter nach oben.

Der Tag, an dem der Zervixschleim am dünnflüssigsten und spinnbarsten ist, ist meist der Tag vor dem Eisprung. Nach dem Eisprung verändern sich die Menge und die Substanz des Schleims wieder sehr schnell. Die Feststellung der fruchtbaren Tage mit Hilfe der Zervixschleimkontrolle nennt man auch die Billing-Methode.

Aufgepasst

▪ Ausscheidung von Schleim kann auch andere Ursachen haben und braucht nicht unbedingt auf einen Eisprung hinzudeuten. Das Sekret, das ausgeschieden wird, ist dann nicht klar und zieht keine Fäden, wie frisches Eiweiß, sondern ist vielleicht weißlich, gelblich, grünlich, hellrosa oder sogar braun. Die Konsistenz ist dann körnig, quark-, schaum- oder salbenartig. Oft hat die Ausscheidung auch einen unangenehmen Geruch, z. B. säuerlich oder fischig, und verursacht Juckreiz, Brennen, feuer-

rote Schamlippen, Schmerzen beim Sexualverkehr und Fieber. Diese Art von Ausfluss ist hier nicht gemeint und sie hat auch nichts mit dem Eisprung zu tun. In manchen Fällen ist diese Art von Ausfluss vollkommen harmlos. Das ist der Fall bei gelblichen und weißlichen, salbenartigen Ausscheidungen, die zwar leicht säuerlich, aber nicht unangenehm oder aufdringlich riechen. Harmlose Ausscheidungen jucken auch nicht, sind nicht schmerzhaft, brennen nicht, sind nicht rot und verursachen kein Fieber.

▪ Ausscheidungen, die schäumen oder übel riechen, Juckreiz, Brennen, Rötungen, Schmerz oder Fieber verursachen, sind meist die Folge von Entzündungen. Man sollte dann in jedem Fall den Haus- oder Frauenarzt aufsuchen, so dass eine eventuelle Entzündung behandelt werden kann.
Siehe hierzu auch das Kapitel: Sexuell übertragbare Erkrankungen (STD) oder Geschlechtskrankheiten auf Seite 106.

▪ Neben Vaginalduschen kann auch Baden und Schwimmen die Gebärmutterhalsschleimmenge vorübergehend erheblich reduzieren. Deshalb sollte man nach dem Schwimmen, Baden oder dem Gebrauch einer Vaginaldusche die Konsistenz des Zervixschleims nicht als Richtschnur benutzen.

Ovulationsschmerzen

Wenn sich der Eisprung ankündigt, haben manche Frauen Bauchschmerzen, oft an einer genau zu beschreibenden Stelle, links oder rechts unten im Bauch. Diese Schmerzen nennt man Ovulations- oder auch Mittel-

schmerzen. Sie sind die Folge der Spannung im Follikel und im Eierstock und gehen dem Eisprung voran. Ovulationsschmerzen dauern oft ein paar Stunden, manchmal auch einen Tag, und sind dann wieder weg.

»Beim Eisprung hatte ich oft Schmerzen.«

Gerda: ›Wenn die Zeit für meinen Eisprung gekommen ist und wir miteinander schlafen, habe ich oft Schmerzen. Wir müssen dann vorsichtig sein und dürfen beim Liebesspiel nicht zu wild sein. Einmal habe ich das vergessen. Harald stieß kräftig und tief und ich schrie vor Schmerz auf. Harald war furchtbar erschrocken und fühlte sich schuldig. Der Schmerz dauerte noch ein paar Stunden an und klang dann langsam ab. Ich spürte auch Bauchkrämpfe. Am folgenden Tag spürte ich nichts mehr. Auch nicht beim Liebesspiel.

Ich hatte Angst, dass etwas passiert war und ging zum Frauenarzt. Der konnte aber nichts Besonderes feststellen und beruhigte mich. Weil ich immer rundum den Eisprung Schmerzen habe, führte er den plötzlich aufgetretenen Schmerz auf die Ovulationsschmerzen zurück, die durch das stark vergrößerte Eibläschen verursacht werden. Er meinte, im Moment unseres »Spiels« wäre wohl das Eibläschen gesprungen und das hätte so weh getan.‹

Frauen, die Ovulations- oder Mittelschmerzen haben, haben ein zusätzliches Hilfsmittel, um ihren Eisprung festzustellen. Wenn die Schmerzen vorbei sind, ist auch der Eisprung vorüber. Wenn man beim Eintritt der Ovulationsschmerzen miteinander schläft, hat man den richtigen Zeitpunkt erwischt. Am Tag des Eisprungs ist die Eizelle fruchtbar.

Manche Frauen haben in den Tagen vor dem Eisprung Schmerzen beim Sexualverkehr. Auch das kann eine Art Ovulationsschmerz sein. Das kirschgroße Eibläschen verursacht Spannungen im Eierstock, der dadurch empfindlich wird. Das kann zu Beschwerden führen, vor allem, wenn der Penis kräftig und tief stößt.

Der Ovulationstest

Wer sicher wissen will, wann die fruchtbaren Tage sind, kann einen Ovulationstest machen. Ovulationstests sind in Apotheke und Drogerie erhältlich.

Ein Ovulationstest ermittelt den Anstieg des Eisprung-auslösenden Hormons LH im Urin. Wenn Sie dann Geschlechtsverkehr haben, und 12 und 24 Stunden später noch einmal, ist Ihre Chance schwanger zu werden am größten. Wenn das LH wieder aus dem Urin verschwunden ist, sind die fruchtbaren Tage vorbei.

Im Handel sind verschiedene Tests erhältlich. Achten Sie beim Kauf auf den Gebrauchskomfort. Am praktischsten sind die Tests, bei denen man das Stäbchen nur in den Urinstrahl zu halten braucht.

In der Gebrauchsanweisung steht, wann man mit dem Testen beginnen muss, meist rund um den zehnten Tag des Zyklus. Wer einen langen bzw. einen kurzen Zyklus hat, sollte etwas später bzw. etwas früher mit dem Test beginnen und das ein paar Tage lang wiederholen, bis das LH wieder sinkt.

Aufgepasst

▍ Lassen Sie sich bei Ihrer Planung nicht nur vom Ovulationstest leiten. Sie gehen dann das Risiko ein, dass Sie Ihre Chance verpassen, wenn Ihr Eisprung früh eintritt. Ein Urintest zeigt darüber hinaus den LH-Anstieg mit leichter Verzögerung an. Schlafen Sie deshalb schon etwa drei Tage, bevor Sie mit dem Testen beginnen, jeden zweiten Tag miteinander und steigern Sie die Häufigkeit, wenn das LH angestiegen ist. So benutzen Sie Ihre Chancen optimal.

▍ Neben den Urintests sind im Handel auch Speicheltests erhältlich, von denen behauptet wird, dass sie den Zeitpunkt der Ovulation vorhersagen können. Untersuchungen haben ausgewiesen, dass diese Tests unzuverlässig sind.

Spannende Brüste

Die meisten Frauen haben in der ersten Phase ihres Zyklus etwas kleinere Brüste als in der zweiten Phase, nach dem Eisprung. Der Grund dafür ist das Progesteron, das die Brüste in der zweiten Phase anschwellen lässt. Kurz vor der Menstruation können sie gespannt und sogar schmerzhaft sein. Die Milchdrüsen sind dann vergrößert, wodurch die Brüste sich nicht mehr glatt anfühlen und man Knoten spürt. Manchen Frauen ist etwas mehr BH-Füllung sehr willkommen, andere sind froh, wenn sich ihre Brüste nach der Menstruation wieder normal anfühlen. Dieser ›Gezeitenwechsel‹ ist ein zusätzliches Hilfsmittel, um den individuellen Menstruationszyklus kennen zu lernen. Allgemein gesehen gehört ein kaum gefüllter BH in die erste Phase, in die auch die fruchtbaren Tage fallen, und ein gut gefüllter BH in die zweite, unfruchtbare Phase.

Die Zyklusbeobachtung

Wer schwanger werden will, sollte seinen Zyklus genau beobachten und über längere Zeit Buch darüber führen. Nach ein paar Monaten weiß man, ob man regelmäßig menstruiert, wie lange der Zyklus dauert und woran man die fruchtbaren Tage erkennen kann. Das alles sind Hilfsmittel beim Planen einer Schwangerschaft und es vergrößert die Chancen auf Erfolg.

Zu Beginn reicht es, wenn man sich auf einem Taschenkalender mit Hilfe von Kodierungen notiert, welche Veränderungen man an seinem Körper spürt. Das kann zur täglichen Routine werden. Erst wenn es nicht gelingt, schnell schwanger zu werden, worauf später in diesem Buch eingegangen wird, sollte man erwägen, als zusätzliches Hilfsmittel eine Temperaturkarte zu benutzen. Dort können dann auch die anderen zyklischen Erscheinungen eingetragen werden.

Durch den Zyklus-Kalender gewinnen Sie Überblick

▪ Notieren Sie sich, wann sie menstruieren. Notieren Sie den ersten Tag der Menstruation, z. B. indem Sie in ihrem Termin- oder Taschenkalender M1, M2, M3 usw. notieren. So wissen Sie jederzeit, an welchem Tag Ihres Zyklus Sie sich gerade befinden. Notieren Sie kleine Wellen für die Tage, an denen der Zervixschleim klar und spinnbar ist oder viel klare Schleimflüssigkeit am Toilettenpapier hängen bleibt. Notieren Sie ein o, wenn Sie Mittelschmerzen haben, LH, wenn ein eventueller Ovulationstest einen hohen LH-Spiegel anzeigt und ein B, wenn Ihre Brüste spannen. Diese Form der Beobachtung Ihres eigenen Körpers hilft Ihnen, Ihren Zyklus kennen zu lernen.

▪ Menstruationskalender zum download gibt es beispielsweise unter www.loveline.de

Aufgepasst

▪ Wenn Sie hormonell verhüten (Pille, Implanon, Hormonspirale etc.), hat es keinen Sinn, den Zyklus zu beobachten und Buch darüber zu führen. Es handelt sich schließlich nicht um einen natürlichen Zyklus und es findet auch kein Eisprung statt.

Erhöhte Körpertemperatur

Einen Tag vor dem Eisprung, wenn der LH-Spiegel ansteigt, sinkt die Körpertemperatur um 0,1 °C ab. Diese kleine Absenkung ist kaum wahrnehmbar.

Ein bis zwei Tage nach dem Eisprung steigt die Körpertemperatur um mindestens 0,3 °C an. Dieser Anstieg wird vom Hormon Progesteron verursacht, das in der zweiten Phase des Zyklus in großen Mengen ins Blut ausgeschüttet wird. Während der Menstruation sinkt die Temperatur wieder ab, zusammen mit der Progesteronkonzentration. Nächtliche Hitzeanfälle sind oft die Folge. Wenn man schwanger geworden ist, bleibt die Temperatur leicht erhöht.

Wenn die Aufwachtemperatur in der Mitte des Zyklus immer um 0,3 °C oder mehr im Vergleich zur Temperatur in der Woche davor ansteigt, ist das ein ausgezeichnetes Indiz dafür, dass ein monatlicher Eisprung stattfindet. Nur bei etwa fünf Prozent der Frauen ist das nicht der Fall.

Wenn die Temperaturkurve eines Menstruationszyklus ansteigt, weist dies auf einen Eisprung hin. Das sollte man wissen, wenn man Probleme hat, schwanger zu werden. Wer aus diesem Grund den Haus- oder Frauenarzt besucht, bekommt meistens den Rat, erst einmal die Temperaturmethode zu versuchen. Wenn ein Temperaturanstieg feststellbar ist, reicht es, einen Monat lang zu messen. Besser ist es aber, die Messungen noch ein bis zwei Monate lang fortzusetzen.

Mit Hilfe der Kurvenführung lässt sich auch feststellen, ob die zweite Phase des Zyklus, nach der Ovulation, lange genug dauert, um der befruchteten Eizelle Gelegenheit zu geben sich gut einzunisten. Dazu darf die erhöhte Temperatur mindestens elf Tage lang nicht absinken.

Da viele Frauen die morgendlichen Messungen zeitraubend und unangenehm finden, sollte man nicht gleich damit beginnen, weil es die ersten Versuche, schwanger zu werden, unnötig belastet. Aber wer nach zirka zehn Monaten – oder wer Eile hat, schon früher – noch immer nicht schwanger geworden ist, sollte unbedingt mit den Temperaturmessungen beginnen.

Die Temperaturkurve gibt im Nachhinein Einblicke in den Zyklusverlauf und den ungefähren Zeitpunkt des Eisprungs. Genau weiß man das mit dieser Methode jedoch nie, da der Temperaturanstieg einen Spielraum von drei bis vier Tagen hat.

Diese Methode hilft nicht, den Eisprung vorherzusagen und damit die fruchtbaren Tage und den Sexualverkehr zu planen! Wenn die Temperatur ansteigt, hat man für diesen Monat den richtigen Zeitpunkt verpasst.

TIPP

So stimmt Ihr Timing

▮ Notieren Sie sich in der Temperaturtabelle, wann Sie miteinander schlafen. So können Sie die Frequenz ihres Sexualverkehrs feststellen und kontrollieren, ob Ihr Timing stimmt. Notieren Sie auch andere zyklische Erscheinungen wie spinnbaren Zervixschleim und Spannung in den Brüsten. Heben Sie die alten Temperaturtabellen auf! Je mehr Tabellen, desto sichtbarer wird das Muster Ihres Zyklus.

Die Temperaturkurve

Für die Kurvenführung ist es wichtig, dass die sogenannte morgendliche ›Aufwachtemperatur‹ gemessen wird, also die Temperatur direkt nach dem Aufwachen und noch bevor Sie aufstehen und zur Toilette gehen, sich waschen oder frühstücken. Diese Ruhetemperatur, auch Basaltemperatur genannt, ist der niedrigste und konstanteste Wert.

Obwohl man nicht unbedingt den Wecker zu stellen braucht, sollte man diese Basaltemperatur am besten immer um die gleiche Zeit messen. Am besten rektal oder vaginal, mit einem tief eingeführten Thermo-meter. Benutzen Sie dabei täglich das gleiche Thermometer. In der Apotheke gibt es spezielle, besonders genaue Thermometer für die Messung der Basaltemperatur.

Messen Sie, bis die Temperatur nicht länger ansteigt, aber auf keinen Fall kürzer als drei Minuten. Notieren Sie sich täglich die gemessene Temperatur mit einem schwarzen Punkt auf der Tabelle. Bei der Auswertung der Temperatur-Kurve ist es zunächst wichtig zu wissen, dass es Faktoren gibt, die unabhängig vom Zyklus die Temperatur ansteigen lassen. Dazu gehören Reisen, wenig Schlaf, Erkältungen,

Alkohol und Medikamente. Notieren Sie den Wert dann zwischen Klammern. Außerdem steigen die Werte bei vielen Frauen nicht direkt sehr deutlich und sprunghaft an. Um zu erkennen, wann es sich nicht um einen Ausreißer, sondern den Beginn der Temperaturerhöhung handelt, sollte der am Morgen gemessene Wert höher liegen als sechs Werte davor. Dies gilt auch für die beiden folgenden Werte an den nächsten Tagen mit höherer Temperatur. Verbinden Sie die Punkte mit einer Linie (außer, wenn Sie einen Tag lang vergessen haben zu messen). Sie erhalten so eine Kurve und können ein eventuelles Ansteigen so am besten feststellen.

Eine Ovulation liegt vor, wenn die Temperatur mindestens eine Woche lang minimal 0,3 °C höher ist als die durchschnittliche Temperatur in der Woche vor dem Anstieg. Sie vergleichen also die Woche nach dem Anstieg mit der Woche davor.

> **TIPP**
>
> ## Temperaturkontrolle per PC
>
> ▌ Sie können Ihre Temperaturkurve sogar interaktiv am Computer führen und exakt auswerten und speichern lassen unter www. wunschkinder.net Vordrucke bekommen Sie auch in der Apotheke oder beispielsweise unter www.9monate.de

Eine Lektion in Biologie – der Mann

Obwohl die männlichen Geschlechtsorgane deutlich sichtbar sind, weiß noch lange nicht jeder, was sich in ihrem Inneren abspielt. Die männlichen äußeren Geschlechtsorgane bestehen aus Penis und Hodensack (Skrotum). Die zwei Hoden und die beiden Nebenhoden, die im Hodensack liegen, werden im Allgemeinen als innere Geschlechtsorgane bezeichnet, obwohl sie außerhalb der Bauchhöhle liegen.

In den Hoden, in denen die Samenzellen gebildet werden, liegen insgesamt etwa 700 Meter Samenkanäle. Die Samenproduktion in den Hoden dauert etwa zwei Monate. Danach entwickeln sich die Samenzellen noch 60 bis 72 Stunden in den Nebenhoden zur vollen Reife, bis sie entweder bei einem Samenerguss ausgestoßen oder nach einigen Tagen wieder abgebaut und durch neue ersetzt werden.

Die Anatomie des Mannes

Im Gegensatz zur Frau liegen beim Mann die Geschlechtsorgane außerhalb des Körpers und sind deutlich sichtbar. Der **Penis** (das Glied) hängt in schlaffem Zustand außerhalb des Körpers vor dem Hodensack nach unten, richtet sich im steifen Zustand aber auf und steht dann fast horizontal vom Körper ab bzw. schräg nach oben. Dann tritt die Eichel rosa glänzend aus der Vorhaut heraus, wie der lateinische Name *glans penis* sagt. In der Penisspitze, also der Eichel, endet die Harnröhre, durch die auch der Samen nach außen gelangt.

Unter dem Penis hängt der **Hodensack** (das Scrotum), der zwei Hoden (Testikel) und Nebenhoden enthält. Die Größe der Hoden variiert von 8 bis 30 Kubikzentimeter oder Milliliter. Bei kleineren Hoden treten oft Fruchtbarkeitsprobleme auf. Da die Hoden der empfindlichste Körperteil des Mannes sind, werden größere Hoden oft als unangenehm empfunden. Übrigens sind auch Größe und Lage des linken und des rechten Hodens beim Mann unterschiedlich.

Im Normalfall sind die Hoden zwei Monate vor der Geburt aus der Bauchhöhle in den Hodensack gewandert. Dieses Absteigen der Hoden wurde vom Testosteron in Gang gesetzt, das vom Baby selbst produziert wurde. Ein schnelles und problemloses Absteigen aus der Bauchhöhle in den Hodensack ist im Hinblick auf die spätere Samenproduktion geboten. Männer mit einer verspäteten Einwanderung der Hoden haben später oft eine verringerte Samenproduktion, da die Hoden zu lange in der warmen Bauchhöhle gelegen haben.

Dass die Hoden sich außerhalb des Körpers befinden, hat einen wichtigen Grund. Sie bleiben dort kühl. Die Temperatur im Hoden beträgt 33 bis 34 °C, etwa 3 °C unter der Körpertemperatur. Das ist eine Grundbedingung für eine gesunde Samenproduktion. Bei Erwärmung der Hoden nimmt die Samenproduktion ab.

Die richtige Temperatur ist wichtig und wird bis zu einem bestimmten Grad von den Hoden selbst geregelt. Wenn es kalt

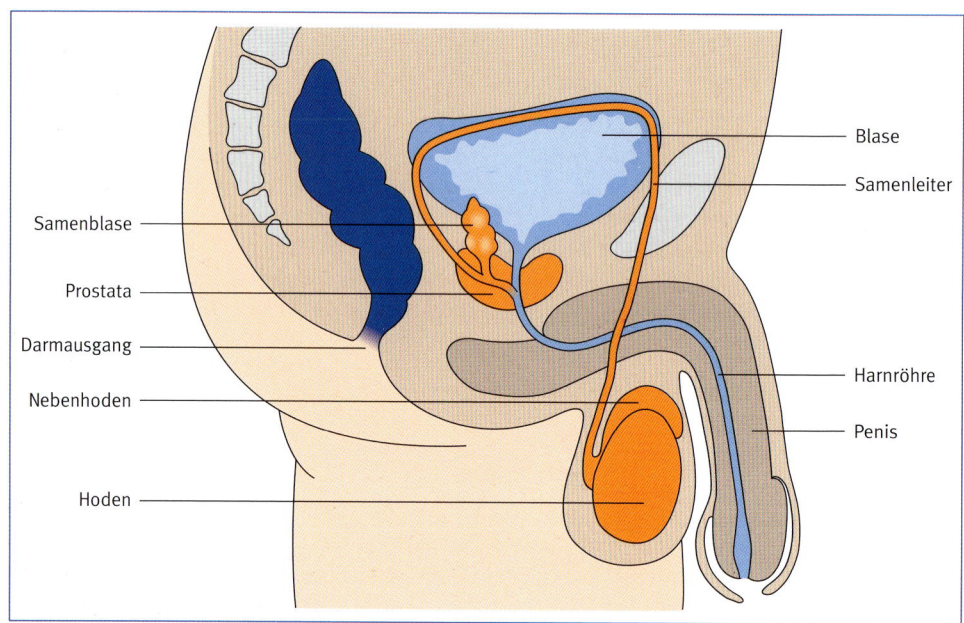

Die Geschlechtsorgane des Mannes. In den Hoden liegen zirka 600 Kanälchen mit einer Gesamtlänge von 700 m. Dort wird der Samen produziert. Von den Samenkanälen aus gelangen die Samenzellen in den Nebenhoden, wo sie noch zwei Wochen reifen. Aus dem Nebenhoden wird der Samen dann während des Samenergusses (der Ejakulation) durch die Samenleiter nach außen geleitet. Unterwegs geben die Samenbläschen und die Prostata Flüssigkeit und Nahrungsstoffe an das Sperma ab. Dadurch erhält es sein Volumen und seine Beweglichkeit. Durch den Harnleiter (die Urethra) wird der Samen kräftig nach außen gestoßen.

wird, werden die Hoden von einem kleinen Muskel etwas nach oben gezogen, näher zum warmen Körper. Ist es dagegen sehr warm, dann entspannt sich dieser Muskel, so dass die Hoden etwas tiefer – und damit kühler – hängen.

Im Innern eines jeden Hodens liegt ein Netz von etwa 600 **Hoden- oder Samenkanälchen**, die *Tubuli seminiferi*. Das Kanälchensystem hat eine Gesamtlänge von sieben Fußballfeldern hintereinander: 700 m.

Diese Kanälchen sind die ›Samenfabrik‹, in der rund um die Uhr **Samen (Sperma)** produziert wird. Nach der Produktion werden die Samenzellen in den Nebenhoden geschickt. Dieser besteht aus einem sechs Meter langen, zu einem Knäuel gewickelten Röhrensystem, in dem die von den Hoden gebildeten Spermien bis zu ihrem Einsatz aufbewahrt werden. Die Nebenhoden produzieren für die Lagerung ein bestimmtes Sekret, durch das die sehr bewegungsfreudigen Samenzellen vorübergehend ›ruhig gestellt‹ werden. Der Samen ruht etwa ein bis zwei Wochen im Nebenhoden, um weiter zu reifen. Wird dieses ›Basislager‹ zu voll, hilft sich die Natur durch einen unkontrollierten Samenabgang (Pollution), der meist nachts im Schlaf erfolgt.

Der Hormonhaushalt des Mannes

Die Hoden sind außer ›Samenfabriken‹ auch ›Hormonfabriken‹. Zwischen den Samenkanälchen befindet sich Gewebe, das männliche Hormone wie Testosteron produziert. Das erfolgt nicht zyklisch, wie bei der Frau, sondern kontinuierlich, wie die Samenproduktion. Wie die Eierstöcke der Frau werden auch die Hoden des Mannes durch die Hormone FSH und LH stimuliert. Die beiden Hormone werden in der Hypophyse produziert und tragen ihren Namen aufgrund ihrer Funktion im Körper der Frau. Beim Mann regt FSH die Samenproduktion an und LH die Produktion von Testosteron. Die Testosteronkonzentration in den Hoden ist hundertmal höher als im Blut. Solch ein kräftiges Elixier braucht ›man‹ zur Samenproduktion.

Wie bei der Frau verfügt auch der männliche Hormonhaushalt über sein eigenes Bremssystem, das aktiv wird, sobald die Hoden stimuliert werden, Samenzellen und Testosteron zu produzieren. Das Testosteron beauftragt dann die Hypophyse, weniger FSH und LH zu produzieren, um so die Produktion in den Hoden zu drosseln. Das heißt also, sobald die Hoden überaktiv werden, produzieren Sie auch ein Hormon, das ihre eigene Aktivität wieder zügelt. Sind sie aber nicht aktiv genug, werden sie zusätzlich stimuliert. Eigentlich ist es die einfache Geschichte von Angebot und Nachfrage: Besteht ein großer Bedarf an Testosteron, dann wird viel produziert. Sobald ein Überschuss besteht, wird die Produktion gedrosselt. So wird nicht nur die Testosteron-, sondern auch die Samenproduktion reguliert.

Die Samenproduktion

Im Unterschied zur Frau, bei der die Eizellen schon lange vor der Geburt angelegt sind, produziert der Mann seinen ersten Samen erst in der Pubertät und hat dann seinen ersten Samenerguss. Danach produziert er im Grunde sein gesamtes weiteres Leben lang Sperma, obwohl die Produktion im Alter leicht abnimmt.

Samenzellen beginnen ihre Entwicklung in der Wand eines Samenkanals. Die Zelle ähnelt dann noch einer normalen, runden Körperzelle ohne Kopf und Schwanzteil und hat noch die doppelte Anzahl Chromosomen, also 46. In der Wand des Samen-

kanälchens verändert sich die runde Zelle langsam in eine Art Kaulquappe, mit einem immer länger werdenden Schwänzchen, einem ›Hals‹ oder Mittelstück und einem eiförmigen Kopf. Außerdem wird die Zelle erheblich schmaler und schlanker und verliert fast ihr gesamtes Gewicht. Samenzellen gehören zu den kleinsten Körperzellen, im Gegensatz zur Eizelle, die die größte Körperzelle ist.

Es dauert 61 Tage, bevor sich die unreife Samenzelle im Samenkanälchen zu einer ausgewachsenen Samenzelle (Spermatozoon) entwickelt hat. Während dieser Zeit stößt sie die Hälfte ihrer Chromosomen ab, bis es nur noch 23, also von jedem Chromosom ein Exemplar, sind. Eine Samenzelle trägt entweder ein X-Chromosom, das ein Mädchen entstehen lässt, oder ein Y-Chromosom, das für einen Jungen sorgt. Es ist also der Mann, der für das Geschlecht des Kindes verantwortlich ist!

Wenn die Samenzelle ausgereift ist, verlässt sie die Wand des Samenkanälchens und lässt sich im Samenkanälchen bis ins Reservoir im Kern der Hoden fortschieben. Von diesem Reservoir aus werden die Samenzellen dann weiter in die Nebenhoden befördert, wo sie noch ein bis zwei Wochen bleiben. Während dieser Zeit erhalten sie ihre Beweglichkeit sowie die Fähigkeit, eine Eizelle zu befruchten. Insgesamt dauert die Reifung einer Samenzelle zirka 72 Tage.

In den Nebenhoden warten die Samenzellen dann darauf, bei einem Samenerguss (Ejakulation) den Körper verlassen zu können. In den Nebenhoden befindet sich genügend Samen für mehrere fruchtbare Samenergüsse. Voraussetzung dafür ist aber, dass der Samen bei der richtigen Temperatur – also nicht zu warm – aufbewahrt wird und dass sich genügend Testosteron in der Blutbahn befindet.

Samenzellen, die zu lange in den Nebenhoden bleiben, sterben schließlich ab und werden ans Blut abgegeben.

INFO

Wie lange überlebt eine Samenzelle?

▪ Es ist noch nicht genau bekannt, wie lange Samenzellen im Körper der Frau überleben. In einer Studie wurde nachgewiesen, dass sich 7 Tage nach dem Sexualverkehr noch lebendes Sperma am äußeren Ende der Eileiter befand. Im Allgemeinen wird davon ausgegangen, dass frisches Sperma etwa 72 Stunden im Körper überleben kann, eingefrorenes Sperma etwa 48 Stunden. Wie lange Samenzellen überleben, hängt unter anderem auch von der Qualität des Spermas ab. Wer eine Schwangerschaft verhüten will, sollte mit einer möglichst langen Überlebensdauer des Samens rechnen. Wer gerne schwanger werden möchte, rechnet besser mit einer kürzeren Lebensdauer. Auf jeden Fall ist frisches Sperma am fruchtbarsten. Das bedeutet, dass die Wahrscheinlichkeit einer Befruchtung am größten ist, wenn man kurz vor dem Eisprung Sexualverkehr hat.

Der Weg der Samenzellen

Bei einem Samenerguss wandert eine Lawine von Spermazellen aus den Nebenhoden durch den Samenleiter in die Harnröhre, an der Prostata und den paarigen Bläschendrüsen (Vesiculae seminales) vorbei. Dort werden Flüssigkeiten abgesondert, die einerseits die Samenzellen beweglicher machen und sie andererseits ernähren. Dieses teils gallertartige, teils flüssige weiße Gemisch – Samenflüssigkeit genannt – wird bei einem Samenerguss ausgestoßen. In einem einzigen Samenerguss befinden sich etwa zwischen 200 und 300 Millionen Samenzellen. Das durchschnittliche Volumen eines Samenergusses beträgt 2 bis 5 Milliliter, wobei der größte Anteil aus der Samenflüssigkeit besteht und der Anteil an Samenzellen nur etwa 2 Prozent beträgt.

Während des Samenergusses wird der Durchgang zur Blase abgeschlossen. Damit wird verhindert, dass das Sperma in die Blase gelangt. Die Samenzellen werden dann in rhythmischen Bewegungen und mit Kraft aus der Harnröhre hinaus und in die Vagina hineingespritzt. Alles weist darauf hin, dass auch die Kontraktionen der Gebärmutter und der weiblichen Beckenbodenmuskulatur den Samenzellen dabei helfen, den Weg ›nach oben‹ zur Gebärmutter zurückzulegen, obwohl das nicht unbedingt nötig ist. So gelangt das Sperma etwa bei einer künstlichen Befruchtung aus eigener Kraft bis in die Gebärmutter und den Eileiter und befruchtet dort die Eizelle.

Wird ein Samenerguss durch Masturbation (Selbstbefriedigung) erzeugt, dann kühlt das Sperma außerhalb des Körpers ab und erstarrt zu einer gallertartigen Masse. Nach zehn bis vierzig Minuten verflüssigt es sich dann wieder und wird wässrig. Beim Samenerguss in der Vagina bleibt das Sperma dagegen flüssig.

Die Schnellsten sind nicht immer die Besten

Befindet sich das Sperma endlich in der Scheide, dann schützt die Samenflüssigkeit die Samenzellen einige Stunden lang vor der ›sauren‹ Umgebung, die sie dort antreffen. Während dieser Zeit dringen die schnellsten Samenzellen bis in den Gebärmutterhals vor. Der größte Teil bleibt jedoch in der Scheide zurück und geht zugrunde. Zum Teil dadurch, dass sie wieder aus der Vagina hinausfließen, zum Teil auch durch den Säuregrad, der in der Scheide herrscht.

Im Gegensatz dazu können Samenzellen im Zervixschleim sehr gut ein paar Tage lang überleben. Im Zervixschleim, oder auch erst in der Feuchtigkeit der Gebärmutter, verändert sich die Samenzelle. Während dieses Umbau- oder ›Reifungs‹-prozesses, den man Kapazitation nennt, erhält sie ihre Fähigkeit, in eine Eizelle einzudringen und diese zu befruchten. Dabei verändern sich die Proteine auf der äußeren Haut der Samenzelle und diese Haut wird zum Teil entfernt, so dass sie später mit der Eizelle verschmelzen kann. Außerdem erlangen die Spermien in dieser Phase erst ihre hyperaktive Beweglichkeit, was ihnen hilft, in die Eizelle einzudringen.

Zur Kapazitation müssen die Samenzellen ungefähr sieben Stunden im weiblichen Körper bleiben. Das heißt auch, dass die schnellsten Samen, die sofort bis in die Eileiter vordringen, nicht die besten ›Erzeuger‹ sind. Sie haben keine Zeit gehabt, sich im weiblichen Körper ›behandeln‹ zu lassen und tun sich mit der Befruchtung schwerer.

Schwanger werden

Sperma kann eine Fortbewegungsgeschwindigkeit von bis zu zehn Zentimetern pro Stunde erreichen. Nach dem Eindringen in die Vagina müssen sie etwa zwölf Zentimeter zurücklegen. Von den zirka zweihundert Millionen Samenzellen, die bei einem Samenerguss in die Vagina eingespritzt werden, erreichen nur ein paar Hundert die äußeren Enden der Eileiter, in denen die Befruchtung stattfindet. Der Rest geht in dem sauren Klima der Vagina zugrunde, fließt wieder nach außen oder bleibt im Gebärmutterhals hängen und wagt sich nicht an den zweiten Teil der Reise. Sie werden schließlich als körperfremde Zellen betrachtet und von Abwehrzellen der Frau vernichtet.

Die Befruchtung

Die schwammartige Schale der Eizelle hat eine wichtige Aufgabe. Sie zieht Spermazellen an, sorgt aber gleichzeitig dafür, dass nur eine einzige in sie eindringen kann. Sofort danach schließt sie sich hermetisch ab. Die Befruchtung hat stattgefunden. Nach der Befruchtung teilen sich die Zellen des Embryos zunächst innerhalb dieser Umhüllung und ohne Substanzzunahme. Erst nach etwa vier Tagen, wenn er in der Gebärmutter angekommen ist, ›schlüpft‹ der Embryo aus der Schale und nistet sich in der Gebärmutterschleimhaut ein.

Versinkende Samenzellen

Die Befruchtung erfolgt im äußeren Ende eines der Eileiter. Wenn alles gut gegangen ist, warten dort einige hundert hyperbewegliche Samenzellen. Sie sind im Gebärmutterhalskanal verändert worden und können jetzt eine Eizelle befruchten. Sie warten jetzt auf den Eisprung.

Wenn die Samenzellen noch nicht ›vor Ort‹ sind, müssen sie schnell sein, denn die Eizelle ist nach dem Eisprung nur zehn bis zwölf Stunden lang fruchtbar. Danach stirbt sie ab.

Es scheint so, als ob die Eizelle die Samenzellen mit ihrer schwammartigen Haut oder Schale aktiv zu sich heranzieht, als ob eine durch chemische Prozesse zu erklärende ›Attraktivität‹ besteht. Das genügt aber noch nicht. Bevor die Samenzellen bis zur Eizelle gelangen, müssen sie erst eine Wolke von Zellen durchdringen, die sogenannte Corona radiata. Diese hat die Eizelle im Eierstock umgeben und die Eizelle mit Nahrung versorgt. Nach erfolgter Befruchtung stirbt sie ab.

Erst danach stoßen die Samenzellen auf die feste Umhüllung der Eizelle, die Zona pellucida oder Glashaut. Sie hat eine wichtige Funktion. Sie schützt die menschliche Art, weil sie nur menschliche Zellen eindringen lässt, zieht aber gleichzeitig auch nur menschliche Samenzellen an. Diese sondern einen Stoff ab, der die Haut aufweicht. Einige Samenzellen versinken mit ihrem Kopfteil in dieser Haut, wie glühender Stahl im Eis. In Millisekundenschnelle verhärtet sich die Glashaut und sperrt andere Spermazellen aus.

Nur einer einzigen der halb eingedrungenen Samenzellen ist es erlaubt, die Eizelle zu befruchten. Sie streift ihre Umhüllung und ihren Schwanzteil ab wie eine Schlange ihre Haut. Während die Reste dieser Samenzelle zusammen mit allen rivalisierenden Samenzellen in der Glashaut stecken bleiben, dringt die Samenzelle, die sich ›frei gemacht hat‹, tiefer in die Eizelle ein. Die Befruchtung hat stattgefunden.

Die Einnistung

Die **befruchtete Eizelle** wird auch Keim oder *Zygote* genannt. Diese Zygote wird von den feinen beweglichen Härchen (Zilien) im Eileiter und mit Hilfe von Flüssigkeit in Richtung Gebärmutter fortbewegt. Inzwischen setzt die Zellteilung ein.

Nach drei Tagen, wenn die Zygote in der Gebärmutter ankommt, besteht sie schon aus zwölf bis sechzehn Zellen und hat die Form einer Maulbeere. Sie wird jetzt *Morula* genannt, was ›kleine Maulbeere‹ bedeutet. Die Glashaut ist zu diesem Zeitpunkt noch immer intakt.

Einen Tag später entsteht in dieser Morula eine Höhle, die sich mit Feuchtigkeit füllt. Aus der Morula ist nun eine **Blastula oder Blastozyste** geworden (griech. für Blasenkeim, Keimblase). Die Blastula besteht bereits aus verschiedenen unterschiedlichen Zelltypen, die noch von der Glashaut umgeben werden und die die Vorstufe zur Bildung der Plazenta und der ersten Form des werdenden Fötus bilden.

Rund um diese Zeit, wenn das Keimbläschen die Gebärmutter erreicht, ›schlüpft‹ die Frucht aus der Haut und nistet sich in der schwammartigen feuchten Gebärmutterschleimhaut ein. Die Einnistungsphase beginnt ein bis drei Tage, nachdem das Keimbläschen in die Gebärmutter eingedrungen ist, und dauert ein paar Tage. Am zwölften Tag nach der Befruchtung ist der Embryo fest eingenistet. Die Keimblase gibt dann schon Schwangerschaftssignale an den Körper ab. Die Produktion des Schwangerschaftshormons HCG beginnt und Östrogen- und Progesteronspiegel sind erhöht.

Aufgepasst

▌Vor der Einnistung stirbt etwa die Hälfte aller befruchteten Eizellen ab. Darüber hinaus endet zirka 30 Prozent aller Schwangerschaften in einer Fehlgeburt. In 50 Prozent dieser Fälle schon so früh, dass ›frau‹ nicht einmal wusste, dass sie schwanger war. Auch nach dem positiven Ergebnis eines eventuellen Schwangerschaftstests enden noch 15 Prozent in einer Fehlgeburt.

»Es fühlte sich so an wie bei der Menstruation.«

Rita: ›Als ich zum ersten Mal schwanger war, dauerte es eine Weile, bevor ich mir dessen bewusst war. An den Tagen, an denen eigentlich meine Regelblutung beginnen sollte, hatte ich Bauchkrämpfe. Sie hörten nicht auf, auch nicht, als die Blutung wider Erwarten nicht einsetzte. Trotzdem fühlte sich alles wie kurz vor der Menstruation an. Ich war also total davon überzeugt, dass ich nicht schwanger war und meine Tage noch kommen würden – wenn auch mit einiger Verspätung.

Erst nach über einer Woche begann es mir merkwürdig vorzukommen, dass die Menstruationskrämpfe diesmal so lange dauerten und ich noch immer kein Blut verlor. Ich habe mir einen Schwangerschaftstest besorgt und das Ergebnis war eindeutig positiv. Ich war total überrascht. Jetzt, hinterher, weiß ich, dass die Krämpfe, die ich für Menstruationsschmerzen hielt, in Wahrheit Bauchkrämpfe in der Einnistungsphase waren.‹

Ins Bett für ein Baby

Wer dreimal die Woche miteinander schläft, nützt jeden Monat die fruchtbaren Tage. Wer das nicht schafft, wer Eile hat oder wer nach einem halben Jahr immer noch nicht schwanger ist, kann den Sexualverkehr planen, um so die Chancen auf eine Schwangerschaft zu erhöhen. Am Tag des Eisprungs ist die Wahrscheinlichkeit einer Befruchtung am größten. Außerdem hilft eine ›fruchtbare‹ Liebesposition dabei, so wenig wie möglich Samen verloren gehen zu lassen.

Optimale Chancen

Es ist nicht genau bekannt, wie viele Tage lang eine Frau im Monat fruchtbar ist. Ironischerweise besteht dabei ein nicht unwesentlicher Zusammenhang mit der Samenqualität des Mannes. Wenn das Sperma gesund und stark genug ist und lange am Leben bleibt, ist eine Frau auch länger fruchtbar. Sie kann dann sogar noch von Sexualverkehr schwanger werden, der sechs Tage vor dem Eisprung stattgefunden hat.

Die Wahrscheinlichkeit einer Schwangerschaft ist am größten, wenn der Sexualverkehr kurz vor oder am Tag des Eisprungs stattfindet. Dann ist die Vitalität der Samenzellen am größten und sie sind am besten dazu in der Lage, in die Eizelle einzudringen.

Wie oft sollte man also miteinander schlafen, um so schnell wie möglich schwanger zu werden? Und muss, wer schwanger werden will, wirklich Liebe ›nach Plan‹ machen?

Wer schwanger werden will und zunächst einmal damit beginnt, zwei- bis dreimal pro Woche Verkehr zu haben, braucht noch nicht mit dem Kalender in der Hand zu leben.

Am besten setzt man erst die Verhütungsmittel ab und genießt es, sorglos Liebe machen zu dürfen. Die Chance ist groß, dass sich eine Schwangerschaft schon innerhalb eines halben Jahres einstellt. Außerdem wird der Sexualverkehr so auch nicht zur ›Pflichtübung‹.

Wer Eile hat und wenig Zeit für Sex, sollte ›nach Plan‹ lieben. Das gilt auch für alle, die nach dem oben genannten halben Jahr immer noch nicht schwanger sind.

> **TIPP**
>
> ### Notieren Sie die Tage der Menstruation
>
> ▮ Auch wer sorg- und planlos Liebe macht, sollte sich zumindest die Tage der Menstruation im Terminkalender notieren. So lässt sich nachträglich feststellen, wie lange man schon schwanger ist, wenn es endlich geklappt hat.

Schwanger werden

Liebe nach Plan

Wer der Natur ein bisschen helfen und die Chancen auf eine Schwangerschaft vergrößern will, kann ›nach Plan‹ lieben. In der ersten Woche nach dem Eintreten der Menstruation schläft man wenig miteinander. Die Chancen, schwanger zu werden, sind dann nämlich ausgesprochen gering. Außerdem bleibt das Sperma kräftig.

In der zweiten Zykluswoche macht man jeden zweiten Tag Liebe, und zwar bis zum Tag nach dem Eisprung. Bei einem regelmäßigen Zyklus von vier Wochen heißt das, dass man zirka zehn Tage lang jeden zweiten Tag miteinander ins Bett geht.

Bei dieser Frequenz ist zum Zeitpunkt des Eisprungs immer ein ›Vorrat‹ frischer, kräftiger Samenzellen verfügbar, auch wenn der Eisprung überraschenderweise einmal früher stattfindet. So vermeidet man das Risiko, dass man einen ganzen Monat verliert, weil man zu spät im Zyklus Verkehr hat.

Man kann die Schwangerschaftschancen natürlich auch noch erhöhen, indem man täglich Verkehr hat. Kurz vor und nach dem Tag des Eisprungs ist die Fruchtbarkeit optimal. Diese fruchtbarsten Tage können mit Hilfe eines Zykluskalenders oder mit einem Ovulationstest, der in jeder Apotheke oder Drogerie erhältlich ist, festgestellt

---

INFO

Je näher der Tag des Eisprungs, desto besser

▌ Der amerikanische Forscher Wilcox untersuchte 221 gesunde Frauen, die schwanger werden wollten. Zu einer Befruchtung kam es nur nach Verkehr zwischen dem sechsten Tag vor dem Eisprung und dem Tag des Eisprungs selbst. Gut 94 Prozent der Schwangerschaften entstand durch Samen, der weniger als drei Tage alt war. Die Wahrscheinlichkeit einer Befruchtung betrug fünf Tage vor dem Eisprung 1 zu 10 und am Tag des Eisprungs 1 zu 3. Übrigens waren die Babys, die mit dem ›alten‹ Sperma gezeugt wurden, genauso gesund wie die anderen Babys.

TIPP

Liebe nach Plan?

▌ Lieben Sie nicht gleich nach einem festen Plan. Bleiben Sie locker und behalten Sie Spaß an der Sache. Sind Sie nach sechs Monaten immer noch nicht schwanger, sollten Sie allerdings eventuelle Vorbehalte gegen die planmäßige Liebe zur Seite schieben und organisierter vorgehen.

▌ Wer seine ›feuchten Tage‹ erkennt, hat es leichter. Der Zervixschleim ist dann klar und zieht Fäden und die Empfänglichkeit ist optimal. Schlafen Sie dann jeden zweiten Tag miteinander. Weitere Informationen finden Sie im Abschnitt *Die feuchten Tage* auf Seite 136.

▌ Waschen Sie den Intimbereich nicht mit Seife und vermeiden Sie Scheidenspülungen, es sei denn, Ihr Haus- oder Frauenarzt rät Ihnen dazu. Beide Behandlungen verändern den Säuregrad in der Vagina und können damit die Fruchtbarkeit beeinträchtigen.

werden. Selbstbeobachtung hilft aber auch. So sind die fruchtbarsten Tage auch an der veränderten Substanz des Gebärmutterhals- oder Zervixschleims erkennbar, der dann dünn und spinnbar und in großen Mengen vorhanden ist.

Ist der Schleim wieder ein oder zwei Tage lang weg bzw. ist der Ovulationstest negativ, hat es keinen Sinn mehr, miteinander zu schlafen, um ein Kind zu zeugen. Die Chance ist dann für diesen Monat vertan, weil die Eizelle ja nur 12 bis 24 Stunden lang fruchtbar bleibt.

Schlafen nach dem hier beschriebenen Plan gilt nur für Frauen mit einem Zyklus von zirka 28 Tagen. Dauert der Zyklus länger, dann liegt auch die fruchtbare Periode später; ist der Zyklus kürzer, dann liegt die fruchtbare Periode auch früher. Stimmen Sie Ihr Liebesleben darauf ab. Dazu sollten Sie aber ein genaues Bild Ihres Zyklus haben.

Für mehr Informationen dazu siehe ›Die Zyklusbeobachtung‹ auf Seite 139.

Aufgepasst

▌ Kommen Ihre Tage unregelmäßig? Dann ist die hier beschriebene Methode nicht zuverlässig. Sie sollten dann besser dreimal in der Woche miteinander schlafen. Bedenken Sie dabei auch, dass ein längerer Zyklus auch weniger Ovulationen pro Jahr bedeutet, also auch weniger Chancen. Es kann deshalb bei Ihnen länger dauern, bis Sie schwanger sind, als bei einer Frau mit kürzerem Zyklus.

▌ Wer täglich einen oder mehrere Samenergüsse hat, beeinträchtigt damit die Qualität des Spermas. Die erste Ejakulation enthält die größte Menge an Samenzellen, die zweite bereits wesentlich weniger und die dritte besteht fast ausschließlich aus Samenflüssigkeit. Die Samenqualität bleibt bei einer Geschlechtsverkehrfrequenz von jeweils 36 bis 48 Stunden unvermindert gut.

▌ Lange Pausen zwischen den Samenergüssen ist für die Samenqualität ebenfalls nicht förderlich. Bei mehr als zehn Tagen Enthaltung sind zu viele Samenzellen überaltert oder sterben ab. Nach zwei bis drei Tagen Enthaltung ist die Samenqualität optimal.

Der Fruchtbarkeitskalender

Ein Fruchtbarkeitskalender hilft Ihnen dabei zu entdecken, welche Tage Ihres Zyklus fruchtbar sind. Zunächst müssen Sie wissen, wie lange Ihr Zyklus dauert. Gerechnet wird dabei vom ersten Tag der Menstruation bis zum ersten Tag der nächsten Menstruation.

Die sechs Tage vor dem Eisprung und der Tag des Eisprungs selbst sind die fruchtbare Periode. Eine Frau ist also während ihres Zyklus höchstens eine Woche lang fruchtbar.

Auf dem Fruchtbarkeitskalender ist abzulesen, dass die zweite Phase des Zyklus, die Phase nach dem Eisprung, immer vierzehn

Tage dauert. Die erste Phase ist von Frau zu Frau verschieden. Je kürzer der Zyklus, desto kürzer ist die erste Phase, aber auch je länger der Zyklus, desto länger ist die erste Phase. Die erste Phase ist also entscheidend dafür, wie lange der Zyklus dauert.

Bei einem Zyklus von 21 Tagen beginnen die fruchtbaren Tage schon während der Menstruation. Tag 6 und 7 sind dann die fruchtbarsten Tage.

Bei einem Zyklus von 28 Tagen fällt der Eisprung auf Tag 14. Die fruchtbare Periode beginnt dann am Tag 8. Wenn die Menstruation an einem Mittwoch beginnt, beginnt auch die folgende Menstruation an einem Mittwoch. Das gilt aber nur bei einer Zyklusdauer von 28 Tagen!

Bei einem Zyklus von 35 Tagen beginnt die fruchtbare Periode erst am Tag 15. Der Eisprung findet dann am Tag 21 statt.

»Hilfestellungen«

Der Film »Garp und wie er die Welt sah« beginnt mit einer Szene, in der eine Frau auf einem gelähmten Mann sitzt und Sex mit ihm hat, weil sie schwanger werden will. Und es klappt auch noch. Der Film ist zwar Fiktion, aber diese Art schwanger zu werden ist keineswegs erfunden. Bei starkem Samen macht es nichts aus, in welcher Stellung man sich liebt. Im Notfall schwimmen die Samenzellen auch der Schwerkraft entgegen in Richtung nach oben.

Es gibt noch schlagkräftigere Beispiele: Von Frauen, die schwanger wurden, obwohl ihr Mann nicht in der Vagina, sondern davor seinen Samen verlor. Das Sperma fand trotzdem seinen Weg über die Schamlippen in die Vagina bis in die Gebärmutter.

Man sollte denken, dass es also nicht darauf ankommt, in welcher Stellung man ›verkehrt‹.

Ein Großteil des Ejakulats, also des Samens, fließt nach dem Sexualverkehr wieder aus der Vagina heraus. Das ist nur normal. Wer schwanger werden will, sollte sich aber bemühen, so viel wie möglich Sperma ›an Bord‹ zu halten. Je mehr Samenzellen in Richtung Gebärmutter schwimmen, desto besser.

Die altbewährte Missionarsstellung, bei der die Frau auf dem Rücken liegt und der Mann auf ihr, ist dabei am günstigsten. Auch die Seitenlage gilt als ›fruchtbare‹ Stellung, wie auch die Knie-Ellenbogenhal-

---

TIPP

Bleiben Sie ruhig noch liegen

▌ Bleiben Sie nach dem Verkehr noch ein halbes Stündchen liegen, eventuell mit einem Kissen unter dem Gesäß. Sie erschweren es damit dem Sperma, wieder aus der Vagina zu fließen. Gehen Sie in dieser Zeit lieber nicht zur Toilette. Haben Sie eine empfindliche Blase und schnell Blasenentzündungen? Nehmen Sie dann zur Vorbeugung täglich ein oder zwei Cranberrykapseln ein.

tung, wobei der Samen tief in die Vagina geschleudert wird.

Aufgepasst

▌ Die ungünstigsten Stellungen fürs Schwangerwerden sind die, bei denen die Frau aufrecht sitzt oder steht. Hier wirkt sich die Schwerkraft nachteilig aus. Bei großen Mengen und bei starken Samenzellen macht das nichts aus, aber bei schwachem Samen hat man weniger Chancen.

Ein Junge oder ein Mädchen?

Wenn es eine ideale Technik gäbe, um Männchen oder Weibchen zu zeugen, hätten Bauern sie schon lange für ihr Vieh eingeführt. Schließlich ist ein Stier wirtschaftlich weniger wert als eine Kuh.

Dass es den Bauern bisher nicht gelungen ist, eine Methode zum Zeugen weiblicher Tiere zu finden, weist darauf hin, dass es auch für die Menschen noch keine Methode gibt. Die Tiermedizin ist nämlich immer schon einen Schritt weiter als die Humanmedizin. Die Chance, ein Kind mit dem Geschlecht zu zeugen, das man sich wünscht, ist also nie größer als 50 Prozent. Doch gibt es Theorien, die anderes behaupten.

Das Geschlecht des Kindes wird über die Samenzelle des Mannes bestimmt. Er hat Samenzellen mit jeweils einem X- oder einem Y-Chromosom. Mit einem Y-Chromosom zeugt er einen Jungen, mit einem X-Chromosom ein Mädchen.

Es heißt nun, dass die Samenzelle mit dem X-Chromosom schwerer sei und sich träger fortbewege als die Samenzelle mit dem Y-Chromosom, das leichter und schneller ist, aber auch eher zugrunde geht. Diese Theorie führt zur Schlussfolgerung, dass Sexualverkehr kurz vor dem Eisprung die Chance

auf die Zeugung eines Jungen vergrößern kann. Die ›schnellen‹ Männchen sind dann noch gesund und munter und stürmen als Erste die Eizelle.

Sexualverkehr drei oder vier Tage vor dem Eisprung würde dieser Theorie zufolge die Chance auf ein Mädchen vergrößern, allerdings unter der Voraussetzung, dass man dann bis zum Eisprung nicht mehr miteinander schläft. Die Samenzellen mit dem weiblichen X-Chromosom leben schließlich länger.

Ob diese Methode wirklich funktioniert, ist nie bewiesen worden. Untersuchungsergebnisse widersprechen einander. Außerdem gibt es noch eine zweite Theorie, die genau das Gegenteil behauptet.

Dann gibt es noch Wissenschaftler, die die Meinung verkünden, man könne das Geschlecht des Kindes über die Ernährung der künftigen Mutter beeinflussen. Der zugrundeliegende Gedanke ist der, dass sich die Eizelle durch die Ernährung derart verändert, dass sie nur X- bzw. nur Y-Samenzellen anzieht. Um ein Mädchen zu bekommen, sollten Frauen natrium- und kaliumarme Nahrung zu sich nehmen, wie Fleisch, Fisch, Gemüse, Schokolade (!) und Salz. Um einen

Jungen zu bekommen, sollte die Nahrung dagegen kalk- und magnesiumreich sein, also viel Milch, Käse, Nüsse, Bohnen und Körner enthalten. Mit einer solchen Diät müssten die Frauen dann zirka sechs Wochen vor der Empfängnis beginnen.

Der Wissenschaftler, der diese Theorie erfunden hat, behauptet, gute Ergebnisse damit zu erzielen. Untersuchungen von anderen weisen dagegen aus, dass diese Methode keinen nachweisbaren Effekt hat.

Fazit: Bewiesen ist gar nichts. Jeder, der das möchte, darf natürlich sein Glück versuchen und das Geschlecht seines Kindes zu bestimmen versuchen. Garantien gibt es keine. Und das ist auch gut so.

Aufgepasst

▪ Manche Männer zeugen nur Jungen und andere nur Mädchen, auch bei mehreren Frauen. Den Grund kennt keiner.

Spannende Zeiten

Wer eine Schwangerschaft plant, erlebt spannende Zeiten. Ob es klappt oder ob man Geduld haben muss, weiß man nicht vorher. Am besten, man lebt gesund und entspannt und sorgt für Abwechslung. Geduldig sein ist eine gute Eigenschaft, aber man sollte sie nicht übertreiben. Spätestens nach einem Jahr ist es an der Zeit, den Haus- oder Frauenarzt aufzusuchen. Und vielleicht gibt es auch Gründe, das schon viel früher zu tun.

80 Prozent werden im ersten Jahr schwanger

Wer einmal beschlossen hat schwanger zu werden, hofft natürlich, dass es schnell klappt. Aber sicher ist das keineswegs. Bei manchen Paaren klappt es schon beim ersten oder zweiten Mal. Andere müssen länger warten. Die *durchschnittliche* Chance auf ein Baby beträgt bis zum dreißigsten Lebensjahr der Frau 15 Prozent monatlich. Danach sinkt sie. Von allen Frauen, die schwanger zu werden versuchen, sind 30 Prozent innerhalb von drei Monaten in anderen Umständen, 70 Prozent innerhalb eines halben Jahres und 80 Prozent nach einem Jahr. Nach zwei Jahren hat es bei 90 Prozent mit dem Schwangerwerden geklappt.

Wer nach einem Jahr noch immer nicht schwanger ist, sollte sich an den Haus- oder Frauenarzt wenden. Die Wahrscheinlichkeit einer spontanen Schwangerschaft sinkt. Von ›verminderter Reproduktionsfähigkeit‹ ist dann die Rede. Das gilt auch bei Frauen über 35, die nach einem halben Jahr aktiver Versuche immer noch nicht schwanger sind.

Ein Viertel aller Paare sucht nach einer gewissen Zeit den Arzt auf, weil eine Schwangerschaft ausbleibt und etwa 15 Prozent bittet den Gynäkologen um Hilfe. Zwei Drittel von ihnen kommen für reproduktionstechnische Behandlungen in Betracht. Es handelt sich dabei nicht immer um kinderlose Paare, sondern auch um Paare, bei denen sich kein zweites oder drittes Kind einstellen will. Von allen Paaren, die gerne Kinder haben möchten, bleiben schließlich

> **TIPP**
>
> ### Gut geplant ist halb gewonnen
>
> ▮ Warten Sie ein Jahr ab, bevor Sie zum Frauenarzt gehen. Versuchen Sie in dieser Zeit aktiv, schwanger zu werden. Gehen Sie dabei – wie in den vorigen Abschnitten beschrieben – nach dem ersten halben Jahr planmäßig vor. Erstellen Sie nach neun Monaten eine Temperaturkurve, wie im Abschnitt ›Temperaturkurve‹ auf Seite 141 beschrieben. Nehmen Sie alle Daten und Informationen beim Arztbesuch mit.
>
> ▮ Gehen Sie gemeinsam zum Arzt. Da die Gründe für die ausbleibende Schwangerschaft sowohl beim Mann als auch bei der Frau liegen können, ist es wichtig, dass der Arzt Sie beide sieht.

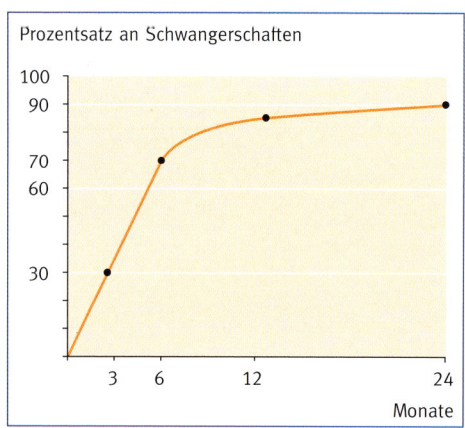

Prozentsatz an Schwangerschaften

Monate

Wahrscheinlichkeit einer Schwangerschaft bei ungeschütztem Geschlechtsverkehr nach 3, 6, 12 und 24 Monaten

3 bis 5 Prozent kinderlos. 6 Prozent bekommen weniger Kinder als ursprünglich geplant.

Der Prozentsatz an Frauen, der wegen Problemen beim Schwangerwerden den Frauenarzt aufsucht, steigt weiter an. Gründe dafür sind unter anderem die aufgeschobene Mutterschaft – Frauen werden im Schnitt heute später Mutter als früher –, aber auch die vielen Möglichkeiten, die die reproduktionsmedizinische Technik heute bietet. Das Angebot sorgt für die Nachfrage und die Ungeduld wird größer. Die meisten Frauen versuchen jahrelang, mit Hilfe von Verhütungsmitteln eine Schwangerschaft zu verhüten. Wenn der Entschluss zum Baby einmal gefasst ist, werden die Mittel abgesetzt und es soll plötzlich schnell gehen.

Wenn es dann nicht gleich klappt, ist die Enttäuschung groß. In unserer Konsumgesellschaft ist man nun einmal daran gewöhnt, sich fast jeden Wunsch erfüllen zu können, wenn man es will. Aber vielleicht drängt auch die Zeit, und man wird darum schnell ungeduldig. Man sollte sich deshalb mit dem Gedanken trösten, dass 50 Prozent aller Paare, die im ersten Versuchsjahr nicht schwanger werden, im zweiten Jahr doch noch spontan ein Kind bekommen.

Aufgepasst

▪ Für Männer mit Reproduktionsproblemen ist der Urologe und Androloge zuständig. In manchen Kliniken arbeiten sogenannte Reproduktionsmediziner, die sich ausschließlich mit ungewollter Kinderlosigkeit beschäftigen. Kommen in einer Beziehung Probleme sexueller Art vor, dann kann der Hausarzt das Paar bzw. einen Partner an einen Sexualmediziner oder -therapeuten überweisen.

▪ Wer schon ein Kind hat, aber nach einem Jahr fruchtloser weiterer Versuche immer noch nicht schwanger ist, sollte sich ebenfalls an den Frauenarzt wenden.

▪ Der Zeitraum von einem Jahr gilt nur für Frauen, die unter 35 sind, einen Menstruationszyklus von drei bis fünf Wochen haben und sehr wahrscheinlich normal reproduktionsfähig sind. Es kann Gründe geben, früher zum Arzt zu gehen!

Gründe, um nicht so lange zu warten

Falls Sie Gründe haben anzunehmen, dass Ihre Reproduktionsfähigkeit bzw. die Ihres Partners beeinträchtigt ist, sollten Sie nicht ein ganzes Jahr lang warten, sondern schon früher zum Arzt gehen. Unten stehende Checkliste hilft Ihnen bei der Feststellung, ob dies für Sie und Ihren Partner zutrifft. Wenn Sie eine der Fragen mit ›Ja‹ beantworten, können Sie sich schon nach einem halben Jahr oder eventuell noch früher an einen Arzt wenden.

Für die Frau

- Menstruieren Sie nicht oder fast nie?
- Ist Ihr Zyklus länger als sechs oder kürzer als drei Wochen?
- Hatten Sie in der Vergangenheit Reproduktionsprobleme, die möglicherweise noch bestehen?
- Leiden Sie an einer Erbkrankheit oder chronischen Krankheit, die möglicherweise zur Unfruchtbarkeit führen kann?
- Hat Ihr Arzt Sie bei einer früheren ärztlichen Behandlung darauf aufmerksam gemacht, dass diese Behandlung zu Reproduktionsproblemen führen kann?
  Suchen Sie in all diesen Fällen sofort einen Arzt auf, wenn Sie schwanger werden wollen.
- Sind sie 36 Jahre alt oder älter?
- Waren Sie jemals Chlamydia trachomatis- oder Gonorrhöe-infiziert?
  Suchen Sie in all diesen Fällen einen Arzt auf, nachdem Sie ein halbes Jahr lang versucht haben schwanger zu werden.

Für den Mann

- Ist bekannt, dass Ihr Samen schwach ist? Versuchen Sie erst ein halbes Jahr lang, auf natürlichem Weg ein Kind zu zeugen. Sie können aber auch gleich einen Arzt aufsuchen.

Mit Sperma von mäßiger Qualität kann oft auch auf natürlichem Weg ein Kind gezeugt werden, nur dauert es manchmal etwas länger. Außerdem kann die Spermaqualität in verschiedenen Perioden unterschiedlich sein.

Für Frau und Mann

- Haben Sie Probleme beim Sexualverkehr, zum Beispiel durch Vaginismus (Scheidenkrampf, d.h. eine Verkrampfung der Scheidenmuskulatur und damit eine Verengung der Scheide), durch Impotenz oder durch Schmerzen beim Verkehr?

Gibt es emotionale oder psychische Barrieren?
Gehen Sie schon früh zum Hausarzt. Er kann sie an einen Spezialisten (z. B. einen Sexualmediziner oder -therapeuten) überweisen.

5 Schwanger werden

Aufgepasst

▪ Ist der Schwangerschaftstest positiv? Achten Sie nach einer ausgeheilten Infektion besonders auf die Symptome einer sogenannten extra-uterinen (Bauchhöhlen/Eileiter-)Schwangerschaft, also auf Bauchschmerzen und leichten Blutverlust.

Zum Frauenarzt

Wenn sich keine Schwangerschaft einstellen will, ist der erste Schritt ein gemeinsamer Besuch beim Gynäkologen. Er wird untersuchen, ob es einen Grund für die verringerte Reproduktionsfähigkeit gibt und ob länger warten Sinn macht.

Er kann eine orientierende Fruchtbarkeitsuntersuchung durchführen und wird dabei Fragen zur Gesundheit beider Partner und zur (Familien-)Geschichte stellen. Mit Hilfe von Blutuntersuchungen kann er feststellen, ob die Frau vielleicht schon in den Wechseljahren ist und ob es Spuren von Antikörpern gegen *Chlamydia trachomatis* im Blut gibt. Diese bleiben nach einer Infektion, auch wenn sie schon lange ausgeheilt ist, im Blut zurück. Falls Antikörper gegen Chlamydia nachgewiesen werden können, kann es gut sein, dass der Grund für das Ausbleiben einer Schwangerschaft verstopfte Eileiter sind. Bei Hinweisen auf eine Fruchtbarkeitsstörung des Mannes wird er eine Untersuchung des Spermas beim Urologen oder Andrologen veranlassen.

Wenn sich bei einer globalen Untersuchung keine Abweichungen ergeben und die Frau ist noch keine 35, kann der Frauenarzt in der Regel dazu raten, noch etwas länger zu warten. Sollte es Hinweise auf eine verringerte Fruchtbarkeit geben, z.B. unregelmäßiger Zyklus oder schwacher Samen, wird er Sie an ein Fertilitätszentrum überweisen.

Schwanger? Schwanger!

Manchen überfällt es: Schon nach ein oder zwei Monaten schwanger! Für andere wird es zur Geduldsprobe. Aber früher oder später kommt für mehr als 95 Prozent der Augenblick, an dem sie feststellen: Wir sind schwanger!

Ein wunderbarer, aber auch ›unwirklicher‹ Moment, vor allem beim ersten Mal, und eine sehr große Chance, in 9 Monaten ein gesundes Baby halten zu dürfen. Aber freuen Sie sich nicht zu früh. Eine Fehlgeburt ist nicht auszuschließen.

Der Test ist positiv

Manche Frauen haben schon vor dem Aussetzen der Menstruation das Gefühl, schwanger zu sein. Das gibt es. Der Embryo beginnt schon drei Tage nach der Befruchtung mit der Produktion des Schwangerschaftshormons HCG, wenn auch in minimalen Mengen. Im Blut der Mutter ist es dann noch nicht nachweisbar, und sicher noch nicht im Urin. Dazu sind die Tests nicht empfindlich genug. Aber das Hormon tut, was es tun muss. Also können auch schon in leichter Form Schwangerschaftssymptome auftreten. Müdigkeit, häufigeres Wasserlassen, empfindliche und angespannte Brüste oder Bauchkrämpfe durch die Einnistung sind Frühhinweise auf eine beginnende Schwangerschaft.

Die meisten Frauen spüren aber während der ersten zwei, drei Wochen nach der Befruchtung noch nichts. Die Bauchschmerzen fühlen sich an wie Menstruationskrämpfe, gespannte Brüste treten auch manchmal im normalen Zyklus auf und die Morgenübelkeit kommt erst später.

Der Tag, an dem normalerweise die Menstruation beginnt, wird mit Spannung erwartet. Dann ist die Toilette ein vielbesuchter Ort. Kommt Blut? Oder doch nicht?

Ein Tag später, wenn die Regelblutung ausgeblieben ist, ist dann ›der Tag der Wahrheit‹. Ein Schwangerschaftstest kann Gewissheit verschaffen – auch auf der Toilette. Man lässt den Urinstrahl über ein Teststäbchen laufen und wartet ein paar Minuten. Dann erscheint etwas: Ein farbiger Streifen oder ein Pluszeichen. In der Intimität des kleinsten Kämmerleins kommt die noch unwirkliche Gewissheit: Ich bin schwanger!

Wenn alles nach Plan verläuft, bekommen Sie und Ihr Partner in neun Monaten ein Kind. Vielleicht erschreckt Sie der Gedanke noch, vielleicht spüren Sie auch nur große Freude. Auf jeden Fall sollten Sie dieses besondere Ereignis gebührend feiern.

Aufgepasst

- Freuen Sie sich, aber halten Sie sich ein klein wenig zurück. Die Fehlgeburtrate liegt bei 10 bis 15 Prozent. Bei Frauen über 40 ist sie wesentlich höher.
- Bei einer Frau mit einem Zyklus von 28 Tagen ist am 29. Tag die Regelblutung ausgeblieben. Bei einer Frau mit einem Zyklus von 33 Tagen am 34. Tag. Gerechnet wird immer vom ersten Tag der letzten Blutung an.

Das Bild ändert sich, wenn man genau weiß, an welchem Tag der Eisprung stattgefunden hat, zum Beispiel nach einer intrauterinen Insemination (IUI). Der Eisprung zeigt viel genauer als die letzte Menstruation an, wann die Befruchtung stattgefunden hat. Zwei Wochen nach dem Eisprung tritt normalerweise die Menstruation ein.

▌ Bleibt die Regelblutung aus, so heißt das noch nicht, dass eine Schwangerschaft vorliegt. Es kann auch sein, dass der Eisprung später als normal auftrat. Dann kommt auch die Regelblutung später.

Schwanger! Und dann?

Der Test ist positiv. Sie haben sich ein paar Tage an den Gedanken gewöhnen können, schwanger zu sein und Sie befinden sich in einem permanenten Zustand leichter Aufregung. Und dann? Dann passiert eine ganze Zeit lang gar nichts.

Jedenfalls scheint das so. In Ihnen entsteht ein Kind und es wächst in dieser ersten Zeit so schnell, wie es nie mehr in seinem Leben wachsen wird. Sie fühlen sich in dieser Zeit vielleicht müde und Ihnen kann übel sein. Übelkeit ist ein Zeichen dafür, dass Hormone produziert werden. Das heißt nicht, dass es ein schlechtes Zeichen ist, nichts zu fühlen. Frauen reagieren ganz unterschiedlich auf eine Schwangerschaft. Da hilft nur abwarten.

Für viele Frauen ist dies eine merkwürdige Zeit, in der sie sich unsicher fühlen, als ob sie sich in einer Art Niemandsland befinden. Sie wissen, dass die Gefahr einer Fehlgeburt noch nicht gewichen ist, dass Sie aber auch nichts tun oder lassen können, um es zu verhindern. Vielleicht sind schon viele Fragen da, diese können Sie bei Ihrer ersten Schwangerschaftsvorsorgeuntersuchung mit Ihrem Frauenarzt besprechen.

Am besten sucht man in dieser Zeit Abwechslung, achtet auf die eigenen Grenzen und lebt so gesund wie möglich. Wer über 36 ist oder aus anderen Gründen ein erhöhtes Risiko auf Chromosomenabweichungen hat, sollte sich schon früh über die Möglichkeit pränataler Diagnostik informieren. Ein Flockentest (Chorionzottenbiopsie) wird bereits in der zehnten oder elften Schwangerschaftswoche durchgeführt. Die Hebamme bzw. der Frauenarzt können Sie dazu beraten.

Den Hunger nach Informationen kann man am besten mit einem guten Buch über Schwangerschaft stillen, das nicht nur medizinisch-technische Informationen enthält, sondern auch praktische Tipps gibt und das auch auf die emotionale Seite einer Schwangerschaft eingeht. Das ist ein gutes Mittel gegen die unvermeidliche Unsicherheit, die Angst und den Zweifel, die man in dieser Phase ab und zu fühlt.

Mehr Informationen:
▌ Schwangerschaft und Geburt, von Janet Balaskas, Yehudi Gordon
▌ Der große Schwangerschafts-Ratgeber für Diabetikerinnen, von Helmut Kleinwechter, Ute Schäfer-Graf, Ursula Mäder

▪ Schwangerschaft – Informationen für werdende Eltern, eine kostenlose, sehr informative Broschüre der Bundeszentrale für gesundheitliche Aufklärung (BZgA)

▪ Unter http://9monate.qualimedic.de können Sie sich einen persönlichen Schwangerschaftskalender erstellen lassen, mit dem Sie die 40 Wochen Ihrer Schwangerschaft genau verfolgen können und jederzeit wissen, wie weit die Schwangerschaft fortgeschritten ist.

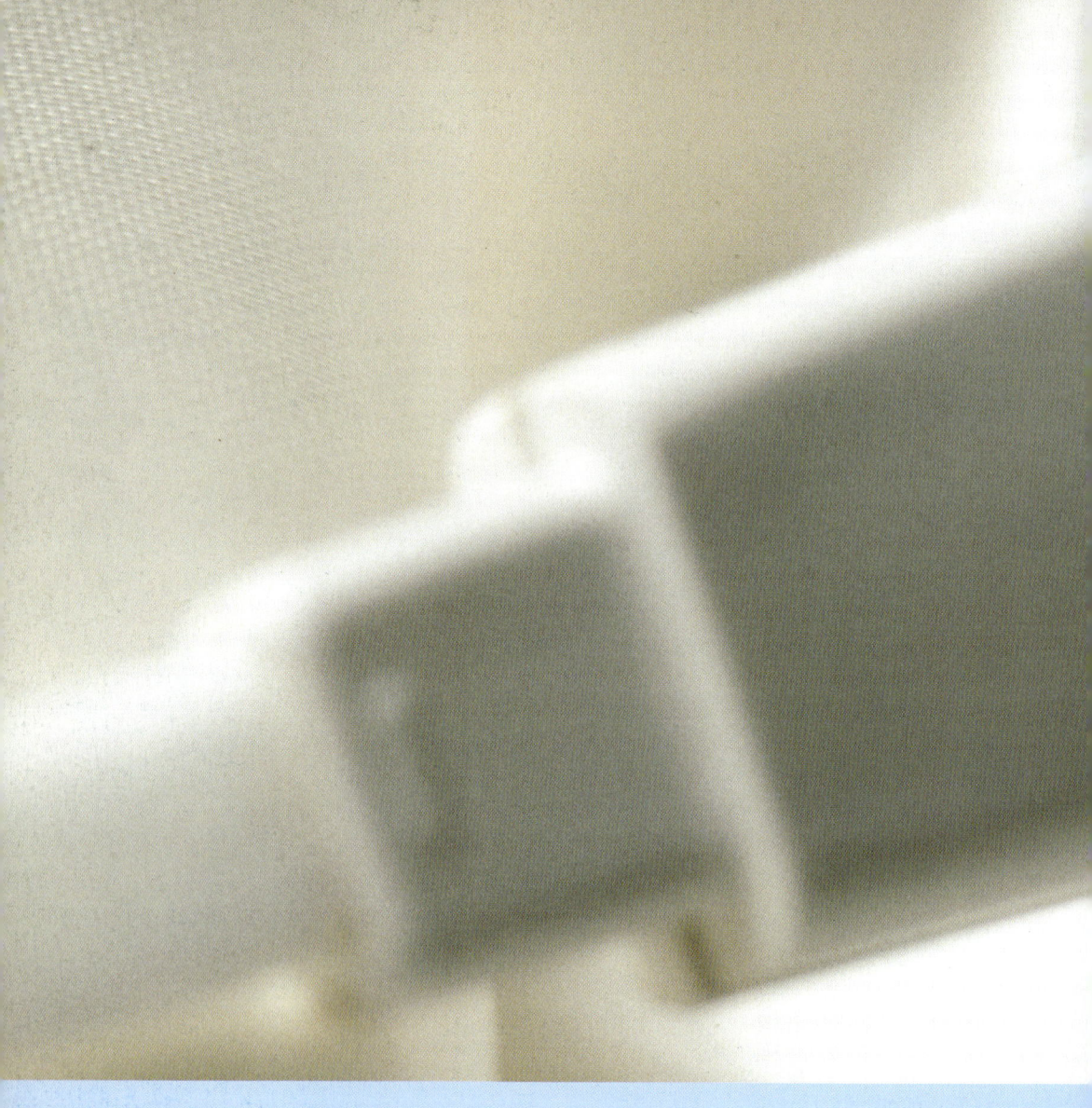

Dauert der Versuch, schwanger zu werden, länger, dann wird die Geduld auf die Probe gestellt, dann ist jede neue Menstruation eine Enttäuschung.

Nach etwa einem Jahr ist es dann Zeit für einen Besuch beim Gynäkologen. Bei bereichtigten Hinweisen auf eine Fertilitätsstörung wird man an ein Fertilitätszentrum überwiesen.

Weitere Untersuchungen folgen, und vielleicht auch Behandlungen. Zum Beispiel mit Hormonen oder eine IVF.

Schwanger werden spielt sich nicht länger in der Intimität, sondern im Neonlicht von Kliniken ab. Es wird ein medizinisches Ereignis, und die Betroffenen schweben dabei zwischen Furcht und Hoffnung. In den meisten Fällen wird die Geduld belohnt.

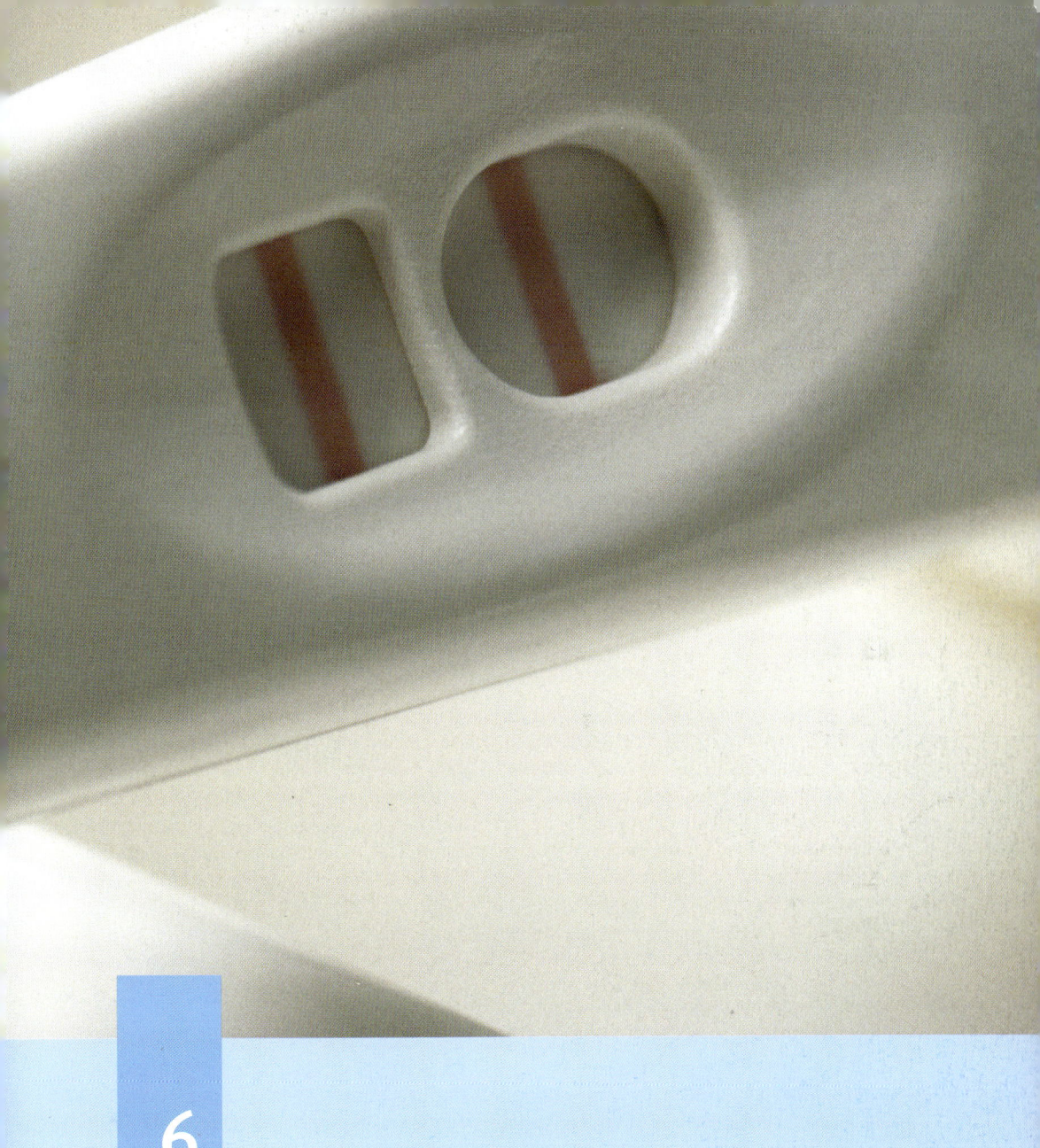

6

Wenn es nicht spontan klappt

Eine Fruchtbarkeitsbehandlung ist belastend

Wenn Schwangerwerden nicht von selbst geht, wird das Kinderkriegen zum ›Projekt‹. Vielleicht sogar zur Zwangsidee. Zur Unsicherheit kommen belastende Untersuchungen und Behandlungen hinzu. Außerdem ist Unfruchtbarkeit immer noch ein stark tabubeladenes Thema. Auch Neid und Eifersucht liegen auf der Lauer. Aber gerade dann ist es wichtig, dass man die Regie über das eigene Leben und den eigenen Körper behält, dass man seine Entscheidungen bewusst trifft, dass man offen miteinander umgeht, dass man sich seiner größten Angst, nämlich dass es nicht gelingt, bewusst wird und man motiviert und vertrauensvoll in die folgende Phase einsteigt.

»Enttäuscht vom eigenen Körper.«

Myrthe: ›Als ich vor zwei Jahren die Pille absetzte, habe ich wirklich nicht erwartet, sofort schwanger zu werden. Ich rechnete schon damit, dass es wohl ein Dreivierteljahr oder ein Jahr dauern würde. Es hat mir deshalb am Anfang auch nicht so viel ausgemacht, wenn ich wieder meine Tage bekam. Ich ging die Sache eher gelassen an. Bis Jan mal von seiner Arbeit heimkam und mir erzählte, dass es bei einer seiner Kolleginnen, die schwanger werden wollte, sofort auf Anhieb geklappt hatte. Das konnte ich schlecht vertragen. Ich wurde neidisch.

Nach einem Jahr vergeblichen Wartens gingen wir zum Hausarzt. Jan wollte eigentlich noch länger warten, aber mir reichte es.

Der Hausarzt untersuchte erst einmal das Sperma von Jan und sein Kommentar war eindeutig: »Damit *kann* man ja auch kein Kind zeugen«, meinte er. Das überraschte uns. Im Samenerguss waren nur 10 Millionen Samenzellen und sie waren außerdem kaum beweglich. Wir wurden zum Gynäkologen geschickt. Der war zu unserer Überraschung gar nicht so negativ und meinte, dass damit doch noch etwas zu machen sei. Auch ich wurde untersucht. Fast alles war in Ordnung, aber es stellte sich heraus, dass mein Gebärmutterhalsschleim zäh und dick war und dass er für die schwachen Samenzellen von Jan eine unüberwindliche Barriere bildete. Es war also die Kombination von uns beiden, die es so schwierig machte schwanger zu werden. Der Gynäkologe riet uns zu einer intrauterinen Insemination (IUI), vorläufig noch ohne stimulierende Hormone.

Inzwischen war meine jüngere Schwester vom vierten Kind schwanger. Am Tag, an dem ihr Schwangerschaftstest positiv war, rief sie uns an und lud uns zum Kaffee ein. Sie wollte es uns persönlich sagen, aber es fiel ihr schwer. »Es tut mir so leid für euch«, sagte sie. Natürlich war das Unsinn. Ich freute mich für sie, aber gleichzeitig machte es mich auch traurig. Ich war nämlich immer bei der Geburt ihrer drei Kinder dabei gewesen und schon beim zweiten sagte sie: »Hoffentlich seid ihr jetzt endlich die nächsten.«

Vor fünf Wochen kam ihre Nummer vier zur Welt. Vier gesunde Kinder, was will ein Mensch mehr?

In der Zeit, in der meine Schwester entbinden sollte, haben Jan und ich den ersten IUI-Versuch unternommen. Auf dem Ultraschall haben wir sehen können, wie ein Eibläschen heranreifte. Am zehnten Tag meines Zyklus bekam ich ›Spritzunterricht‹, damit ich mir zu Hause selbst HCG spritzen konnte, das Hormon, das den Eisprung stimuliert. Anderthalb Tage später wurde ich inseminiert. Das Einbringen des Samens war zwar schmerzhaft, aber wieder schnell vorbei. Alles zusammen war es aber ein emotionaler Moment.

Die zwei Wochen danach verliefen ganz normal. Ich habe mich viel verabredet und auch normal weiter gearbeitet, damit ich abgelenkt war.

Ich war im Büro, als ich Menstruationsschmerzen bekam, einen Tag früher als normal. Ich wollte es erst gar nicht wahr haben. Aber nach ein paar Stunden ging ich schließlich doch zur Toilette. Die Blutung hatte begonnen. Ich bekam sofort heftige Kopfschmerzen und wollte eigentlich lieber sofort nach Hause. Aber ich riss mich zusammen und dachte mir: »Niemand darf mir was anmerken.« Abends erzählte ich es dann endlich Jan. Er reagierte ziemlich nüchtern und meinte, wir sollten es halt noch einmal versuchen. Männer reagieren einfach anders. Ich hatte versucht, mich darauf vorzubereiten, war aber doch enttäuscht. Von Jan, aber auch von meinem eigenen Körper. Alle wurden spontan schwanger, nur ich nicht.

Ich schreibe alles in ein Tagebuch, das hilft mir bei der Verarbeitung. Dadurch fällt es mir auch leichter, darüber zu reden. Nachts träume ich oft von Kindern. Manchmal habe ich einen Durchhänger, und dann wehre ich mich auch nicht dagegen. Manchmal weine ich auch, und ich spüre, dass mir das gut tut.

Trotzdem vertraue ich noch immer darauf, dass wir es einmal schaffen. Ich bin jetzt 34 und habe noch Zeit. Die Hoffnung ist noch immer größer als die Angst. Eine Bekannte von mir hat acht IUI-Versuche gebraucht, bis das erste Kind kam. Inzwischen hat sie zwei Kinder. Und wenn es mit IUI nicht klappt, gibt es ja auch noch IVF.

Manchmal kommt mir natürlich auch der Gedanke, dass es vielleicht nie klappt, aber den schlage ich mir dann ganz schnell wieder aus dem Kopf.‹

Das lange Warten

Die ersten Monate, in denen man versucht schwanger zu werden, sind mit einer angenehmen, erwartungsvollen Atmosphäre umgeben. Wenn es aber nicht gleich klappt, schlägt diese angenehme Spannung schnell in eine ängstliche, besorgte Spannung um. Die monatlich wiederkehrende Regelblutung erzeugt bei vielen Frauen Stress und einen erhöhten Adrenalinspiegel, beide wenig förderlich fürs Schwangerwerden, aber beide auch schwer beeinflussbar. Man hört in dieser Zeit in seinen Körper hinein und achtet selbst auf den kleinsten Hinweis, dass sich vielleicht doch eine befruchtete Eizelle in die Gebärmutter eingenistet haben könnte. Jeder kleine Krampf, jedes bisschen Bauchweh lenkt von der Arbeit ab und wird in dieser Richtung interpretiert.

Mit der Menstruation kommt dann auch die Trauer und die Frage nach dem Warum. Warum hat es wieder nicht geklappt? Warum bei andern und nicht bei mir? Im besten Fall kann man seinen Schmerz und seine Enttäuschung mit dem Partner teilen, im ungünstigsten Fall verarbeitet man es allein. Das kann auch Abstand schaffen.

TIPP

Schaffen Sie eine offene Gesprächsatmosphäre

▌ Seien Sie ehrlich zueinander. Äußern Sie sich und sprechen Sie offen über Ihre Ängste. Denken Sie vor allem nicht für Ihren Partner mit. Versuchen Sie, die unterschiedlichen Auffassungen herauszuarbeiten und vor allem nicht zuzudecken. Das schafft Klarheit und schützt vor späteren bösen Überraschungen.

Und immer wieder rafft man sich auf: Ein neuer Zyklus heißt auch neue Chancen. So balanciert man monatelang zwischen Furcht und Hoffnung.

Die Spannung belastet auch die Beziehung. Es ist nicht immer einfach, miteinander darüber zu reden und man ist auch lange nicht immer einer Meinung. Die Unbesorgtheit und Vorfreude ist weg, schlechte Laune stellt sich ein und in manchen Fällen führen die monatlichen Enttäuschungen selbst zu Depressionen. Bei manchen Frauen haben die Hormonbehandlungen verheerende Auswirkungen auf die Laune und manchen Männern fällt es schwer, darauf zu vertrauen, dass dies nur vorübergehend der Fall ist.

Miteinander schlafen ist kein spontaner Akt der Liebe und der Lust mehr, sondern wird zur Pflicht. Wenn es nicht unbedingt nötig ist, zum Beispiel, weil der Eisprung gerade vorbei ist und es doch nicht zu einer Schwangerschaft kommen kann, vergeht einem auch gleich die Lust darauf. Oder man wird von der unberechtigten Angst gelähmt, dass man die Einnistung einer eventuellen jungen Frucht damit stört.

Inzwischen ist die halbe Welt schwanger und man sieht um sich herum nur noch dicke Bäuche und junge Väter mit Kinderwagen. In den Zeitschriften wird ausführlich über Schwangerschaften und Geburten in Königshäusern und beim Jetset berichtet und überhaupt scheint die Welt ein großes Kinderparadies zu sein.

Das lange Warten ist nicht einfach. Die Kunst dabei ist, so viel wie möglich Ablenkung zu finden und mit einer positiven Einstellung weiterzuleben. Vor allem ist es wichtig, in die gemeinsame Beziehung zu investieren und die Partnerschaft zu stärken. Man sollte viel gemeinsam unternehmen und Spaß zusammen haben. Und sich vor allem bewusst machen, dass man mehr ist als nur ein Mann oder eine Frau mit einem unerfüllten Kinderwunsch.

Nur noch ein Spielball

Wenn eine spontane Schwangerschaft ausbleibt und man den Arzt aufsuchen muss, wird Kinderkriegen zur medizintechnischen Angelegenheit. Mit Temperaturmessungen, Samenuntersuchungen und Liebe nach Plan fängt es an. Dann kommt die Überweisung zum Reproduktionsmediziner und die Behandlung wird nicht nur intensiver, sondern auch schmerzlicher.

»Kinderkriegen als Projekt.«

Sophie: ›Wir liebten uns und waren so weit, dass wir Kinder wollten. Unsere Beziehung war reif dafür, das spürten wir. Als es nach einiger Zeit nicht spontan klappte, gingen wir zum Hausarzt. Der machte ein paar Untersuchungen und riet uns, es noch ein Weilchen zu versuchen. Aber es stellte sich immer noch kein Kind ein. Dann kam die Überweisung zum Gynäkologen und wir landeten von einem Tag auf den andern in der Welt der Medizintechnik. Es fing mit Untersuchungen an und ging immer einen Schritt weiter. Bei uns konnte nämlich kein Grund für die Unfruchtbarkeit festgestellt werden. Bevor wir uns versahen, standen wir schon auf der Warteliste für eine IVF.

Von Gefühlen, von Liebe und Lust, war schon lange keine Rede mehr. Wir wurden vollständig von der medizinischen Technik absorbiert und niemand hat uns dabei geholfen oder irgendwie begleitet. Ich war ein Objekt, an dem alles mögliche »gemacht« wurde, und das hatte ich einfach zu akzeptieren. Solange wir dabei unser Gefühl für Humor nicht verloren, ging alles noch gut. Aber der Druck, unter den unsere Beziehung geriet, wurde immer größer und wir verloren schließlich unsere Liebe zueinander. Kinderkriegen war zum Projekt geworden. Wie Arbeit ein Projekt war, so war jetzt auch IVF ein ›Projekt‹. Objektivieren, rationalisieren und Abstand halten war die Devise, nur keine Gefühle zeigen.

Ich wurde inzwischen total durchgecheckt und mit Hormonen vollgespritzt. Das Spritzen war einfach schrecklich, vor allem der Gedanke, dass so viele Mittel in mich hineingepumpt wurden. Aber ich rationalisierte alles und nahm Abstand. Stark sein, dachte ich immer, nicht schlapp machen und nicht jammern. Max ging es auch so. Er machte noch mehr Scherze darüber als ich.

Jetzt, so im Nachhinein, denke ich, dass ich zu hart zu mir gewesen bin. Ich hätte näher an meinen Gefühlen dranbleiben und auch mal den Schmerz und die Enttäuschung zulassen sollen. Die IVF ist doch vor allem eine Frauensache, die sich zwischen dir und dem Gynäkologen abspielt. Ein heftiger Prozess, der einen nicht nur körperlich, sondern auch geistig schwer mitnimmt. Das hätte mir bewusst sein müssen.

Die fünf Jahre, in denen wir alles versuchten um schwanger zu werden, waren unglaublich schwer. Wenn ich Fotos aus der Zeit sehe, fällt mit auf, wie unglücklich ich damals war. Die Unfruchtbarkeit war das alles beherrschende Thema. Es gab eigentlich nichts anderes mehr in meinem Leben. Eine Kollegin erzählte freudestrahlend, dass sie schwanger war. Ich hätte ihr am liebsten eine runtergehauen, so schwer traf es mich. Der Wunsch, schwanger zu werden, war so stark, dass er fast schon zur Zwangsvorstellung wurde. Der Gedanke, dass ich vielleicht nie Kinder bekommen würde, machte mich ganz krank.

Insgesamt habe ich sechsmal eine intrauterine Insemination gehabt. Und danach IVF. Als zum ersten Mal Follikelflüssigkeit mit reifen Eizellen abgesaugt wurde, tat das ganz schön weh. Aber wieder klappte es nicht. Kurz vor der zweiten IVF-Behandlung habe ich den Entschluss gefasst, dass ich nach drei Versuchen aufhören würde. Ich hatte das Herumdoktern einfach satt. Diese Entscheidung gab mir die nötige Gemütsruhe. Ich konnte mich endlich entspannen. Ich ging in dieser Zeit auch zu einem Hypnotherapeuten, der mir half, traumatische Erfahrungen und Ereignisse aus meiner Vergangenheit, wie eine frühere Abtreibung, zu verarbeiten. Danach hatte ich das Gefühl, endlich reinen Tisch gemacht zu haben. Ich war bereit, alles zu akzeptieren.

Die zweite IVF-Behandlung gelang. Die Mitteilung, dass ich schwanger war, war unglaublich und fast unfassbar. Ein ungeheuer positiver Augenblick im meinem Leben. Aber meine starke Haltung während der IVF hat sich während der Schwangerschaft gerächt. Die Schwangerschaft war schwer, unter anderem auch, weil ich Zwillinge bekam. Eigentlich habe ich während meiner Schwangerschaft erst alle negativen Gefühle aus der Zeit der Fruchtbarkeitsbehandlungen verarbeitet. Ich hatte das Gefühl, dass ich alles allein machen musste, dass ich im Stich gelassen worden war.

Die Geburt unserer Zwillinge verlief unproblematisch. Eine unglaublich schöne Erfahrung, vor allem auch, weil vorher so viele Kunstgriffe nötig waren. Dass ich zwei gesunde Jungs bekommen habe, erfüllt mich mit großer Dankbarkeit, aber auch mit Bescheidenheit. Ich bin unheimlich glücklich. Aber einmal und nie wieder: Mit IVF ist für mich Schluss.‹

Der Arzt spielt als Dritter im Bunde eine wichtige Rolle bei Ereignissen, die sich normalerweise innerhalb der Intimität einer Beziehung abspielen. Ein Kind zeugen und schwanger werden ›versachlicht‹. Die Assoziationen sind nicht mehr Liebe, Romantik, Geborgenheit, Sex, Lust und Spaß, sondern Spannung, Stress, Schmerz, Sterilität und weiße Kittel. Der Rahmen ist nicht länger die Intimität des Schlafzimmers, sondern das Krankenhaus und Neonlicht.

Die Behandlungen werden immer intensiver. Bei einer Hormonbehandlung findet die Befruchtung immer noch auf natürliche Weise statt. Bei einer intrauterinen Insemination (IUI) wird zwar immer noch im weiblichen Körper befruchtet, aber der aufbereitete Samen wird auf künstlichem Wege von einem Arzt eingebracht. Bei IVF (**In-V**itro-**F**ertilisation) wird die Eizelle außerhalb des Körpers befruchtet und bei ICSI (**In**tra**c**ytoplasmatische **S**permieninjektion) wird eine Samenzelle mit Hilfe einer extrem feinen Nadel sogar direkt in eine zuvor entnommene Eizelle injiziert. Und so wird die Behandlung Schritt für Schritt technischer und unpersönlicher.

Man macht dabei mit und verlegt seine Grenzen immer weiter. Die große Gefahr besteht darin, dass man das Heft nicht in der Hand behält und nicht mehr selber die Entscheidungen trifft, sondern nur noch zum Spielball wird. Dann gibt es fast kein Zurück mehr. Man hat schließlich schon so viel investiert und schon so viele Behandlungen über sich ergehen lassen, dass man sich immer kurz vor dem Ziel wähnt. Beim nächsten Mal *muss* es klappen! Jetzt aufhören würde bedeuten, dass *alle* Bemühungen umsonst waren. Und dass das letz-

> **TIPP**
>
> ### Bauen Sie Druck ab
>
> ▪ Leben Sie so normal wie möglich weiter. Zwingen Sie sich, Abwechslung zu suchen und Verabredungen zu machen. Sorgen Sie im Einvernehmen mit Ihrem behandelnden Arzt für eine Auszeit in der Behandlung, falls Sie das brauchen. Ein paar Wochen Ruhe, in der Sie nicht zur Klinik müssen, nicht schwanger zu werden brauchen und keine Hormone bekommen, können den Druck erheblich abbauen.

»Man sollte tun, was man kann, aber auch nicht mehr als das.«

Ellen: ›Obwohl es bei uns letztendlich doch nicht geklappt hat, würde ich genau die gleichen Entscheidungen wieder treffen, wenn ich wieder in der gleichen Situation wäre. Anderen würde ich raten so weit zu gehen, dass man sich hinterher nichts vorzuwerfen braucht. Dass man hinterher nicht denkt: ›Hätte ich doch noch ...‹ oder ›Wäre ich doch noch ...‹ Man sollte tun, was man kann und was man vor sich selbst verantworten kann, aber auch nicht mehr als das. Das bedeutet auch aufhören, wenn das Gefühl oder der Verstand einem das sagen. Beim Einen kommt dieser Moment erst nach der zehnten IVF-Behandlung, beim Anderen schon nach der ersten.‹

te Quäntchen Hoffung auf ein eigenes Kind verfliegt.

Es gibt wunderbare Erfolgsstorys von Schwangerschaften nach jahrelangen erfolglosen Versuchen. Aber es gibt auch tieftraurige Geschichten von erfolglosen Behandlungen und definitiver Kinderlosigkeit. Ein Schulfreund meines jüngsten Sohnes ist auf der Welt, weil seine Mutter bis zur achten IVF-Behandlung durchgehalten hatte. Sie hat acht Jahre lang versucht, schwanger zu werden. Interessantes Detail dabei ist: Sie wurde schwanger, nachdem sie sich zur Adoption eines Kindes entschlossen hatten, falls es bei diesem achten Mal wieder nicht klappen würde.

›Also durchhalten‹, denkt man sich bei solchen Geschichten. Aber eine Freundin von Nina, die in diesem Buch ihre IVF-Geschichte erzählt, hat nach acht vergeblichen IVF-Behandlungen den Mut und die Hoffnung verloren und aufgehört. Übrigens auch ein Stückchen ärmer, da sie fünf der acht Behandlungen selbst bezahlen musste.

Weitermachen hält die Hoffnung am Leben, ist aber keine Garantie auf Erfolg. Deshalb ist es wichtig, sich nach jeder Behandlung zu fragen, wo man steht und ob und wie man weitermachen will. So wird man nicht zum Objekt, sondern trifft jede neue Entscheidung bewusst selbst.

TIPP

Behalten Sie das Heft in der Hand

- Sprechen Sie über Ihre Entscheidungen: Mit Ihrem Partner, Ihrem Arzt, Ihren Freunden und Vertrauten.
- Behalten Sie das Heft in der Hand! Bleiben Sie Herr der Entscheidungen über Ihren Körper! Verdrängen Sie nichts, sondern erfahren Sie bewusst, was Sie durchmachen. Lassen Sie auch ruhig ab und zu die Tränen kommen, um die Spannung abzubauen. Weinen erleichtert.
- Arbeiten Sie an Ihrer Beziehung mit Ihrem Partner. Erzählen Sie ihm, was Sie fühlen, was Sie denken, was Sie wünschen. Schlafen Sie miteinander, wie Sie das früher auch getan haben. Ein Kind bekommt man gemeinsam. Gehen Sie deshalb so viel wie möglich gemeinsam ins Krankenhaus. Aber auch sonst sollten Sie die Nähe des Anderen suchen. Unternehmen Sie so viel wie möglich gemeinsam, auch abgesehen von der Fruchtbarkeitsbehandlung.

Neid – eine menschliche Regung

Mancher gibt es offen zu, aber die meisten schweigen lieber darüber. Doch bei fast allen, die lange warten müssen, liegt er auf der Lauer: Der Neid. Es ruht ein Tabu darauf, denn jeder sagt natürlich, dass er andern gerne ein Kind gönnt, aber auch so gerne selber eins (gehabt) hätte.

Und das genau ist Neid: ›Empfindung, Haltung, bei der man jemandes Besitz oder Erfolg [diesem nicht gönnt und] selbst haben möchte.‹ So definiert der Duden das Wort Neid.

Wer ein Kind will, sieht überall dicke Bäuche, Kinderwagen und strahlende junge Eltern. Und für jeden scheint dies eine Selbstverständlichkeit zu sein. Kindergeburtstage mit Altersgenossinnen in anderen Umständen und peinliche Fragen, ob es denn immer noch nicht so weit sei, sind eine Zumutung. Wochenbettbesuche bei Freunden oder Kollegen auch.

›Ich hätte ihr am liebsten eine runtergehauen‹ beichtet Sophie in diesem Kapitel, als eine Arbeitskollegin ihr strahlend er-

»Neid und Scham gehören bei uns zusammen.«

Daisy: ›Ich spreche lieber davon, dass ich andere ›beneide‹, als dass ich ›neidisch‹ bin. Neidisch klingt so negativ. Als ob man es einem anderen nicht gönnt. Das tue ich aber. Obwohl es eine Kategorie von Leuten gibt, denen ich es nicht gönne. Nämlich solche, die sagen, dass sie ein Kind »machen« – und bei denen es dann auch noch auf Anhieb klappt.

Ich vermeide Frauen in anderen Umständen. Dicke Bäuche empfinde ich als Konfrontation. Wahrscheinlich, weil es bei mir immer in den ersten drei Monaten schief ging. Ich wurde zwar schwanger, bekam dann aber immer eine Fehlgeburt und habe die Phase mit dem dicken Bauch nie erreicht.

In unserem Freundeskreis ist zurzeit jemand schwanger. Ich habe ihr gesagt, dass ich damit nicht so gut umgehen kann und ihr deshalb eine Zeit lang aus dem Weg gehen möchte. Sie antwortete mir, dass ihre Schwangerschaft schwer verstecken könne. Ich sagte, dass ich das auch gar nicht

von ihr erwarte, dass ich aber auch meine Trauer nicht immer verstecken möchte. Das hat sie akzeptiert. Wenn das Baby dann da ist und ungefähr ein halbes Jahr alt, werde ich sie besuchen.

Neid und Scham gehören bei uns immer noch zusammen. Das erfährt man auch, wenn man mit Leidensgenossen darüber spricht. Oft gibt es Tränen, weil wieder jemand in der Familie schwanger ist und man findet, dass man eigentlich jetzt selbst dran gewesen wäre.

Neben dem Neid gibt es auch noch den Ärger. Ärger über die Werbung für Babyartikel, die einem ungefragt in den Briefkasten geworfen werden. Über Geburtsanzeigen. Über Schwangere, die ständig über Beschwerden klagen oder die schon ab dem dritten Monat Umstandskleider tragen, um ihren Zustand zu betonen.

Wir Kinderlose wünschen uns manchmal, dass Eltern etwas bescheidener sind, wenn es um ihre Kinder geht.‹

zählt, dass sie schwanger ist. ›Ich fing an zu heulen‹, gibt eine andere Frau zu, als sie hörte, dass ihre Cousine das dritte Kind erwartete. Sie selber versuchte schon jahrelang schwanger zu werden. Ihre Tante hatte ihr daraufhin entrüstet vorgeworfen, sie sei ja nur neidisch und würde ihrer Cousine die Schwangerschaft nicht gönnen.

›Ich verkrafte es schwer, wenn andere »einfach so« ein Kind bekommen, ohne überhaupt darüber nachzudenken, ja manch-

mal überhaupt keine Kinder wollen‹ meint Bernhard, der kinderlos geblieben ist. Er stellt fest, dass es ihm gut tut, wenn er andere trifft, die auch keine Kinder bekommen können. ›Ich habe dann das Gefühl, dass ich nicht die große Ausnahme bin.‹

Neid ist weiter verbreitet als man denkt. Und ob es nun ein soziales Tabu ist oder nicht, man sollte auf jeden Fall darauf vorbereitet sein, dass auch solche Emotionen in diese Phase gehören.

Das Umfeld

Eltern, Schwiegereltern, Freunde, Kollegen und Arbeitgeber zeigen nicht immer Verständnis für die Belastung, die eine Fruchtbarkeitsbehandlung mit sich bringt und für die Traurigkeit, wenn es wieder einmal nicht geklappt hat. Oft bleibt jede Anteilnahme aus. Die meisten Menschen wissen gar nicht, wie schwer diese Behandlungen

sind. Wenn man schon davon spricht, dass Schwangerwerden nicht gelingen will, sagen viele: »Dann versucht es doch einfach mit IVF.« Als ob IVF »einfach« sei. Und als ob das immer die richtige Lösung ist.

Eine andere Strategie ist die der Relativierung des Kinderwunsches. Aussprüche wie

---

TIPP

Guter Umgang mit lästigen Fragen

- Seien Sie darauf vorbereitet, dass jemand Ihnen ganz unerwartet die Frage stellen kann: »Haben Sie Kinder?« Denken Sie vorher darüber nach, was Sie in solchen Situationen antworten wollen. Ob Sie ausführlich darauf eingehen möchten, hängt von der jeweiligen Situation und Person ab. Eine taktische Antwort wäre etwa: »Nein, leider nicht.« Die meisten Leute fragen dann nicht weiter.
- Erzählen Sie Menschen, denen Sie vertrauen, wie schwer die Untersuchungen und Behandlungen für Sie sind. Aber erzählen Sie es nur den Menschen, die auch

wissen dürfen, dass eine Behandlung wieder nicht zum erhofften Resultat geführt hat. Es ist sehr unangenehm, beim nächsten Frisörbesuch auch dem Frisör erzählen zu müssen, dass es wieder nicht geklappt hat.
- Nicht jeder braucht zu wissen, an wem es liegt, dass Sie und Ihr Partner ein Fruchtbarkeitsproblem haben. Vor allem Männer sind in diesem Punkt sehr empfindlich. Wenn man Sie ausdrücklich danach fragt, antworten Sie dann ruhig, dass das eine Privatangelegenheit ist.

›Eltern sein ist ganz schön schwer und hat auch viele Schattenseiten‹ oder ›Wenn die Kinder kommen, geht die Freiheit‹ oder ›Wenn einmal Kinder da sind, ist es mit dem Ausschlafen radikal vorbei‹ oder ›Groß Urlaub machen ist mit Kindern nicht mehr drin‹ sind dann als Trost gemeint. Es wird damit suggeriert, dass es eigentlich besser wäre, kinderlos zu bleiben.

Chefs und Kollegen finden es oft lästig eine Kollegin zu haben, die viel zum Arzt muss. ›Bitte keine Klagen‹ lautet die Devise. Man ist ja eigentlich nicht wirklich krank, Kinder kriegen ist keine Krankheit und schließlich tut man sich das ja alles selbst und aus freiem Willen an, so lauten oft die Reaktionen.

Angehörige und Freunde treten auch oft mit ungebetenen und vor allem unangebrachten Ratschlägen ins Fettnäpfchen. ›Jetzt redet doch nicht immer nur darüber‹, bekommen Paare mit einem Kinderwunsch nur zu oft zu hören. ›Fahrt doch

> ### TIPP
>
> ### Tauschen Sie sich mit Frauen in gleicher Lage aus
>
> ■ Suchen Sie Kontakt zu Leidensgenossen. In der Praxis hat sich gezeigt, dass vor allem Frauen viel miteinander besprechen. Wenn man bei Frauen in einer vergleichbaren Situation über alles reden kann, was einen belastet, entlastet das oft auch den Partner. Er fühlt sich dann weniger schuldig oder hilflos.

mal in Urlaub‹ heißt ein anderer, gut gemeinter Rat, als ob Urlaub die Garantie für eine Schwangerschaft sei. ›Nehmt Abstand, lasst es nicht zu einer Zwangsvorstellung werden‹, heißt es oft.

Das alles sagt sich so leicht daher. Aber man verlangt damit fast Unmögliches. Denn wie sollte man es denn schaffen, etwas, das so tief ins eigene Leben eingreift, das ein solch tiefes Verlangen ausdrückt

AUS DEM LEBEN

»Niemand weiß, wie belastend IVF ist.«

Linda: ›Meine Umgebung hatte wenig Verständnis. Weder für meine Unfruchtbarkeit noch für die IVF. Meinem vorigen Chef gegenüber bin ich offen und ehrlich gewesen, aber seine Haltung war: ›Das ist Privatsache, das interessiert mich nicht.‹ Bei einer Reorganisation hat man mich dann elegant abserviert. Das passiert mir nicht noch einmal. Bei meinem neuen Arbeitgeber sage ich deshalb lieber gar nichts, der verwendet es sonst doch nur gegen mich.

Auch von meiner Familie bekam ich wenig Unterstützung. Niemand weiß, was IVF genau ist und wie belastend es ist und niemand interessiert sich dafür, obwohl ich Informationsmaterial mitgenommen habe. Sie wissen nicht, wie sie sich verhalten sollen und wählen den Weg des geringsten Widerstandes: Totschweigen. Jetzt bin ich schwanger und jeder ist um mich besorgt, aber eigentlich hätte ich die Aufmerksamkeit viel früher gebraucht. Am wertvollsten ist für mich der Kontakt mit meinen Leidensgenossinnen. Da braucht man nur ein halbes Wort um sich zu verstehen.‹

und eine solch schwere Enttäuschung wäre, nicht zu einer Zwangsvorstellung werden zu lassen? Vor allem, wenn damit auch noch eine anstrengende und äußerst zeitraubende Behandlung verbunden ist? Monat für Monat für Monat?

Frauenleiden

Im besten Fall ist eine Fruchtbarkeitsbehandlung eine gemeinsame Sache. Aber die Behandlung ist für die Frau eindeutig wesentlich schwerer und belastender als für den Mann. Dazu kommen noch die psychische Belastung und die Selbstvorwürfe, wenn die Fruchtbarkeitsprobleme bei ihr liegen. Auf jeden Fall ist sie es, auf die sich die Behandlung zuspitzt, auch wenn die Ursache beim Mann liegt.

Sie muss die intrauterine Insemination, IVF oder ICSI über sich ergehen lassen. Sie bekommt Hormone gespritzt und hat unter den eventuellen Nebenwirkungen wie schlechte Laune, wenig Geduld, Depressivität zu leiden. Sie verspürt die – oft starken – Schmerzen bei den Untersuchungen, den Spritzen und dem Absaugen der Follikel. Sie liegt in einer unmöglichen Haltung (halbnackt und mit gespreizten Beinen) auf dem gynäkologischen Stuhl. Viel mehr als der Mann ist sie ›Objekt‹. Alle schauen auf sie. Alles wird von ihr erwartet, auch wenn ihr nichts fehlt. Sie ist es, die ein großes Opfer für das gemeinsame Ziel bringen muss.

Dabei ist die Unterstützung des Partners unentbehrlich und sie sollte diese auch spüren. Er sollte ihr ihre eventuellen Launen und depressiven Gefühle verzeihen und geduldig und liebevoll sein. Er sollte aber auch anerkennen, dass die Eingriffe schmerzhaft sind, nicht nur körperlich, sondern auch psychisch. Diese Unterstützung und Solidarität ist vor allem dann wichtig, wenn die Umgebung wenig verständnisvoll reagiert.

Er leidet im Stillen

›Mein Mann redet nicht viel‹, sagen viele Frauen bei den Interviews. ›Er schweigt sich aus.‹ Frauen teilen sich gerne mit und sprechen unter- und miteinander auch viel und leicht über Reproduktionsprobleme. Nicht so der Mann. Obwohl er oft ebenso stark unter der ungewollten Kinderlosigkeit leidet wie seine Frau. Aber er leidet im Stillen. Vor allem dann, wenn der Grund zur Kinderlosigkeit bei ihm liegt.

Unfruchtbarkeit bei Männern hat eine sexuelle Komponente und wird häufig mit fehlender Potenz oder Männlichkeit assoziiert. Die Witze, die Männer untereinander darüber machen, sind oft mehr als eindeutig.

›Man will einfach nicht als »unfruchtbar« dastehen‹, reagieren die meisten. ›Man hat das Gefühl, als ob die eigene Männlichkeit zur Diskussion gestellt würde. Wenn jemand mich fragt, ob ich Kinder habe, habe ich schon Angst vor der nächsten Frage: »Und warum nicht?« Soll ich dann antworten, dass mein Sperma zu schwach ist?‹

Männer, die keine Kinder zeugen können, leiden zudem oft an Schuldgefühlen. Nicht nur, dass man seiner Partnerin den sehnlichen Kinderwunsch nicht erfüllen kann, fast alle Fruchtbarkeitsbehandlungen müssen auch von der Frau erduldet und ertragen werden. Vom Mann wird erwartet, dass er stark ist, dass er ihr zur Seite steht, sie tröstet und ihr seine breite Schulter zum Ausweinen anbietet. Weich werden darf er nicht, denn sie leidet schon genug und eigentlich, so fühlt er sich oft, ist ja alles seine Schuld. Also flüchtet er in Ausreden und meint: »Unser Leben ist doch so

> **TIPP**
>
> ### Teilen Sie Ihre Gefühle
>
> ▪ Bagatellisieren Sie als Mann Ihren eigenen Kummer nicht, weil Sie denken, dass Sie Ihrer Frau damit helfen. Sie trösten sie nicht auf diese Weise. Das funktioniert nicht! Sie wird sich dann eher gehemmt fühlen und nicht wagen, ihre Gefühle zu äußern. Ein wachsender Abstand zwischen ihnen kann die unangenehme Folge sein. Ihre Frau wird sich mehr verstanden und unterstützt fühlen, wenn Sie Ihre Enttäuschung und Ihre Trauer mit ihr teilen.

auch schön.« Oder: »Du willst doch Kinder, mir ist es eigentlich egal.« Aber der Schein trügt.

»Wir hätten ehrlicher sein sollen.«

Bernhard: ›In meinem Leben gelang mir immer alles, was ich wollte. Ich zweifelte deshalb keinen Augenblick daran, dass wir ein Kind bekommen würden, als wir uns für Kinder entschieden. Und als es nicht spontan kam, war ich auch fest davon überzeugt, dass IVF bei uns gleich beim ersten Mal zum Erfolg führen würde. Bevor wir damit anfingen, sprachen wir miteinander ab, dass wir nach dem dritten Mal aufhören würden. Nach jedem misslungenen Versuch bagatellisierte ich meine eigenen Emotionen. Um meine Frau zu beschützen, tat ich so, als ob es mir nichts ausmachte. Außerdem war ich auch noch schuld an unserer Kinderlosigkeit. Meine Samenqualität ließ zu wünschen übrig und dadurch fühlte ich mich schuldig. Ich konnte mit ihrer Trauer nur schwer umgehen.

Nach drei Fehlversuchen haben wir die Behandlung wie vereinbart abgebrochen.

Ich war die treibende Kraft dahinter, aber der eigentliche Grund für mich war, dass ich nicht mit ansehen wollte, wie sie eine vierte Hormonbehandlung über sich ergehen lassen musste. Ich hatte Angst um ihre Gesundheit und wollte nicht auch noch das auf dem Gewissen haben.

Eine gut gemeinte Lüge kam zur andern. Sie wollte mich nicht verletzen und verarbeitete ihre Trauer im Stillen. So spielten wir schön Wetter voreinander und zeigten unsere wahren Gefühle nicht. Heute glaube ich, wir hätten ehrlicher sein sollen und unsere Sorgen und Gefühle miteinander teilen müssen. Ich hätte ihr sagen müssen, wie gerne ich ein eigenes Kind wollte. Dann hätte sie ihre eigene Entscheidung fällen können und ich bin mir fast sicher, dass sie es dann doch noch ein- oder zweimal versucht hätte.‹

Diese Position im Abseits, dieses ›Außen-vor-Sein‹ verbirgt nur zu oft die Machtlosigkeit und Verzweiflung. Lukas berichtet im Kapitel über IVF, wie er es kaum mit ansehen konnte, dass seine Frau beim Absaugen der Follikel schreckliche Schmerzen erleiden musste. ›Ich war total fertig‹, sagte er, ›ich ging raus und habe furchtbar geheult.‹

Daisy, die fünf Fehlgeburten hatte, meint dagegen: ›Männer geben schneller auf. Sie tun sich schwer damit, jemanden so lange zu trösten, der so sehr unter der Situation leidet. Wenn es ihnen nicht schnell gelingt, fühlen sie sich schuldig und sie flüchten sich in Ausreden.‹

Das Unvermeidliche akzeptieren und das Leben weiterleben

Von allen Paaren, die sich zu einer Fruchtbarkeitsbehandlung entscheiden, bekommen ungefähr zwei Drittel ein Kind. IVF- oder ICSI-Behandlungen führen in über 50 Prozent der Fälle zum Erfolg. Das klingt gut, heißt aber auch, dass der Kinderwunsch vieler Paare nicht erfüllt wird. Das macht die Behandlung zusätzlich belastend.

Für die meisten Paare mit einem Kinderwunsch, die an diesem Buch mitarbeiteten, war Schwangerwerden eine Zeit lang der wichtigste Lebensinhalt, ja eine Zwangsvorstellung. Der Wendepunkt kam erst nach einer Periode der Angst und Verzweiflung. Dann kam der endgültige Abschied vom Kinderwunsch und die Akzeptanz des Unvermeidlichen. Aber davor lag eine wichtige Entscheidung.

Drei Paare meldeten sich zur Adoption an. Zwei Frauen wurden kurz danach doch noch selbst schwanger. Die dritte konnte den Gedanken, nie selbst ein Kind auszutragen, gut akzeptieren. Sie würde Mutter eines adoptierten Kindes werden, das war das Wichtigste.

Ein Paar war sich einig, dass Adoption für sie nicht in Frage käme, wenn eine eigene Schwangerschaft ausbleiben würde. Sie konnten auch ohne Kinder glücklich sein.

Zwei Frauen kamen zur Ruhe, nachdem sie mit ihrem Partner beschlossen hatten, wann sie die Fruchtbarkeitsbehandlungen beenden würden. Der Gedanke ›Bis dahin und nicht weiter‹, unabhängig vom Ergebnis, gab ihnen innere Ruhe und Kraft.

TIPP

Kinderlosigkeit signalisieren

▪ Konfrontieren Sie sich schon früh im Behandlungsprozess mit dem Schreckbild, dass Sie vielleicht keine eigenen Kinder bekommen. Sprechen Sie mit Ihrem Partner und mit anderen darüber, was Sie tun würden, wenn Sie endgültig Abschied von ihrem Kinderwunsch nehmen müssten. Lassen Sie diese Gedanken wieder los und nehmen Sie Abstand davon, wenn Sie einmal einen Entschluss gefasst haben. Und setzen Sie die Behandlung dann voll Vertrauen und Zuversicht fort.

»Ich habe einen schweren Prozess durchgemacht.«

Annemarie: ›Die Zeit ist vorbei, in der ich hysterisch heulend durch die Wohnung lief, weil ich nicht schwanger werden konnte. Ich habe einen schweren Prozess durchgemacht, viel geredet und darüber nachgedacht, was ich mit meinem Leben will. Dann habe ich mich entschlossen, neben meiner Arbeit ein Abendstudium zu machen. Ich bin jetzt glücklich, auch ohne Kinder.

Wir wollen ein Kind adoptieren. Ich weiß also sicher, dass ich Mutter werde; wenn ich selbst auch noch ein Kind bekäme, wäre das natürlich wunderschön.

Wie auch immer: Nach so einer Fruchtbarkeitsbehandlung trägt man ein extra Päckchen mit durchs Leben. Das verändert dich. Ob man Kinder bekommt oder nicht.‹

»Wir würden auch zu zweit glücklich sein.«

Linda: ›Vor allem am Anfang hat es mich furchtbar traurig gemacht, wenn ich wieder meine Tage bekam. Ich saß dann immer heulend auf dem Klo. Aber nach einiger Zeit ärgerte ich mich über mich selber. Ich beschloss, meine Erwartungshaltung zu verändern und überlegte mir, dass die Chance, dass es tatsächlich klappen würde, in meinem Fall ja relativ gering war. Dadurch wurde ich ruhiger und ausgeglichener. Wir entschieden: Falls es bei mir nicht klappen sollte, würden wir auch kein Kind adoptieren. Wir wussten beide, dass wir auch zu zweit glücklich sein würden.‹

In allen Fällen spielte die Akzeptanz der Situation eine große Rolle. Wer bewusst einen Entschluss über Fortsetzung oder Beendigung der Behandlungen fasst, entzieht sich dem Druck und bleibt Herr der Lage. Man ist dann kein Spielball der Ergebnisse mehr, sondern entscheidet bewusst selbst. Es bedeutet auch, dass man den schrecklichen Gedanken, keine eigenen Kinder zu bekommen, zulässt und damit ins Reine kommt. Für den einen bedeutet das, über eine Adoption nachzudenken, für den anderen, sich mit dem Gedanken an ein Leben ohne Kinder vertraut zu machen.

Die innere Ruhe, die solche Entscheidungen mit sich bringen, verringert zwar den Stress der Behandlung, ist aber absolut keine Garantie für eine Schwangerschaft. Manche Paare bleiben kinderlos, aber wer hinter seiner Entscheidung steht, verliert die Zwangsidee vom Kinderwunsch und kann seinem Leben eine andere Wendung geben. Das ist der Vorteil.

Selbsthilfegruppen

Selbsthilfegruppen bieten ungewollt kinderlosen Paaren die Möglichkeit zum Gespräch und Erfahrungsaustausch mit anderen Betroffenen, zur Information, Beratung und Hilfestellung. Die Adresse Ihrer nächsten Selbsthilfegruppe erfahren Sie bei dem Verein der Selbsthilfegruppen für Fragen ungewollter Kinderlosigkeit, Wunschkind e.V. (www.wunschkind.de).

Die Umgebung mag manchmal herzlos oder gleichgültig reagieren, Leidensgenossen haben immer Verständnis. Sie wissen, was man durchmacht. Und sie haben Tipps.

Über neue Behandlungen, Krankenhäuser mit einer angenehmen Atmosphäre und Verhaltenstipps, wenn es wieder einmal schief gegangen ist.

Orientierende Fruchtbarkeitsuntersuchungen

Wenn Schwangerwerden nicht von selbst geht, wird vom Frauenarzt zunächst eine orientierende Fruchtbarkeitsuntersuchung durchgeführt. Sind beide Partner gesund? Ist der Samen in Ordnung? Kommt es zu einem Eisprung? Können die Eileiter verstopft sein? Sind die Wechseljahre schon im Anzug? Gibt es Probleme beim Geschlechtsverkehr? War die Frau schon einmal schwanger und hat der Mann schon einmal ein Kind gezeugt? Das sind Fragen, die relativ einfach beantwortet werden können, manche mit Hilfe einfacher Tests.

Fragen zur Gesundheit

Der Frauenarzt wird beiden Partnern Fragen zur eigenen Gesundheit und zur Krankengeschichte in der Familie stellen. Er wird die Frage stellen, ob in der Familie angeborene Abweichungen oder Fruchtbarkeitsprobleme vorkommen. Er wird wissen wollen, ob die Mutter einer der beiden Partner während ihrer Schwangerschaft DES eingenommen hat, ob es sexuelle Probleme gibt wie zum Beispiel Schmerzen beim Verkehr, Impotenz oder vielleicht Vaginismus (Scheidenkrampf). Er wird auch nach dem Sexualverhalten fragen, zum Beispiel, wie oft man miteinander schläft. Er wird sich nach den beruflichen Beanspruchungen beider Partner erkundigen, ob sie zum Beispiel mit Giftstoffen oder Radioaktivität in Berührung kommen, Arzneimittel oder Drogen einnehmen, rauchen oder viel trinken. Er wird wissen wollen, ob die Frau ihre Menstruation regelmäßig bekommt und die Blutung stark oder nur gering ist. Er möchte über den Zyklusverlauf, über Ovulationsschmerzen, prämenstruelle Beschwerden und Menstruationsschmerzen informiert werden. Solche Beschwerden werden positiv bewertet, da sie darauf hindeuten, dass ein monatlicher Eisprung stattfindet. Der Arzt wird sich nach den verwendeten Verhütungsmitteln erkundigen, nach eventuellen Geschlechtskrankheiten, auch in der Vergangenheit, nach Unterleibsentzündungen oder -operationen. Dann könnte es nämlich zu Verklebungen und Verwachsungen der Eileiter gekommen sein. Er möchte natürlich auch wissen, ob die Frau schon einmal schwanger war.

Auch der Mann wird unter die Lupe genommen. Ihm wird die Frage gestellt, ob er schon einmal Entzündungen oder Operationen an der Blase oder den Geschlechtsorganen gehabt hat, ob seine Hoden früh in den Hodensack gewandert sind, ob er oft heiße Bäder nimmt, die Sauna besucht oder Chauffeur ist, denn heiße Bäder und viel Autofahren sorgen für eine Erwärmung der Hoden und können dadurch die Samenproduktion hemmen. Die Antworten auf all diese Fragen vermitteln dem Arzt erste Hinweise über eine mögliche Ursache der Unfruchtbarkeit.

Samenuntersuchung

Eine der ersten Laboruntersuchungen, die durchgeführt werden, ist die Untersuchung des Spermas. Eine relativ einfache, aber sehr aufschlussreiche Untersuchung. Wenn der Samen schwach ist, brauchen bei der Frau vorläufig keine intensiven Untersuchungen durchgeführt werden. Ist der Samen stark, dann braucht der Mann nicht weiter untersucht zu werden.

Bei einer Spermauntersuchung wird der Mann gebeten, drei Tage lang keinen Samenerguss zu haben, damit der Samen optimal ist. Diese Untersuchung sollte daher am besten nicht während der fruchtbaren Tage geplant werden. Der Samen muss innerhalb von einer Stunde, nachdem er produziert wurde, im Labor, in der Arztpraxis oder in der Klinik sein. Wird das Sperma zu Hause durch Masturbation erzeugt, muss der Mann es in einem sauberen, dunklen Fläschchen, das er vom Arzt oder Labor bekommt, bei Zimmertemperatur (18 bis 20 °C) transportieren, am besten in der Innentasche seiner Jacke oder seines Mantels.

Wer sein Sperma nicht innerhalb dieser Frist abliefern kann, kann es an Ort und Stelle produzieren. In den meisten Kliniken gibt es einen besonderen Raum dafür. In der Praxis des Urologen ist das manchmal nur die Toilette.

Bei einer Samenuntersuchung wird zunächst einmal die Menge gemessen. Danach wird ein Tropfen Sperma unter das Mikroskop gelegt. Die Anzahl der Samenzellen wird gezählt, ihre Beweglichkeit wird beobachtet und ihre Form wird untersucht. Danach werden die festgestellten Zahlen auf Millionen pro Milliliter Sperma umgerechnet.

Normalwerte für Sperma

Die Weltgesundheitsorganisation (WHO) hat objektive Kriterien für die normale und verringerte Fruchtbarkeit entwickelt. Die entsprechenden Werte werden bei einem sogenannten Spermiogramm, einer Untersuchung des Spermas, gemessen. Die Grenzwerte sind:

Volumen:	2,0 Milliliter und mehr
Samenkonzentration:	mindestens 20 Millionen pro Milliliter
Beweglichkeit:	50 Prozent vorwärts bewegender Samenzellen oder 25 Prozent sehr gut vorwärts bewegender Samenzellen
Prozentsatz Samenzellen mit normaler Form:	30 Prozent oder mehr

Alles was über diesen Normen liegt, ist normal. Das bedeutet aber noch nicht, dass die Chancen auf eine Schwangerschaft sofort geringer sind, wenn diese Werte niedriger ausfallen. Das ist erst der Fall, wenn die Konzentration der Samenzellen im Ejakulat (Samenerguss) weniger als 5 Millionen pro Milliliter beträgt, wenn weniger als 20 Prozent der Samenzellen eine nor-

»Ausgesprochen unangenehm.«

Peter: ›Ich fand es ausgesprochen unangenehm, Sperma ›produzieren‹ zu müssen, wie das so schön heißt. Wir wohnten zu weit von der Klinik, um es zu Hause machen zu können, also musste ich es dort tun. In dem Zimmerchen, das dafür vorgesehen war, lagen Pornoblättchen. Die sagen mir normalerweise schon nichts, aber in dieser Situation empfand ich das als besonders unangenehm und entwürdigend. Ich fühlte mich furchtbar allein gelassen. Die Vorstellung, dass draußen Leute sitzen und auf das Ergebnis warten, ist eher hemmend. Und dann muss man auch noch mit dem Fläschchen draußen an der Assistentin vorbei, einem jungen Mädchen von 25. Das alles war mir furchtbar peinlich.‹

male Form haben und weniger als 20 Prozent sich normal bewegen. Die Beweglichkeit der Samenzellen ist dabei wichtiger als die Konzentration. Deshalb wird in der Praxis immer von der Kombination all dieser Faktoren ausgegangen.

Liegt die Anzahl der beweglichen Zellen auch nach wiederholten Untersuchungen unter 1 Million pro Milliliter, dann ist eine spontane Schwangerschaft so gut wie ausgeschlossen. Kommen im Ejakulat überhaupt keine Samenzellen vor, so nennt man das eine *Azoospermie*.

Aufgepasst

Eine Samenuntersuchung ist eine Momentaufnahme. Eine schlechte oder mäßige Samenqualität kann auch die Folge einer Krankheit (Fieber!) oder Entzündung sein. Dann kann es bis zu drei Monaten dauern, bis die Samenqualität wieder optimal ist. Deshalb muss eine Samenuntersuchung bei ungünstigem Ergebnis wiederholt werden, am besten erst drei Monate später. Erst aufgrund mehrerer Untersuchungen darf die Schlussfolgerung gezogen werden, dass der Samen eine schlechte oder verringerte Qualität hat.

Körperliche Untersuchungen beim Mann

Nur bei Abweichungen im Sperma werden auch körperliche Untersuchungen beim Mann durchgeführt. Dabei achtet der Arzt auf die Form der Behaarung im Schambereich, auf eventuelle Brustentwicklung und die Anatomie (den Bau) des Penis. Eine weibliche Schambehaarung und die Entwicklung der Brust können Hinweise für eine Hormonstörung sein, die eventuell durch Vererbung verursacht werden kann.

Bei der sogenannten andrologischen Untersuchung (andros ist griechisch für Mann, im Gegensatz zur gynäkologischen Untersuchung der Frau) werden u. a. die Größe und Festigkeit der Hoden, die Anwesenheit von Samenleitern und eventuelle Krampfadern im Hodensack untersucht. Die Festigkeit der Hoden ist dabei wichtiger als die Größe. Krampfadern im Hoden können die Fruchtbarkeit beeinträchtigen, da sie durch die Störung der Durchblutung

»Das merkt man selbst gar nicht.«

Leo: ›Nachdem es ein Jahr lang mit dem Schwangerwerden nicht geklappt hatte, sind wir zum Hausarzt gegangen. Karin hatte drei Monate lang ihre Morgentemperatur gemessen, ihre Menstruationen notiert, Ovulationstests gemacht und über alles Buch geführt. Sie hatte sich bei ihrer Mutter und ihren Schwestern erkundigt, wie schnell die schwanger geworden waren. Sie hat ernsthaft darüber nachgedacht, ob sie früher vielleicht unbemerkt eine Geschlechtskrankheit gehabt haben könnte. Wir gingen einfach davon aus, dass es wohl an ihr liegen würde. Der weibliche Zyklus ist eine ziemlich komplizierte Sache, da denkt man schnell, dass damit etwas nicht in Ordnung ist. Vor allem auch, weil Karin immer unregelmäßig menstruiert.

Mit den Temperaturkurven bewaffnet gingen wir zum Hausarzt. Der Besuch war ziemlich ernüchternd. Er warf einen vagen Blick auf die Tabellen und Zahlen, stellte ein paar Fragen und meinte dann, dass wir erst einmal meinen Samen untersuchen lassen müssten. Es stellte sich heraus, dass in meiner Samenflüssigkeit nur ganz wenig Samenzellen waren. Das merkt man selber gar nicht. Ich war total überrascht, als ich das Ergebnis zu hören bekam. Karin war eher erleichtert, dass ihr weitere Untersuchungen erspart blieben.

Der Hausarzt hat uns zum Frauenarzt geschickt. Ein Termin ist schon vereinbart. Dort wird erst noch einmal ein Spermiogramm erstellt und wenn das auch so ungünstig ausfällt, wird es wahrscheinlich ICSI, hat uns der Hausarzt gesagt. An diesen Gedanken werden wir uns jetzt gewöhnen müssen.‹

für eine Temperaturerhöhung im Testikel sorgen. Deshalb werden diese Krampfadern oft operativ verödet, abgebunden oder entfernt, obwohl nicht nachgewiesen ist, dass dadurch die Chancen auf eine Schwangerschaft steigen. Krampfadern im Hoden kommen übrigens auch bei Männern ohne Reproduktionsprobleme vor!

Körperliche Untersuchungen bei der Frau

Bei der körperlichen Untersuchung der Frau wird der Arzt zunächst auf ihr Gewicht und ihre Körpergröße achten, auf eventuell anwesende starke Behaarung, auf die Entwicklung der Brüste und die Verteilung des Körperfetts. Über- und Untergewicht können die Fruchtbarkeit beeinträchtigen. Eine männliche Behaarung oder eine ungleichmäßige Fettverteilung bei Frauen kann auf eine Störung des Hormonhaushaltes hinweisen. Der Arzt wird mit Hilfe einer inneren Untersuchung eventuelle Abweichungen der Gebärmutter und der Eierstöcke festzustellen versuchen. Ist die Größe normal? Gibt es Hinweise auf eine Endometriose, gebärmutterschleimhautähnliches Gewebe, das im Unterleib auftritt und sich dort an Eierstöcken, Eileitern, Darm, Blase oder Bauchfell ansiedelt?

Es wird ein Abstrich vom Gebärmuttermund gemacht, um eventuelle Infektionen feststellen zu können und als Vorsorgeuntersuchung für Gebärmutterhalskrebs.

Um den Abstrich durchführen zu können, verwendet der Arzt das sogenannte ›Entenschnabel-Spekulum‹, damit wird der Scheideneingang offen gehalten. Das kann

weh tun. Die beiden genannten Untersuchungen sind keine Fruchtbarkeitsuntersuchungen, sondern sind Vorbeugemaßnahmen, die der allgemeinen Gesundheit dienen. Eventuelle Infektionen kann man mit Antibiotika bekämpfen.

Blutuntersuchungen

Im Rahmen der Fruchtbarkeitsuntersuchungen bei der Frau wird auch das Blut auf Antikörper gegen Chlamydia getestet. Ein positives Resultat deutet auf eine Infektion in der Vergangenheit hin. Unter den vielen Chlamydienarten ist es nur die *Chlamydia trachomatis*, die eine Eileiterentzündung und damit Unfruchtbarkeit verursachen kann. Antikörper an sich besagen noch nichts, machen es aber wahrscheinlich, dass die Eileiter durch die von *Chlamydia trachomatis* hervorgerufenen Entzündungen und Vernarbungen undurchlässig geworden sind.

Eine andere weit verbreitete Blutuntersuchung ist die Bestimmung des FSH-Spiegels im Blut. Diese wird am ersten, zweiten oder meistens am dritten Tag des Zyklus durchgeführt um auszuschließen, dass eine Frau (zu früh) in die Wechseljahre kommt. Bei sich nähernden Wechseljahren nimmt die Anzahl der Follikel im Eierstock ab und steigt die FSH-Konzentration im Blut.

Ein Wert von 10 internationalen Einheiten pro Liter gilt allgemein als Grenzwert. Liegt die FSH-Konzentration deutlich darüber, werden die meisten Kliniken keine regulären Fruchtbarkeitsbehandlungen mehr durchführen. Übrigens bedeutet ein erhöhter FSH-Spiegel nicht mit absoluter Sicherheit den Beginn der Wechseljahre. Es kann sich dabei auch nur um eine zeitweise Erhöhung handeln. Auch bei erhöhten FSH-Werten können Frauen noch schwanger werden. Frauen, die sehr jung sind, wenn die Wechseljahre beginnen, kommen in einigen Ländern für eine IVF-Behandlung mit Spendereizellen (ED = Egg Donation) in Betracht. Eine Eizellenspenderin hat – wie ein Samenspender – nach der Entnahme der Eizellen rechtlich nichts mehr mit den daraus entstehenden Kindern zu tun. Das deutsche Embryonenschutzgesetz verbietet die Eizellenspende in der Bundesrepublik Deutschland.

Eisprunguntersuchungen

Ob eine Frau einen monatlichen Eisprung hat, kann mit verschiedenen Methoden festgestellt werden. Ein erster Hinweis ist die Regelmäßigkeit bzw. Unregelmäßigkeit des weiblichen Zyklus. Einen Eisprung gibt es so gut wie immer bei einem regelmäßigen Zyklus von ca. 28 Tagen. Auch heller Gebärmutterhalsschleim, Ovulationsschmerzen sowie Schmerzen vor Beginn und während der Regelblutung sind positive Hinweise.

Die meisten Frauen, die wegen Fruchtbarkeitsproblemen einen Hausarzt oder Gynäkologen aufsuchen, haben einen unregelmäßigen Zyklus. Der Zeitpunkt des Eisprungs lässt sich u. a. mit Hilfe einer Temperaturkurve feststellen. Wenn die Temperaturkurve aus zwei Phasen – einer mit niedrigerer und eine mit höherer Temperatur – besteht, weist das auf einen Eisprung hin.

Ein unregelmäßiger Zyklus macht es schwieriger. Dann kann ein Ovulationstest hilfreich sein. Dabei wird die LH-Konzentration im Urin gemessen. Ein erhöhter LH-Spiegel (LH-Stoß) gibt an, dass der Eisprung bevorsteht. Eine Woche nach dem LH-Stoß kann der Progesteronwert gemessen werden um zu kontrollieren, ob es tatsächlich zu einem Eisprung gekommen ist.

Frauen, deren Zyklus länger als sechs Wochen dauert, haben meist keinen Eisprung. In diesem Fall werden Hormonuntersuchungen durchgeführt, um mögliche Ursachen zu finden.

Es gibt keine sicheren Hinweise dafür, ob Hormonstörungen in der zweiten Phase des Zyklus, wie zum Beispiel ein Progesteronmangel, Fruchtbarkeitsprobleme verursachen. Wahrscheinlich ist das eher selten der Fall. Auf jeden Fall sollte die zweite Phase – und damit auch die höhere Temperatur – mindestens elf Tage dauern.

Der Postkoital-Test

Der Postkoital-Test oder PCT ist auch unter dem Namen Sims-Huhner-Test bekannt. Er wird durchgeführt um festzustellen, wie Samen und Gebärmutterhalsschleim aufeinander reagieren. Dabei wird rund um den Eisprung und bis zu 12 Stunden nach dem Geschlechtsverkehr Schleim vom Muttermund genommen und es wird mikroskopisch untersucht, ob und wie viele bewegliche Spermien vorhanden sind. Wenn ja, dann ist das positiv, wenn nein,

dann kann dies zwei Ursachen haben: Keine oder nur schwache Samenzellen oder eine Störung der Wechselwirkung zwischen Samen und Gebärmutterhalsschleim (›feindlicher‹ Schleim). Wichtig ist, dass der PCT in der fruchtbaren Zeit durchgeführt wird, wenn der Gebärmutterhalsschleim hell, dünnflüssig und spinnbar ist, also kurz vor dem Eisprung. In den anderen Phasen des Zyklus ist der Schleim sowieso zu zäh für die Samenzellen.

»Sie sah keine einzige Samenzelle.«

Myrthe: ›Der Postkoitaltest wurde bei uns dreimal durchgeführt. Ich habe keine angenehmen Erinnerungen daran. Die Untersuchung an sich war nicht schlimm, aber dass man am Abend davor auf Kommando miteinander schlafen muss, empfand ich als besonders unangenehm. Ich war dabei, als meine Ärztin ins Mikroskop schaute und fragte neugierig: »Sehen Sie etwas?« Die Antwort lautete: »Nein, nichts.«

Sie sah nichts, keine einzige sich bewegende Samenzelle. Das war ein harter Schlag.‹

Der Postkoital-Test hat Vor- und Nachteile. Ein Vorteil besteht darin, dass man in der Zyklusmitte einige Erkenntnisse über den Gebärmuttermund, den Gebärmutterhalsschleim und die Wechselwirkung zwischen Sperma und Gebärmutterhalsschleim gewinnen kann.

Auf der anderen Seite ist dieser Test schwer zu standardisieren und die Gefahr besteht, dass die gewonnenen Befunde überinterpretiert werden. Aus diesen Gründen entscheiden sich viele Ärzte nicht für den PCT, sondern nur für das Spermiogramm.

Der SPM-Test

Der Sperma-Penetrations-Meter- oder SPM-Test ist eine Art Postkoitaltest im Labor. Dabei wird kurz vor dem Eisprung Gebärmutterhalsschleim entnommen und in besondere Röhrchen gefüllt. Die Röhrchen werden dann in ein Glasschälchen mit Spermien des Ehemannes getaucht. Aus der Wanderung der Spermien im Röhrchen lässt sich nach ein paar Stunden die Verträglichkeit der Samenzellen mit dem Gebärmutterhalsschleim beurteilen.

In einer besonderen Anordnung des SPM-Tests kann die Ursache einer verzögerten bzw. fehlenden Wanderung der Spermien dann noch genau dem Sperma oder dem Gebärmutterhalsschleim zugeordnet werden. Dabei wird untersucht, wie der Gebärmutterhalsschleim auf gesunden Samen eines Spenders reagiert, aber auch, wie der Samen auf gesunden Zervixschleim eines weiblichen Spenders reagiert. Auf diese Weise lässt sich feststellen, ob der Grund der Unfruchtbarkeit beim Samen (also beim Mann) oder beim Zervixschleim (also bei der Frau) liegt.

Weitere Untersuchungen beim Mann

Frauen mit Fruchtbarkeitsproblemen müssen sich zahllosen Untersuchungen unterziehen. Männer dagegen viel wenigeren. Bei 80 Prozent aller Männer mit schwachem Samen ist keine Ursache feststellbar bzw. eine Ursache, die sich nicht behandeln lässt.

Hormonuntersuchungen beim Mann

Wenn der Samen besonders schwach ist, kann der Urologe oder Androloge Hormonuntersuchungen beim Mann durchführen. Es handelt sich dabei nicht wie bei der Frau um Routineuntersuchungen, da Hormonabweichungen selten die Ursache männlicher Unfruchtbarkeit sind.

Bei der Hormonuntersuchung stellt man fest, ob die Aktivität im Gehirn (Hypophyse) oder in den Hoden gestört ist. Zu diesem Zweck wird die Konzentration der Hormone FSH, LH und Testosteron gemessen.

Schwacher Samen kann zwei Ursachen haben: Es kann sein, dass die Hoden ungenügend stimuliert werden. Durch eine Störung der Hypophysenaktivität ist der FSH- und LH-Spiegel dann zu niedrig, aber oft kann eine Behandlung mit Hormonen Abhilfe schaffen.

Im zweiten Fall liegt die Störung in den Hoden selbst. Sie werden zwar stimuliert, das heißt, der FSH- und LH-Spiegel ist dann zwar ausreichend hoch, doch die Reaktion auf dieses Stimulans lässt zu wünschen übrig. In solchen Fällen hilft eine Hormonbehandlung nicht.

Ein zu niedriger Testosteronspiegel weist auf eine verringerte Funktion in den Hoden hin. Grund dafür kann ein ungenügendes Stimulans durch Hypophysenhormone sein, aber es kann auch sein, dass die Hoden selbst schlecht arbeiten. Das kann erblich bedingt sein.

Chromosomenuntersuchung

Werden bei einem Spermiogramm in einem Milliliter weniger als eine Million beweglicher Samenzellen gefunden, folgt oft eine Chromosomenuntersuchung. Damit lässt sich feststellen, ob dem Fruchtbarkeitsproblem des Mannes eine erbliche Abweichung zugrunde liegt. Eine Chromosomenuntersuchung wird unter anderem durchgeführt, wenn die Samenleiter nicht ausgebildet sind, aber auch vor einer ICSI-Behandlung. Das ist eine besondere Form der assistierten Reproduktion oder künstlichen Befruchtung, bei der die Samenzelle durch einen Stich mit einer sehr feinen Kanüle direkt in die Eizelle eingebracht wird.

»Wir haben uns für einen anonymen Samenspender entschieden.«

Ingrid: ›Roland und ich können keine Kinder bekommen. Roland hat das Klinefelter-Syndrom, also ein X-Chromosom zu viel. Ich weiß das schon, seit ich ihn kenne. Er nimmt Hormone, weil er selbst zu wenig Testosteron produziert, aber sonst ist er wie jeder andere Mann auch.

Wir lernten uns während unseres Studiums kennen. Am Anfang spielten Kinder natürlich noch keine Rolle, aber nach ein paar Jahren hat sich das geändert. Wir hatten unser Studium abgeschlossen und waren berufstätig. Ich wollte gerne Mutter werden, und wollte natürlich am liebsten ein Kind, das in irgendeiner Weise mit Ron verwandt war.

Wir haben deshalb Rons Bruder gebeten, Samenspender zu werden. Er hat es sich lange überlegt, hat sich aber schließlich dagegen entschieden. Vor allem seine Frau war dagegen. Ron fand es nicht so wichtig, dass unser Kind genetisch zur Familie gehört. Sein Problem war ja gerade, dass er *zu viel* genetisches Material hatte.

Wir haben uns dann doch für einen anonymen Samenspender entschieden und sind jetzt die glücklichen Eltern von zwei Töchtern (übrigens vom gleichen Samenspender). Und ein verschworenes Kleeblatt!‹

Bei einer Chromosomenuntersuchung werden in Blutzellen Anzahl und Form der Chromosomen untersucht. Ursache der männlichen Unfruchtbarkeit kann zum Beispiel sein, dass ein Mann in jeder Zelle ein X-Chromosom zu viel hat. Dieses sogenannte Klinefelter-Syndrom kommt bei 1 von 500 bis 800 Männern vor. Manchmal fehlt am Y-Chromosom, dem Chromosom, das für das männliche Geschlecht verantwortlich ist, ein winzig kleines Stückchen. Auch das kann zur Unfruchtbarkeit führen.

Auch eine Gen-Untersuchung gehört zu den Möglichkeiten. Männer, deren Samenleiter nicht ausgebildet sind, sind manchmal Träger der Stoffwechselkrankheit Mukoviszidose oder zystische Fibrose (zF). Dabei hat ein Gen eine Abweichung. Weil auch noch ein gesundes Gen vorhanden ist, kommt die Krankheit bei ihnen selbst nicht zum Ausbruch, sie können das abweichende Gen allerdings an ein Kind weitergeben.

Untersuchung der Hoden

Wenn das Sperma keine oder nur sehr wenig lebende Samenzellen enthält, werden die Hoden untersucht. Mit Hilfe von Ultraschall (Sonographie) wird untersucht, ob ein Verschluss der Samenleiter oder Krampfadern im Hodensack vorliegen.

Beim äußeren Ultraschall wird der Schallkopf auf die Hoden aufgesetzt. Beim inneren

Ultraschall wird ein stabförmiger Schallkörper mit einem Kondom in den Mastdarm eingeführt. Wenn keine Samenzellen gefunden werden, kann nach örtlicher Betäubung ein Stückchen Körpergewebe (Biopsie) aus dem Hoden entnommen werden. Dann wird untersucht, ob es Samenzellen enthält, und wenn dies der Fall ist, können diese zur ICSI verwendet werden.

Weitere Untersuchungen bei der Frau

Bringen die ersten orientierenden Untersuchungen keine eindeutigen Hinweise, so entschließt sich der Gynäkologe meist zu ausführlicheren Untersuchungen. Er untersucht die Hormonkonzentrationen, macht eine Ultraschalluntersuchung sowie Kontrastmittelaufnahme der Eileiter oder eine Bauchspiegelung (Laparoskopie). Oft – aber leider nicht immer – kann er damit die Ursache finden.

Hormonuntersuchungen bei der Frau

Ein fehlender Eisprung, der auf Hormonstörungen zurückzuführen ist, ist für 20 bis 25 Prozent aller Fruchtbarkeitsprobleme verantwortlich. Frauen bekommen dann unregelmäßig ihre Menstruation, nur ab und zu oder nie. Mit Hilfe von Blutuntersuchungen kann mehr Klarheit über die Art der Hormonstörung gewonnen werden. Gemessen werden FSH, LH, Östrogen, Progesteron, Testosteron und Prolaktin.

Zu hohe FSH-Werte zu Beginn des Zyklus, meistens am dritten Tag, sind ein Hinweis auf beginnende Wechseljahre. Oft haben diese Frauen noch regelmäßig ihre Regelblutungen und einen monatlichen Eisprung. Aber die restlichen Eizellen sind von schlechter Qualität. Das heißt, dass eine Fruchtbarkeitsbehandlung mit eigenen Eizellen kaum eine Chance auf Erfolg hat.

Bei Frauen mit niederen FSH-, LH- und Östrogenwerten findet in der Regel kein Eisprung statt. Das ist auch bei Frauen mit hohen Werten an männlichen Hormonen (Testosteron) und zu viel LH der Fall. Die genaue Ursache dieser Störungen ist meist nicht aufzuspüren, aber auf der Grundlage der festgestellten Hormonwerte kann der Gynäkologe eine Therapie festlegen. Wenn kurz vor dem eventuellen Eisprung eine deutliche Erhöhung des LH-Wertes festgestellt wird, ist das ein gutes Zeichen. Es deutet darauf hin, dass der Körper einen Eisprung vorbereitet.

Um sicher zu sein, dass der Eisprung auch wirklich stattgefunden hat, kann in der zweiten Phase des Zyklus der Progesteronwert gemessen werden. Wenn er hoch ist, hat tatsächlich ein Eisprung stattgefunden, denn Progesteron wird vom Gelbkörper produziert, der nach dem Eisprung entsteht.

In manchen Fällen ist der Prolaktinspiegel erhöht. Prolaktin ist für die Produktion der Muttermilch verantwortlich. Bei Frauen, die nicht stillen, sollten die Prolaktinwerte niedrig sein. Ein zu hoher Wert dieses Hormons kann die Fruchtbarkeit beeinträchtigen.

Ultraschall

Ultraschall oder Sonographie ist eine elegante Art, Organe im Körper sichtbar zu machen. Diese Art der Untersuchung ist weder schmerzhaft noch belastend, es werden keine Nadeln oder Messer verwendet wie bei einer Operation und es gibt keine Nebenwirkungen.

Beim Ultraschall werden mit einem stab- oder scheibenförmigen Schallkopf hochfrequente Schallwellen in den Körper des Patienten gesendet. Diese Schallwellen werden im Körper je nach der Art des Gewebes absorbiert oder reflektiert. Der Schallkopf kann die reflektierten Schallwellen dann wieder empfangen. Er wirkt also gleichzeitig als Sender und als Empfänger. So kann das Innere des Körpers in einem fleckenartigen Schwarzweiß auf einem Bildschirm sichtbar gemacht werden.

Ultraschall eignet sich zum Beispiel ausgezeichnet für eine erste Untersuchung der Eierstöcke. Dabei wird der Schallkopf auf den Bauch gelegt oder in die Scheide eingebracht. Ein Scheidenultraschall (Vaginosonographie), wobei ein stäbchenförmiger Schallkopf mit einem Kondom in die Vagina eingeführt wird, ergibt ein genaueres Bild der Eierstöcke als ein äußerer Ultraschall. Leider ist das nicht der Fall, wenn die Eierstöcke hoch oben in der Bauchhöhle liegen oder die Patientin an extremem Übergewicht leidet.

Bei der Fruchtbarkeitsuntersuchung verwendet der Arzt die Ultraschallmethode, um das Wachstum der Follikel zu beobachten, den Eisprung vorherzusagen, zu über-

prüfen, ob die Gebärmutterschleimhaut gut wächst und um eventuelle Zysten – Flüssigkeitsansammlungen – in den Eierstöcken nachzuweisen. Follikel werden auf dem Monitor als pechschwarze Kügelchen angezeigt. Sie können auf den Millimeter genau gemessen werden, eventuell sogar täglich, um festzustellen, wie schnell sie wachsen. Wenn eines der Follikel über 2 Zentimeter groß und am nächsten Tag verschwunden ist, ist ein Eisprung aufgetreten.

Auch Zysten werden auf dem Ultraschallbild oder -monitor als schwarze Kugeln angezeigt. Zysten sind jedoch wesentlich länger sichtbar als Follikel, sie sind oft größer und in manchen Fällen der Grund für die Unfruchtbarkeit. Meist lösen sie sich von selbst auf und kein Eingriff ist erforderlich.

Mit dem Ultraschall können auch Rückschlüsse auf die Beschaffenheit der Gebärmutterschleimhaut gezogen werden und es lässt sich feststellen, ob sich die Gebärmutter auf eine eventuelle Einnistung eines Embryos vorbereitet und dicker wird. Und natürlich lässt sich mit einem Ultraschall ausgezeichnet schon in einem frühen Stadium untersuchen, ob es zu einer Schwangerschaft gekommen ist und ob die Frucht lebt.

Der Ultraschall hat aber auch seine Grenzen. So lässt sich mit dieser Diagnosemethode zum Beispiel nicht feststellen, ob die Eileiter durchlässig sind oder ob eine Endometriose vorliegt. Auch eine Bauchhöhlenschwangerschaft lässt sich lange nicht in allen Fällen mit Ultraschall nachweisen.

Die Eierstockreserven

Um eine Entscheidung über eine eventuelle Fruchtbarkeitsbehandlung treffen zu können, muss der Arzt wissen, ob die Eierstöcke noch genügend Eizellen enthalten. Ist dies nicht der Fall, dann hat eine Fruchtbarkeitsbehandlung keinen Sinn mehr.

Einen idealen Test zur Feststellung dieser Reserven gibt es leider noch nicht. Zeigt sich jedoch bei einer Hormonanalyse, dass am dritten Tag des Zyklus der FSH-Wert stark erhöht ist, dann weist dies auf kurz bevorstehende Wechseljahre hin. Es bedeutet, dass die restlichen Eibläschen in den Eierstöcken nicht mehr optimal auf das FSH ansprechen und das körpereigene Bremssystem nicht mehr aktivieren. Die Hypophyse produziert also immer mehr FSH.

Der Gynäkologe wird auch untersuchen, wie die Eierstöcke auf Clomifenzitrat (Clomid®) reagieren, das das Wachstum der Eibläschen stimuliert. Vor Beginn der Kur wird der Gynäkologe mit Ultraschall die Menge der Eibläschen in den Eierstöcken feststellen und Hormonanalysen vom Blut machen lassen. Danach wird eine fünftägige Clomid-Kur verschrieben und am sechsten Tag lässt sich feststellen, ob die Eibläschen darauf reagiert haben.

Über das Blut lässt sich nachweisen, ob der Körper die richtigen Hormone produziert hat. Wenn das körpereigene Bremssystem richtig funktioniert, haben die wachsenden Eibläschen dafür gesorgt, dass die Werte des follikelstimulierenden Hormons FSH nach der Kur schön niedrig sind. Ist dies

»Mein Körper hatte also noch genügend Reserven.«

Myrthe: ›Es war ein spannender Monat. Der Gynäkologe wollte untersuchen, ob meine Eierstöcke noch genügend Reservekapazität hatten. Am dritten Tag meines Zyklus wurden mit einem Ultraschall die Eibläschen gezählt und gemessen, und zwar in beiden Eierstöcken. Es waren an dem Tag lauter kleine Bläschen.

Am fünften Tag fing ich mit der Clomid-Kur an, die fünf Tage dauerte, bis zum neunten Tag meines Zyklus. Am zehnten musste ich mich wieder melden und es wurden ein weiterer Ultraschall und eine Blutanalyse durchgeführt. Auf dem Ultraschall konnte man dann sehen, wie viele Eibläschen gewachsen waren. Das war unglaublich spannend, denn wenn es zu viele waren, durften wir in diesem Monat nicht miteinander

schlafen. Das Risiko einer Mehrlingsschwangerschaft war dann zu groß.

Auf dem Monitor waren 2 Eibläschen mit einem Durchmesser von 12 Millimeter sichtbar. Ein schönes Ergebnis. Wir durften es versuchen. Auch die Blutanalysen waren in Ordnung. Mein Körper hatte also noch genügend Reserven.

Nach dem Absetzen der Medikamente bekam ich schreckliche Hitzewallungen, als ob ich in den Wechseljahren wäre. Zu Anfang wusste ich gar nicht, woher das kam. Ich dachte eher an Fieber und Grippe. Vor allem nachts war es schlimm. Dann wurde ich wach von der Hitze und ich legte mich auf den kühlen Fußboden im Bad, um abzukühlen. Nach einer Woche waren die Beschwerden aber wieder weg.‹

AUS DEM LEBEN

nicht der Fall, dann bleibt nur eine Schlussfolgerung: Die Eierstöcke haben eine zu geringe Reservekapazität. Der FSH-Wert bleibt erhöht, weil die Hypophyse dann vergeblich immer mehr FSH an die Eierstöcke schickt.

Aufgepasst

Kurz vor den Wechseljahren können die Werte schwanken. Sie sind manchmal hoch, manchmal normal. Außerdem reift manchmal doch noch ein gesundes Eibläschen heran, das befruchtet werden kann. Erhöhte FSH-Werte rund um das vierzigste Lebensjahr schließen eine spontane Schwangerschaft also nicht aus.

Die Eileiter unter der Lupe

Um einen Eileiterverschluss auszuschließen, wird meist eine Kontrastmittelaufnahme bzw. eine Hysterosalpingographie (HSG) gemacht. Mit einer Hysterosalpingographie kann der Arzt feststellen, ob die Eileiter durchgängig sind. Sind sie es nicht, kann dies ein Grund für eine Unfruchtbarkeit sein. Eine HSG wird nach der Menstruation, aber noch vor dem Eisprung durchgeführt; somit ist ausgeschlossen, dass bereits eine Schwangerschaft vorliegt. Die Untersuchung wird vom Gynäkologen in der Röntgenabteilung eines Krankenhauses durchgeführt.

Vor der Untersuchung wird eine Gewebeprobe vom Gebärmuttermund entnommen sowie eine Blutanalyse gemacht, um eventuelle Entzündungen feststellen zu können.

Die Scheide wird mit Jod desinfiziert und mit einer speziellen Spritze wird das Kontrastmittel direkt in die Gebärmutter eingegeben. Diese füllt sich mit der Flüssigkeit, die bei durchlässigen Eileitern durch die Eileiter bis in die Bauchhöhle läuft. Mit Hilfe von Röntgenstrahlen kann man nun die Beschaffenheit der Gebärmutterhöhle und den Fluss des Kontrastmittels in den Eileitern auf einem Monitor beobachten. Die dreizipflige Form der Gebärmutterhöhle und die etwas verschlungene Darstellung des Kontrastmittels im Eileiter ist dabei gut zu erkennen. So kann man Fehlbildungen von Gebärmutter- und Eileiterinnenraum leicht feststellen.

Sind die Eileiter schon beim Eingang zur Gebärmutter verschlossen, kann das Kontrastmittel nicht in sie eindringen und sie werden auf dem Bildschirm nicht sichtbar. Sind sie am äußeren Ende verschlossen, dann häuft sich das Kontrastmittel auf und die Eileiter sind wie eine Art Ballon auf dem Bildschirm erkennbar. In beiden Fäl-

TIPP

Lassen Sie sich begleiten

▌ Nehmen Sie zu einer Kontrastmittelaufnahme Ihren Partner oder eine Begleitperson mit, die sie sicher nach Hause bringen kann. Nach der Untersuchung können Übelkeit und Schwindel auftreten.

»Die Untersuchung war relativ schnell.«

Marion: ›Eine Freundin hatte mich vor dem Gebärmutterphoto gewarnt. Es hatte ihr unheimlich weh getan, vielleicht auch, weil bei ihr ein Eileiter verstopft war. Weil ich gewarnt war, fand ich es dann gar nicht so schlimm. Außerdem hatte ich vorher ein Schmerzmittel bekommen, das betäubt auch ein bisschen.

Am unangenehmsten war der Moment, in dem das Kontrastmittel eingespritzt wurde. Der Arzt ging dabei sehr sorgfältig vor und tat es ganz langsam, damit es weniger weh tat. Man bekommt ein ganz merkwürdiges drückendes Gefühl dabei, als ob man von innen aufgeblasen wird. Ich habe mich auf meine Atmung konzentriert und gemeinsam mit meinem Mann den Monitor beobachtet. Erst sahen wir meine Gebärmutter, danach die Eileiter in der Form von langen dünnen Fäden. Die Flüssigkeit lief problemlos durch und das war ein gutes Zeichen.

Die Untersuchung war eigentlich relativ schnell vorbei. Ich brauchte danach ein bisschen Erholung und hatte auch Schmerzen in den Schultern, aber das schien normal zu sein. Vielleicht war es auch nur die Kombination von Schmerzmittel und leichten Bauchschmerzen, weshalb ich mich an den Tagen danach ein bisschen groggy und elend fühlte.‹

len lautet die Diagnose: Unfruchtbarkeit wegen Undurchlässigkeit der Eileiter.

Nach der Untersuchung verlässt der größte Teil des Kontrastmittels den Körper wieder durch die Vagina. Der Rest wird problemlos vom Körper aufgenommen und abgebaut. Allerdings kann dieser Rest nach der Untersuchung Übelkeit und Schwindel verursachen. Um zu kontrollieren, dass in der Bauchhöhle nicht zu viel Kontrastflüssigkeit zurückbleibt, wird nach der eigentlichen Untersuchung noch eine zweite Röntgenaufnahme gemacht.

Eine HSG verschafft nützliche Informationen, kann aber sehr schmerzhaft sein, wenn die Eileiter teilweise verschlossen sind, weil dann ein höherer Druck benötigt wird, um die Eileiter mit Kontrastmittel zu durchspülen. Deshalb führen manche Ärzte die Hysterosalpingographie unter Lokal- oder Vollnarkose durch. Oft wird vor der Untersuchung auch ein Schmerzmittel verabreicht. In manchen Fällen tritt nach der Untersuchung eine Infektion auf.

Eine HSG hat außerdem den Vorteil, dass die Eileiter, wenn sie durchgängig sind, bei dieser Untersuchung durchgeblasen werden. Häufig kommt es nach einer HSG-Untersuchung spontan zu einer Schwangerschaft. Deshalb wartet der Frauenarzt nach einer HSG mit positiven Ergebnissen oft eine Zeit lang mit der folgenden Behandlung in der Hoffnung, dass sich diese vielleicht von selbst erübrigt.

Minischnitt oder Laparoskopie

Wenn es nach dem Kontrastmittelphoto oder der HSG nicht innerhalb eines halben Jahres zu einer Schwangerschaft kommt, bietet sich als nächster Schritt eine so genannte Laparoskopie oder Bauchspiegelung an. Mancher Arzt übergeht das Kontrastmittelphoto und führt sofort eine Bauchspiegelung durch.

Eine Bauchspiegelung findet immer in der ersten Hälfte des Zyklus statt, nach der Menstruation und noch vor dem Eisprung. Damit wird sichergestellt, dass eine eventuelle Schwangerschaft nicht gestört wird. Der Eingriff findet meist im OP unter Vollnarkose, aber ambulant statt. Man kommt morgens nüchtern und kann am Ende des Tages in den meisten Fällen wieder nach Hause.

Zu Beginn der Operation spritzt der Gynäkologe mit einer Nadel etwas Gas, z. B. Kohlendioxid, in die Bauchhöhle. Diese Druckerhöhung trennt die sonst eng liegenden Bauchorgane voneinander und ermöglicht so dem Arzt die Sicht und Orientierung in der Bauchhöhle. Danach setzt er kurz unter dem Nabel einen Minischnitt in die Bauchdecke, durch den er ein Sichtgerät, das sogenannte Laparoskop (wörtlich ›Bauchschauer‹) in den Bauch einführt.

Tiefer auf der Bauchdecke wird ein zweiter kleiner Schnitt angebracht, durch den ein dünner Stab, ein sogenannter Trokar, eingebracht wird. Mit dessen Hilfe werden die Eierstöcke und Eileiter bewegt, um auch deren Rückseite untersuchen zu können. Der Operationstisch wird dabei ein Stückchen nach hinten gekippt, so dass sich der Darm Richtung Kopf verschiebt und Gebärmutter und Eileiter freigelegt werden.

Nun sind Gebärmutter, Eileiter und Eierstöcke optisch gut kontrollierbar und eventuelle Verwachsungen, Myome, Endometriose und andere Veränderungen, die sich anderen diagnostischen Verfahren entziehen, können erkannt werden.

Während des Eingriffs wird über die Scheide ein harmloser blauer Farbstoff in die Gebärmutter eingespritzt. Sind die Eileiter durchlässig, fließt diese Flüssigkeit durch die Eileiter hindurch in die Bauchhöhle.

Eine Laparoskopie ist weniger schmerzlich als ein Kontrastmittelphoto. Nach dem Eingriff darf man wieder nach Hause, muss aber eine Woche lang Ruhe halten. Eine Krankschreibung ist meist nur für ein paar Tage erforderlich. In den ersten Tagen kann es zu Nachschmerzen im Bauch und in den Schultern kommen. Die Schulterschmerzen sind auf die Reizung des Zwerchfells durch das Gas und deren Ausstrahlung zurückzuführen. Weitere Nebenwirkungen sind leichte Übelkeit und leichte vaginale Blutung.

Eine Hysteroskopie oder Gebärmutterspiegelung

Werden auf dem Gebärmutterphoto oder bei der Bauchspiegelung keine Abweichungen gefunden, kann der Gynäkologe zur Hysteroskopie oder Gebärmutterspiegelung greifen, um das Innere der Gebärmutter zu untersuchen. Auch dies ist ein ambulanter Eingriff unter Zuhilfenahme von optischen Instrumenten und Videogeräten, allerdings unter örtlicher Betäubung. Die Bilder werden auf einem Monitor angezeigt. Der Gynäkologe kann dabei Myome, Polypen oder Verwachsungen in der Gebärmutter erkennen, die eine eventuelle Einnistung eines Embryos verhindern.

Durch Operationen an der Gebärmutter sowie durch tiefe oder wiederholte Ausschabungen oder Infektionen können Verwachsungen, Verklebungen oder Vernarbungen der Gebärmutterschleimhaut entstehen. Man nennt sie auch das *Asherman-Syndrom*. Das Asherman-Syndrom äußert sich in schwachen bzw. gänzlich fehlenden Regelblutungen, obwohl es zu den typischen monatlichen Bauchschmerzen kommt.

Polypen sind stecknadelkopf- bis erbsengroße gutartige Wucherungen in der Gebärmutter bzw. im Gebärmutterhals, die bei einer Gebärmutterspiegelung meist sofort entfernt werden können.

Eine Gebärmutterspiegelung ist weniger belastend als eine Kontrastmittelaufnahme oder eine Bauchspiegelung. Sie wird aber nicht häufig durchgeführt, weil Abweichungen in der Gebärmutter relativ selten vorkommen.

Die häufigsten Ursachen für Fruchtbarkeitsstörungen sind Zyklusstörungen, verklebte Eileiter und schwache Spermien. Seltenere Ursachen sind fehlende Samenzellen, eine gestörte Wechselwirkung zwischen Samen und Gebärmutterhalsschleim oder eine angeborene Abweichung.

In 30 Prozent der Fälle liegt die Ursache der Fruchtbarkeitsstörung bei der Frau, in 30 Prozent der Fälle beim Mann und ebenfalls in 30 Prozent der Fälle bei beiden. Bei 10 Prozent kann die Ursache nicht geklärt werden.

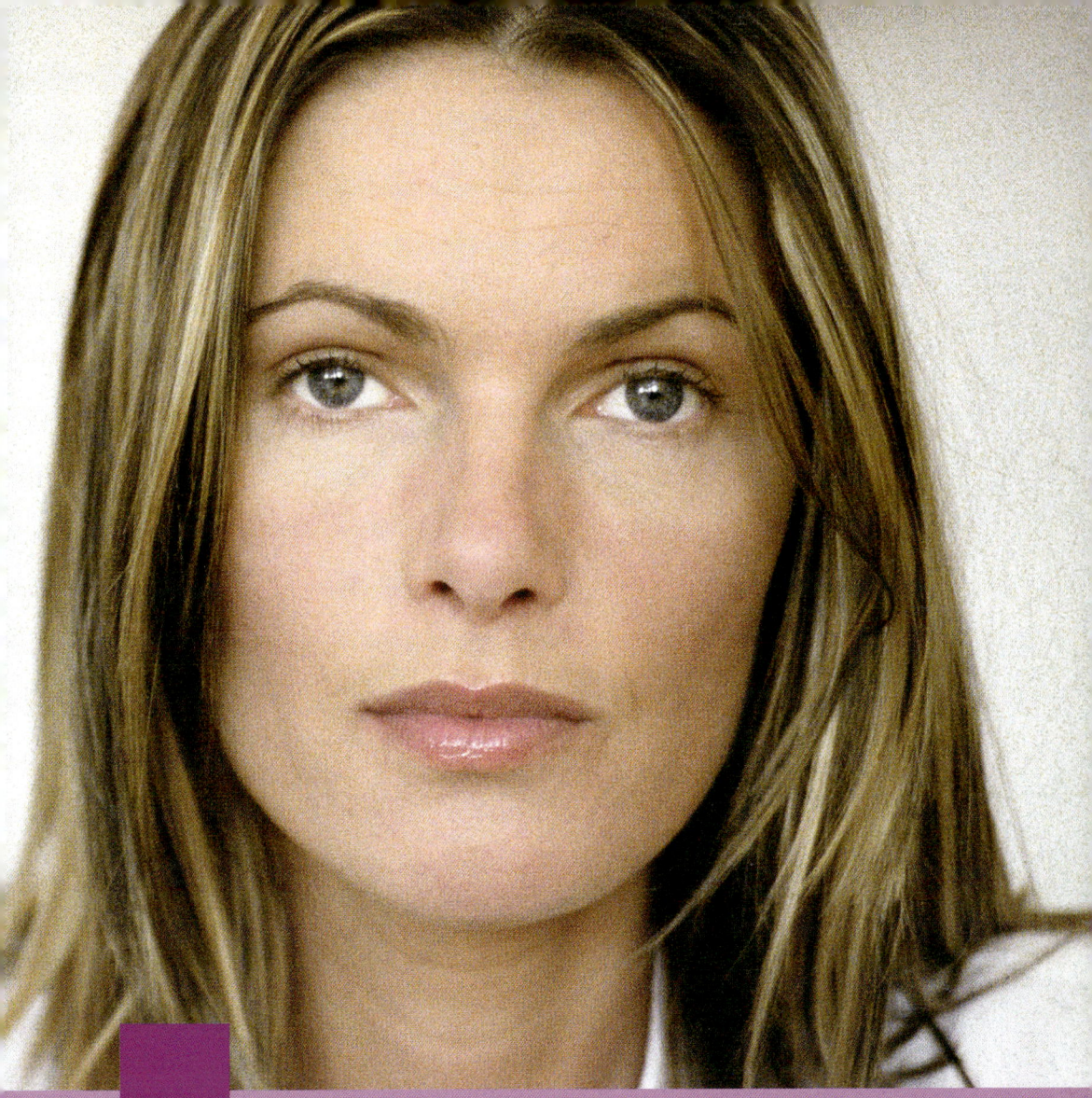

7

Störungen der Fruchtbarkeit und ihre Ursachen

Weibliche Fruchtbarkeitsstörungen

Weibliche Fruchtbarkeitsstörungen können die verschiedensten Ursachen haben, von verklebten Eileitern bis zum fehlenden Eisprung und zu früh einsetzenden Wechseljahren. Für welche Behandlungsmethode sich der Arzt entscheidet, hängt von der Art der Störung ab. Für die meisten weiblichen Fruchtbarkeitsstörungen gibt es heute eine Lösung, aber noch nicht für alle.

Überalterung der Eierstöcke

Eine häufig vorkommende Fruchtbarkeitsstörung ist die Überalterung der Eierstöcke. Deutsche Frauen bekommen ihr erstes Kind relativ spät, im Durchschnitt mit 29 Jahren. Das bedeutet auch, dass viele Frauen zum ersten Mal Mutter werden, wenn sie schon gut über 30 sind. Der Rückgang der weiblichen Fruchtbarkeit beginnt allerdings schon etwa zehn bis fünfzehn Jahre vor dem Eintritt der Menopause. Die Eierstöcke stellen dann langsam ihre Funktion ein und die Anzahl, aber vor allem auch die Qualität der Eibläschen oder Follikel, nimmt dann rasch ab. Es handelt sich dabei um vorzeitige Symptome der Wechseljahre, von denen eine Frau allerdings nichts spürt. Die Regelblutungen kommen unverändert und es findet immer noch ein Eisprung statt. Trotzdem sind die Chancen, schwanger zu werden, wesentlich geringer.

Die Schwierigkeit besteht darin, dass niemand genau sagen kann, wann bei einer Frau dieser Wendepunkt liegt. Ein Hinweis – aber kein absolut sicherer – ist der FSH-Spiegel im Blut, also die Konzentration des follikelstimulierenden Hormons. Aber auch wenn der FSH-Wert noch innerhalb der normalen Grenzen liegt, kann die Qualität der Eizellen bereits rückläufig sein.

Ein weiterer Indikator ist das *Anti-Müller-Hormon* (AMH), mit dessen Hilfe die Funktionsreserve der Eierstöcke abgeschätzt werden kann. Mit AMH-Messungen hat man jedoch noch wenig Erfahrung.

Der Umschlag von der fruchtbaren Lebensphase zur vermindert fruchtbaren liegt bei den meisten Frauen etwa bei 40. Doch kann diese Phase bei vielen schon rund um das 35. Lebensjahr eintreten. Andere wiederum werden noch problemlos mit 45 schwanger. Der Zeitpunkt des Umschlags ist also bei jeder Frau individuell verschieden und es können dazu nur allgemeine Aussagen gemacht werden.

Übrigens können auch Frauen mit einem hohen FSH-Spiegel noch spontan schwanger werden. Ungeplante Schwangerschaften bei Frauen, die eigentlich schon in den Wechseljahren sind, kommen auch heute noch häufig vor.

Bei Frauen mit einem erhöhten FSH-Wert werden aber keine Fruchtbarkeitsbehandlungen mit eigenen Eizellen mehr durchgeführt. Die Wahrscheinlichkeit einer erfolgreichen Schwangerschaft ist zu gering geworden.

Zu früh in den Wechseljahren

Das natürliche Alter für die Menopause (das Klimakterium) liegt in Europa im Schnitt derzeit bei 51 Jahren. Dann hören die Regelblutungen auf. Ein paar Jahre zuvor werden die ersten Beschwerden spürbar: Hitzewallungen, Stimmungsschwankungen und unregelmäßige Menstruationen.

Eine von hundert Frauen kommt vorzeitig in die Wechseljahre, also schon vor dem 40. Lebensjahr, eine von tausend sogar vor dem 30. Lebensjahr. Diese Frauen leiden auch viel früher an den typischen Wechseljahrebeschwerden wie Hitzewallungen, nächtlichen Schweißausbrüchen, Scheidentrockenheit und ausbleibender Menstruation.

Im Zweifel kann ein Bluttest aufschlussreich sein. Bei vorzeitigen Wechseljahren sind hohe Konzentrationen des follikelstimulierenden Hormons FSH im Blut nachweisbar. Die Hypophyse produziert uneingeschränkt FSH, da die restlichen Follikel das körpereigene ›Bremssystem‹ nicht mehr aktivieren können und zu wenig Östrogen produziert wird.

In vielen Fällen bleibt die Ursache für ein vorzeitiges Klimakterium im Dunkeln. Manchmal liegt eine erbliche Belastung vor. Bekannt sind genetische Ursachen, die auf Veränderungen verschiedener Chromosomen zurückzuführen sind, was aber in der Familie nicht bekannt war. Ein häufiger Grund für vorzeitige Wechseljahre ist die Entfernung beider Eierstöcke. Möglich ist auch, dass die Eierstöcke durch Bestrahlung oder eine Chemotherapie, z.B. im Zuge einer Krebstherapie, geschädigt worden sind. Zudem können Autoimmunkrankheiten bewirken, dass der Körper Abwehrstoffe produziert, die die Funktion der Eierstöcke blockieren.

Vorzeitige Wechseljahre lassen sich nicht behandeln. In manchen Fällen kommt es doch noch zu einer spontanen Schwangerschaft, aber die Chance ist zu klein, um darauf zu hoffen.

Der einzige Ausweg wäre für diese Frauen eine IVF mit Spendereizellen. Diese Behandlung ist in Deutschland jedoch rechtlich verboten. Siehe auch den Abschnitt *Wenn es bei einem Kind bleibt* auf Seite 214.

Zyklusstörungen

Störungen im monatlichen Zyklus sind für 20 bis 25 Prozent aller Fruchtbarkeitsprobleme verantwortlich. Bei den weiblichen Fruchtbarkeitsstörungen sind Zyklusstörungen sogar Tabellenanführer.

Eine Zyklusstörung liegt vor, wenn eine Frau nicht, nur selten oder besonders oft menstruiert. *Nicht menstruieren* bedeutet, dass zwischen zwei Regelblutungen mehr als sechs Monate liegen. *Selten menstruieren* heißt, dass zwischen zwei Regelblutungen mehr als sechs Wochen, aber weniger als sechs Monate liegen. *Oft menstruieren* heißt, dass zwischen zwei Menstruationen weniger als drei Wochen liegen.

Eigentlich geht es dabei nicht um die Regelblutungen selbst, sondern um den Eisprung. Bei Frauen mit Zyklusstörungen tritt oft kein Eisprung auf. Ohne Eisprung ist aber auch keine Befruchtung möglich. Deshalb ist es wichtig, dass man es weiß, wenn kein Eisprung auftritt. Prämenstruelle Beschwerden, also Beschwerden, die vor der Menstruation auftreten, wie Spannungen in der Brust, Stimmungsschwankungen, Verstopfung oder ein aufgeblasenes Gefühl im Bauch, sind ein gutes Zeichen. Menstruationsschmerzen auch. Meistens wurden sie von einem Eisprung verursacht.

Bei Frauen, die nicht oder nur selten ovulieren (einen Eisprung haben), wird der Eisprung mit Hilfe von Medikamenten herbeigeführt. Die Ursachen für Zyklusstörungen sind genauso vielfältig wie ihre Erscheinungsformen. Sowohl organische als auch hormonelle Störungen können die Gründe sein, aber auch psychische Belastungen, z. B. Stress, sind Auslöser. Der Frauenarzt sollte wissen, ob diese Störungen schon im jungen Alter oder erst später entstanden sind. Er wird dann untersuchen, auf welchem Niveau es zur Hormonstörung kommt. Wird sie von den Hormondrüsen im Gehirn, dem Hypothalamus oder der Hypophyse, verursacht? Oder liegt es an den Eierstöcken? Oder ist der Grund die Wechselwirkung zwischen diesen beiden?

Milchverlust aus der Brust ist ein seltenes Symptom, deutet aber auf eine Hormonstörung auf dem Niveau der Hormondrüsen im Gehirn hin. Nächtliche Schweißausbrüche und Hitzewallungen (auch ›Flashes‹ oder ›heiße Blitze‹ genannt) weisen auf eine Überalterung der Eierstöcke hin. Ein männliches Behaarungsmuster oder starke Akne sind ein Anzeichen für einen Überschuss an männlichen Hormonen. Untergewicht, aber auch Übergewicht, also Essstörungen wie Anorexie (Magersucht) und Bulimie (Fettsucht) können den Eisprung hemmen. Das gilt auch für fanatisches Sporttreiben oder die Störung des Tag- und Nachtrhythmus.

Mit Hilfe von Hormontests diagnostiziert der Frauenarzt, auf welcher Ebene das hormonale Gleichgewicht gestört ist und er wählt die entsprechende Behandlung.

Das PCO-Syndrom

Die weitaus häufigste Zyklusstörung ist PCOS. PCOS ist die Abkürzung für *Polycystisches Ovarielles Syndrom*. Frauen mit PCOS bekommen keine oder nur selten eine Menstruation, leiden meist an Übergewicht und haben starken (männlichen) Haarwuchs, auch im Gesicht.

Bei 70 Prozent aller Frauen mit PCOS befinden sich in den Eierstöcken Zysten, also mit Flüssigkeit gefüllte Bläschen. Es handelt sich dabei nicht um die normalen Eibläschen, die heranwachsen und wieder schrumpfen, sondern um Eibläschen, die leicht vergrößert sind und bleiben.

Frauen mit PCOS haben oft schon jung die Pille genommen, um ihre unregelmäßigen Tage zu regulieren. Sobald sie die Pille aber absetzen, kommen die Zyklusstörungen wieder.

Es ist noch nicht genau bekannt, wie PCOS genau entsteht. Ob es von Hormonstörungen verursacht wird oder die Folge einer anderen Störung ist, wie zum Beispiel Übergewicht, weiß man nicht. Bekannt ist aber inzwischen, dass Abnehmen hilft. Ab-

»Mit Hormonen fühle ich mich wohler.«

Stella: ›Schon von Anfang an, seit ich mit elf zum ersten Mal meine Regel bekam, menstruierte ich unregelmäßig. Deshalb habe ich jung mit der Pille angefangen. Ein paar Jahre, nachdem ich meinen Freund kennen lernte, wollten wir ein Kind. Ich setzte die Pille ab. Ich musste oft sechs, acht oder manchmal sogar zehn Wochen auf meine nächste Regel warten. Und dann hörten die Blutungen oft wochenlang nicht auf. Schwanger wurde ich nicht.

Der Hausarzt schickte mich zum Frauenarzt. Der stellte mit Ultraschall fest, dass meine Eierstöcke voller Zysten waren. Er stellte die Diagnose PCOS und teilte uns mit, dass Schwangerwerden schwierig sein würde.

Der Arzt verschrieb mir Clomifen, um den Eisprung zu stimulieren, was aber nichts nützte. Daraufhin überwies mich mein Arzt an ein Fertilitätszentrum. Dort wurde die Clomifendosis drastisch erhöht. Ich habe mich mit meinem Freund nie so viel gestritten wie in dieser Zeit. Diese Medikamente schlagen total aufs Gemüt. Ein einziges Mal reifte eine einzige Eizelle. Im Monat darauf passierte gar nichts mehr.

Mein Facharzt riet mir zu einer Diät, um mein Gewicht zu reduzieren. Ich bin kleinwüchsig und hatte fünfzehn Kilo Übergewicht. Mit Hilfe einer Diätassistentin habe ich sieben Kilo abgenommen.

Nachdem das Clomifen nicht mehr half, musste ich FSH, das follikelstimulierende Hormon, spritzen. Das brachte es endlich:

Ich hatte sofort Eisprünge. Durch die Hormone fühle ich mich viel wohler als früher. Sie simulieren einen normalen Zyklus, den ich normalerweise nie habe. Dreizehn Monate nacheinander hatte ich einen Eisprung, aber schwanger wurde ich leider nicht.

Die meisten Menschen in meiner direkten Umgebung wissen, dass wir versuchen ein Kind zu bekommen. Ich bekomme auch viel Unterstützung. Ich habe meine Freundinnen gebeten, es nicht in versammelter Gesellschaft in meinem Beisein zu verkünden, wenn sie schwanger sind. Denn dann kommen die Tränen. Das passierte mir auch, als meine Cousine beim Familienbrunch mitteilte, dass sie ihr drittes Kind erwartete. »Du bist einfach nur neidisch«, warf sie mir vor versammelter Mannschaft vor, und das hat mich tief verletzt.

Nach der Hormonbehandlung kam dann die IUI-Therapie. Ich wurde direkt schwanger, hatte aber nach fünf Wochen eine Fehlgeburt. Beim folgenden Versuch wurde ich wieder schwanger, verlor die Frucht aber nach sieben Wochen wieder. Das war ein harter Schlag, aber ich weiß jetzt wenigstens, dass ich schwanger werden kann.

Weil ich zwei Fehlgeburten hatte, wird jetzt eine Chromosomenuntersuchung durchgeführt. Wir müssen zwölf Wochen auf das Ergebnis warten und so lange wird die Behandlung ausgesetzt. Mir tut diese Pause ganz gut. Endlich ein wenig Ruhe. In drei Monaten versuchen wir es dann noch einmal.‹

AUS DEM LEBEN

TIPP

Schon einige Kilos weniger helfen

▪ Leiden Sie am PCO-Syndrom? Versuchen Sie, Ihr Gewicht zu reduzieren, bis Ihr BMI (Body Mass Index) unter 28 liegt. Schon ein paar Kilo Gewichtsverlust helfen!

▪ Siehe für weitere Informationen den Abschnitt *Ihr Idealgewicht* auf Seite 62.

nehmen, wenn man PCOS hat, hilft gegen alle Symptome: Die Behaarung geht zurück und in vielen Fällen tritt auch wieder ein Eisprung auf. Allerdings kommt PCOS auch bei mageren Frauen vor.

Wenn Abnehmen nicht hilft, greift der Frauenarzt zu einer Hormonbehandlung, um den Eisprung zu stimulieren. Da Frauen mit PCOS ein erhöhtes Risiko der Überstimulierung der Eierstöcke haben – und ein erhöhtes Risiko, Mehrlinge oder eine Fehlgeburt zu bekommen – werden sie während der Hormonbehandlung genau beobachtet.

Bei einer Hormonbehandlung werden in manchen Fällen die überzähligen Eibläschen mit der sogenannten Minilaparotomie operativ entfernt. Hilft auch das nicht, kommen Frauen mit PCOS für eine IVF-Behandlung in Betracht.

Probleme mit den Eileitern

Eileiterprobleme sind verantwortlich für 14 Prozent aller Fruchtbarkeitsstörungen. Die Eizelle und die Samenzelle können einander nicht erreichen und es kann nicht zu einer Befruchtung kommen. Es kann sich um eine teilweise, aber auch um eine komplette Undurchlässigkeit der Eileiter handeln. Befindet sich die undurchlässige Stelle kurz vor dem äußeren Ende des Eileiters, kann sich der Eileiter zudem mit Flüssigkeit füllen.

Die häufigste Ursache für undurchlässige Eileiter ist eine frühere Eileiterentzündung, eventuell verursacht durch *Chlamydia trachomatis*. Durch die Entzündung entstanden in den Eileitern Vernarbungen und Verwachsungen, die den Durchgang blockieren. In vielen Fällen verlief die Infektion unbemerkt und die Frau weiß

selbst nichts von ihren Eileiterproblemen, solange sie nicht versucht, schwanger zu werden.

Der Arzt kann eine Chlamydieninfektion in der Vergangenheit mit Hilfe der Antikörper gegen diese Infektion, die sich dann noch im Blut befinden, nachweisen. Der Nachweis von Antikörpern verstärkt dann den Hinweis, dass die Fruchtbarkeitsprobleme von verstopften Eileitern verursacht werden.

Eine weitere Ursache für Eileiterprobleme können auch Bauchoperationen in der Vergangenheit sein, da sich bei der Verheilung eventuell Verwachsungen oder Verklebungen in der Bauchhöhle bilden können. So können die äußeren Enden der Eileiter mit dem Bauchfell verwachsen sein. Sie sind dann zwar durchlässig, können aber die Eizelle nicht aufnehmen.

Andere Ursachen für Verklebungen sind dramatisch verlaufene Blinddarm- oder Bauchfellentzündungen und Endometriose, also Gebärmutterschleimhautwucherungen an anderen Stellen in der Bauchhöhle.

Manchmal können diese Verwachsungen oder Verklebungen operativ entfernt werden. Schon *ein* durchgängiger Eileiter vergrößert die Chance auf eine Schwangerschaft erheblich. Wenn beide Eileiter verschlossen sind, ist IVF oft die einzige Lösung, da dabei die Eileiter umgangen werden.

Manchmal möchte eine Frau nach einer früheren Sterilisation doch noch schwanger werden. Eine Wiederherstellungsoperation (Refertilisierung) hat eine Erfolgschance von 55 bis 85 Prozent, und zwar abhängig von der verwendeten Sterilisierungstechnik. Bei abgeklemmten Eileitern sind die Wiederherstellungsmöglichkeiten besser als bei durchgetrennten.

Endometriose

Endometriose ist eine chronische, aber gutartige Erkrankung. Gewebe, ähnlich dem der Gebärmutterschleimhaut (Endometrium), bildet sich im Unterleib und siedelt sich dort an Eierstöcken, Eileitern, Darm, Blase oder dem Bauchfell an. Wie und wodurch es entsteht, ist noch ungeklärt.

In den meisten Fällen werden diese Endometrioseherde von den Hormonen des Monatszyklus beeinflusst. So können die Herde zyklisch mit den Regelblutungen wachsen und bluten. Das Blut gerät dabei in die Bauchhöhle und kann zu Entzündungsreaktionen, der Bildung von Zysten in den Eierstöcken und der Entstehung von Vernarbungen und Verwachsungen in den Eileitern führen. Durch Endometriose verursachte Zysten, deren Inhalt aus einer zähen und bräunlichen Flüssigkeit (altes Blut) besteht, werden von Fachärzten auch »Schokoladenzysten« genannt.

Endometriose führt nicht immer zu Beschwerden. Es kann aber zu heftigen, anhaltenden Bauchschmerzen kommen, die sich während der Menstruation verschlimmern. Auch Schmerzen beim Geschlechtsverkehr gehören zum Erscheinungsbild.

Es ist nicht bekannt, ob auch eine leichte Form der Endometriose schon zu Unfruchtbarkeit führt. Wahrscheinlich nicht. Allerdings verursachen die auf Endometriose zurückzuführenden Verwachsungen in der Bauchhöhle und in den Eileitern Fruchtbarkeitsprobleme.

Die Erkrankung ist schwer behandelbar. Manchmal werden Hormontherapien gewählt und der Menstruationszyklus wird ein halbes Jahr lang mit Hilfe von Hormonen stillgelegt. So erhält das Endometriosegewebe keine Nahrung mehr, stirbt ab und es kann sich kein neues Gewebe mehr bilden. Im günstigsten Fall kann es dann nach der Wiederherstellung des Zyklus zu einer Schwangerschaft kommen. Bei schweren Endometrioseerkrankungen wird operativ eingegriffen und so viel Gewebe wie möglich entfernt. Kurz danach wird eine IVF (In-Vitro-Fertilisation) und in manchen Fällen auch eine IUI (intrauterine Insemination) durchgeführt.

AUS DEM LEBEN

»Wir müssen vorsichtig sein.«

Lotte: ›Ich war nie frei von Bauchschmerzen. Weil die Schmerzen langsam immer stärker wurden, war ich daran gewöhnt. Es fühlte sich an, als ob ich einen mit Wasser gefüllten Ballon im Bauch hatte. Aber ich ging nicht zum Arzt, auch nicht, als ich einen Tag lang mit wahnsinnigen Bauchschmerzen im Bett lag und nicht einmal aufstehen konnte, um ans Telefon zu gehen. Wahrscheinlich ist damals eine Zyste geplatzt.

Mit 27 ging ich dann einmal zum Hausarzt, eigentlich wegen Schmerzen in der Leiste. Nach der Untersuchung gratulierte er mir zu meiner Schwangerschaft. Ich konnte aber gar nicht schwanger sein! Meine damalige Beziehung war fast am Ende und wir schliefen schon seit einiger Zeit nicht mehr miteinander. Mein Arzt schickte mich ins Krankenhaus und dort entdeckte man eine 20 cm große Zyste in meinem Bauch, die kurz vor dem Platzen stand. Ich wurde sofort operiert, um zu verhindern, dass das alte Blut in meine Bauchhöhle floss. Bei der Operation stellte sich heraus, dass ich an einer schweren Form von Endometriose litt. Es wurde so viel wie möglich Gewebe entfernt, aber leider blieb die Endometriose aktiv.

Meine Beziehung ging in die Brüche. Ich habe jetzt einen neuen Freund und wir wollen gerne Kinder. Ich setzte die Pille ab. Nach anderthalb Jahren ohne Erfolg gingen wir zum Frauenarzt, der uns wegen meiner Endometriose schnell zur IVF riet. Das überraschte uns total. Wir wollten keine IVF, jedenfalls jetzt noch nicht.

Sechs Monate später wurde ich spontan schwanger. Wir waren überglücklich, aber nach fast drei Monaten hatte ich eine Fehlgeburt. Die Enttäuschung war groß. Ich hatte auf dem Ultraschall schon das klopfende Herzchen gesehen.

Ich brauchte fast ein ganzes Jahr, um darüber hinwegzukommen. In dieser Zeit wurde ich auch nicht schwanger, obwohl wir alles versuchten. Wahrscheinlich sind meine Eileiter durch die Endometriose undurchlässig und diese eine Schwangerschaft war ein purer Glücksfall.

Langsam machten wir uns mit dem Gedanken an IVF vertraut. Anfangs widerstrebte es mir zutiefst, all diese Hormone in meinen Körper pumpen zu müssen, aber man muss ja realistisch sein. Ich war schon 34 und meine biologische Uhr tickte weiter.

Ich habe jetzt wieder eine fünf Zentimeter große Zyste. Das bedeutet, dass wir im Bett vorsichtig sein müssen und dass ich an manchen Tagen vor Schmerzen kaum laufen kann. Während der Menstruation brauche ich unbedingt Schmerzmittel.

Die Frage war, ob meine Zyste eine IVF überhaupt ermöglicht. Ich wurde zu einer Probebehandlung eingeplant. Inzwischen brachten die eingespritzten Hormone meinen Gefühlshaushalt komplett durcheinander. Ich hatte Hitzewallungen und schreckliche Stimmungsschwankungen.

Das Absaugen der Follikel war sehr schmerzhaft. Wegen der Endometriose habe ich viele Vernarbungen im Bauch, wodurch der Arzt die Eierstöcke nur schwer erreichen kann. Vor allem der Eierstock mit der Zyste war sehr schmerzhaft. Aber nachher dachte ich: Was macht eigentlich ein Viertelstündchen mit heftigen Schmerzen aus im Vergleich zu einem ganzen Menschenleben. Wenn es sein muss, mache ich es wieder.

Dreizehn Follikel waren reif, und fünf enthielten eine reife Eizelle. Zwei davon wurden nach der Befruchtung wieder eingepflanzt. Eine hat es geschafft. Ich bin jetzt neun Wochen schwanger. Natürlich sind wir wahnsinnig froh, aber wir haben auch schreckliche Angst. Ich wusste nicht, dass man eine solche Urangst in sich haben kann. Sie verlässt mich nie, ich wache damit auf und gehe damit schlafen.

In der Klinik werden extra Ultraschalls gemacht, um mich zu beruhigen. Letzte Woche war alles noch in Ordnung. Aber erst, wenn ich die kritischen dreizehn Wochen hinter mir habe, werde ich erleichtert aufatmen können.‹

Gestörte Wechselwirkung

Bei 5 Prozent aller Paare ist eine gestörte Wechselwirkung der Grund für die Unfruchtbarkeit. So ist zum Beispiel das Scheidenmilieu zu sauer, wodurch die Samenzellen frühzeitig absterben. Oder der Gebärmutterhalsschleim ist zu zäh und lässt die Samenzellen nicht durch. In solchen Fällen spricht der Facharzt von einem ›pathologischen Zervixfaktor‹.

Manche Männer bilden durch eine Entzündung der Hoden Antikörper gegen die eigenen Samenzellen, die sich dann verklumpen und unbeweglich werden. Das ist auch häufig nach einer Sterilisation und darauf folgender Wiederherstellungsoperation (Refertilisation) der Fall.

Werden bei einem sogenannten Postkoital-(PCT) oder Sims-Huhner-Test keine lebenden Samenzellen im Zervixschleim angetroffen, wird von einer gestörten Wechselwirkung gesprochen. Diese Diagnose braucht nicht definitiv zu sein. Wie bereits gesagt, ist der PCT nicht immer zuverlässig. Oft spielen auch andere Faktoren mit, die ebenfalls nicht optimal sein können, wie zum Beispiel die Samenqualität. Außerdem kann eine gestörte Wechselwirkung vorübergehend sein.

Nach ausführlichen Untersuchungen wird bei einer permanent gestörten Wechselwirkung häufig eine IUI durchgeführt. Dabei wird der Samen aufbereitet und direkt in die Gebärmutter eingebracht.

Probleme mit der Gebärmutter

Die Gebärmutter ist nur in den seltensten Fällen die Ursache für Fruchtbarkeitsprobleme. Wenn jedoch Probleme mit der Gebärmutter vorkommen, verhindern sie häufig eine Einnistung des befruchteten Eis und sind oft nur schwer behandelbar. Viele Frauen über dreißig leiden an gutartigen Gebärmuttergeschwulsten, sogenannten Myomen, die allerdings in den meisten Fällen eine Schwangerschaft nicht verhindern.

Sind sie zahlreich oder groß oder befinden sie sich an ungünstigen Stellen, so können sie oft operativ entfernt werden.

Töchter von Frauen, deren Mutter während der Schwangerschaft das Medikament **DES** einnahmen, haben eine von der Norm abweichende Gebärmutter. Diese sogenannten ›DES-Töchter‹ haben ein erhöhtes Risiko, selbst Probleme zu bekommen, wenn sie schwanger sind, zum Beispiel Bauchhöhlen- oder Eileiterschwangerschaften, Fehl- oder Frühgeburten.

»Vielleicht werde ich nie wieder schwanger.«

Annemarie: ›Schon vier Monate, nachdem ich die Pille abgesetzt hatte, war ich schwanger. Nach der zwölften Woche ging ich zur Hebamme, sie konnte aber keine Herztöne hören. Auch auf dem Ultraschall war nichts zu sehen. Es stellte sich heraus, dass es sich um eine ›missed abortion‹ handelte: Eine Fehlgeburt, bei der der Fötus abstirbt, aber von der Gebärmutter nicht ausgetrieben wird. Ich bekam eine Ausschabung. Danach zog es ständig in meinem Bauch und meine Regel blieb aus. Nach zirka fünf Wochen verlor ich dunkelbraune Fäden, kein Blut. Und jeden Monat hatte ich Bauchschmerzen. Bei der Nachkontrolle kam das aber nicht zur Sprache und der Frauenarzt fragte nicht weiter danach.

Die Schmerzen wurden immer stärker. Ich war blass, labil, und wusste instinktiv, dass irgendetwas nicht in Ordnung war. Ich rief meinen Hausarzt an, einen jungen Mann. Ich werde ihm noch ewig dankbar sein, denn er sagte sofort: Es könnte durchaus sein, dass Sie am Asherman-Syndrom leiden. Der Frauenarzt hielt das zunächst für Unsinn. Asherman kommt nur selten vor. Meine Temperaturkurve war vorbildlich, ich hatte jeden Monat einen Eisprung. Das war also nicht der Grund für das Ausbleiben meiner Regel.

Der Frauenarzt entschloss sich zu einer Gebärmutterspiegelung (Hysteroskopie), eine traumatische Erfahrung. Vor dem Eingriff konnte man meine Krankenakte nicht finden. Nach dem Eingriff ließ man mich in einem Zimmer allein, obwohl ich stark blutete und die Klingel nicht erreichen konnte. Es war eine Spirale eingebracht worden, die die Gebärmutterwände auseinanderhalten sollte. Ich wurde mit einer Hormonkur nach Hause geschickt, um die Gebärmutterschleimhaut wieder aufzubauen. Welche Diagnose gestellt worden war, bekam ich allerdings immer noch nicht zu hören.

Zu Hause spürte ich wieder, dass etwas nicht stimmte. Ich hatte das gleiche Ziehen im Bauch wie nach der Ausschabung. Bei der Nachkontrolle wurde festgestellt, dass sich keine neue Schleimhaut gebildet hatte.

Ich war inzwischen in einer Selbsthilfegruppe und kam so mit einem Gynäkologen in Kontakt, der auf Asherman spezialisiert war. Der stellte fest, dass ich tatsächlich starke Verwachsungen in der Gebärmutter hatte, die er bei einer Gebärmutterspiegelung unter örtlicher Betäubung durchschnitt.

Ich bekam wieder meine Tage, allerdings mit schwächeren Blutungen als früher. Ich hatte noch ein paar Mal eine Gebärmutterspiegelung, nachdem ich wieder dieses bekannte Ziehen im Bauch verspürt hatte. Glücklicherweise war aber nichts passiert. Alles scheint jetzt in Ordnung. Aber vielleicht werde ich nie wieder schwanger und möglicherweise habe ich mit meinem ersten Kind auch meine Fruchtbarkeit verloren.‹

Manche Frauen leiden am sogenannten **Asherman-Syndrom**, einem Gebärmutterleiden, das selten vorkommt und leider kaum erkannt wird. Es entsteht oft nach zu intensiven Gebärmutterausschabungen, nach Fehlgeburten oder Abtreibungen. Beim Asherman-Syndrom ist die Gebärmutterhöhle durch Verwachsungen der Gebärmutterwände geschlossen. Es gibt dann fast keine Gebärmutterschleimhaut mehr. Die Regelblutungen setzen aus, obwohl die monatlichen prämenstruellen Bauchschmerzen noch auftreten. Die Verwachsungen können unter örtlicher Betäubung operativ entfernt werden, allerdings sollte diese Operation nur in einer Spezialklinik von einem erfahrenen Gynäkologen durchgeführt werden. Leider ist diese Erkrankung damit oft noch nicht geheilt. Manchmal verwachsen die Gebärmutterwände nach dem Eingriff erneut und es sind mehrere Behandlungen erforderlich. Manchmal ist die Gebärmutterwand auch so stark geschädigt, dass die Unfruchtbarkeit dauerhaft und nicht reversibel ist. Seit drei Jahren besteht eine englischsprachige Selbsthilfegruppe mit zur Zeit über 300 Mitgliedern im Internet. Unter www.ashermans.org kann man diese Gruppe kontaktieren und weitere Informationen (auch deutsche Beiträge) zum Asherman-Syndrom erhalten.

In seltenen Fällen leiden Frauen an **angeborenen Fehlbildungen** der Gebärmutter, zum Beispiel an einer durch eine Zwischenwand zweigeteilten Gebärmutter. Die Gebärmutter kann aber auch aus zwei Hälften entstehen, die nicht gut miteinander verwachsen sind. Derartige Fehlbildungen verhindern eine Schwangerschaft.

DES-Töchter

In den fünfziger Jahren wurde in Deutschland hunderttausenden von Frauen während der Schwangerschaft DES (Diethylstilbestrol) verabreicht. DES ist ein synthetisches Hormon, eine Art Östrogen, und wurde zur Verhütung von Fehlgeburten vorgeschrieben. Das erwies sich allerdings als Fehlschluss. DES verhütete keine Fehlgeburten, sondern schädigte im Gegensatz dazu die ungeborene Frucht durch Fehlbildungen an den Geschlechtsorganen bei den Töchtern. Auch bei Söhnen kamen Abweichungen vor, die jedoch weniger folgenreich waren als bei den Töchtern.

Bei DES-Töchtern kommt häufig eine Gebärmutter mit von der Norm abweichender Form vor. Das gilt auch für die Vagina. Häufig treten Rillen, Formveränderungen des Gebärmuttermundes und wucherndes Drüsengewebe auf. Dadurch kommt es verstärkt zu Fruchtbarkeitsstörungen, Fehlgeburten, Bauchhöhlen- oder Eileiterschwangerschaften und Frühgeburten. Auch zu starker Scheidenfluss ist ein Merkmal. Bei einer von tausend DES-Töchtern tritt eine Sonderform des Gebärmutterkrebses auf.

Frauen, die wissen wollen, ob sie DES-Tochter sind, sollten ihre Mutter fragen, ob sie während der Schwangerschaft Medikamente genommen hat. Viele Frauen wissen nicht mehr, dass sie DES eingenommen haben. Das Mittel wurde in Pillen-, Kapsel-,

Tropfen- und manchmal sogar in Spritzenform verabreicht und hatte viele verschiedene Namen.

Falls Sie vermuten, dass Sie eine DES-Tochter sind, aber es schwierig ist, über Ihre Mutter an Informationen zu kommen, können Sie sich einen Termin bei einem Gynäkologen geben lassen. Eine intensive innere Untersuchung kann Klarheit schaffen.

Keine Gebärmutter

Frauen können aus verschiedenen Gründen keine Gebärmuter haben. Manche kamen ohne Gebärmutter zur Welt. Sie leiden dann am Mayer-Rokitansky-Küster-Syndrom (MRK-Syndrom), das bei einem von 5000 Neugeborenen vorkommt. Bei diesen Frauen sind die Gebärmutter und die Scheide nicht ausgebildet, aber der Hormonhaushalt funktioniert normal. Äußerlich sind keine Besonderheiten feststellbar, aber die Menstruation bleibt aus.

Oft stellt sich erst dann heraus, dass Scheide und Gebärmutter fehlen.

Bei manchen Frauen wurde die Gebärmutter entfernt, weil sie Krebs, schwere Blutungen oder große Myome hatten. Meist sind die Eierstöcke noch intakt. Eine Frau ohne Gebärmutter kann nicht schwanger werden. Sie kann sich ihren Kinderwunsch nur über Adoption oder (die in Deutschland verbotene) Leih- bzw. Tragemutterschaft erfüllen.

Unerklärliche Fruchtbarkeitsstörungen

Bei etwa 10 Prozent aller Paare mit Fruchtbarkeitsstörungen wird keine Ursache gefunden. Der Samen ist in Ordnung, die Eileiter durchgängig, es tritt ein monatlicher Eisprung auf, die Hormonwerte liegen im normalen Bereich. Kurz gesagt: Es gibt keine Erklärung dafür, warum eine Schwangerschaft ausbleibt. Zweifellos gibt es eine Ursache, aber die medizinische Wissenschaft hat sie bisher noch nicht entdecken können.

Die Diagnose ›unerklärliche Unfruchtbarkeit‹ darf erst gestellt werden, wenn nach drei Jahren von vergeblichen Versuchen noch keine Schwangerschaft eingetreten ist und alle Untersuchungen abgeschlossen sind, ohne dass eine Erklärung gefunden werden konnte. Manchmal wird bei den Untersuchungen zwar eine Diagnose gestellt, aber es ist unwahrscheinlich, dass die Unfruchtbarkeit allein darauf zurückzuführen ist. Eine leichte Form von Endometriose zum Beispiel, oder ein Myom, oder schwacher Samen, allerdings nicht so schwach, dass er die alleinige Ursache der Fruchtbarkeitsstörung sein könnte. Solche Diagnosen können täuschen, da damit eine Ursache gefunden zu sein *scheint*, die es aber höchstwahrscheinlich nicht ist.

Es könnte dann etwa doch an überalterten Eierstöcken liegen, obwohl die Hormonwerte noch im Normalbereich liegen. Aber die Anzahl der heranreifenden Eizellen sowie deren Qualität können bereits unbemerkt zu gering sein, denn die Fruchtbarkeit nimmt ja bereits zehn bis fünfzehn Jahre vor dem Beginn der Wechseljahre stark ab, weil nur noch zu wenig vitale Eizellen vorhanden sind. Das ist in dem Moment der Fall, wenn nur noch etwa 25 000 Eizellen da sind, etwa im *durchschnittlichen* Alter von 37 Jahren. Bei der einen Frau ist das also mit 33, bei der anderen erst mit 41 Jahren. Als Frau spürt man davon nichts, da die monatlichen Menstruationen noch regelmäßig kommen. Wenn eine Frau sich der 40er Grenze nähert und der FSH-Wert steigt, ist die Unfruchtbarkeit eigentlich nicht mehr unerklärlich.

»Man denkt über alles Mögliche nach.«

Miriam: ›Seit meinem 31. Lebensjahr versuche ich, schwanger zu werden. Als wir nach einem Jahr zum Hausarzt gingen, schickte er uns wieder nach Hause, weil er uns noch gesund und jung genug fand, um es noch ein weiteres halbes Jahr zu versuchen. Wir hatten keine Eile und waren nicht beunruhigt. Ich hatte damit gerechnet, dass es vielleicht nicht so schnell gehen würde.

Nach gut zwei Jahren gingen wir dann zum Frauenarzt. Wir sind gründlich durchgecheckt worden und alles Mögliche wurde untersucht. Aber es wurde nichts gefunden. Alles war in Ordnung. Das war frustrierend. Uns fehlte nichts, aber wir verstanden nicht, warum es dann nicht klappte. Mein Arzt sagte zwar: »Seien Sie froh, dass wir nichts gefunden haben«, aber so fühlte ich mich gar nicht. Ich wollte Sicherheit.

Außerdem ist man verunsichert. Man denkt über alles Mögliche nach, zum Beispiel, dass es psychisch bedingt sein könnte, dass man eine Schwangerschaft möglicherweise selbst blockiert. Die Leute sagen einem Dinge wie: »Sei nicht so verkrampft.« Oder »Lass los, du wirst sehen, dass es dann ganz von selbst geht.« Aber das macht alles nur noch schlimmer.

Im Krankenhaus wollte man es mit intrauteriner Insemination (IUI) versuchen, wenn wir nach drei Jahren immer noch keinen Erfolg gehabt haben. So lange mussten wir warten. Aber nach sechs IUI-Versuchen, plus Hormonbehandlungen zur Stimulierung der Eizellenreifung, war ich immer noch nicht schwanger.

Eine Bekannte von mir, bei der entdeckt wurde, dass sie undurchlässige Eileiter hatte, bekam sofort IVF und war schon nach dem ersten Versuch schwanger. Wie sehr wünschte ich mir damals verstopfte Eileiter. Dann bräuchte ich nicht länger auf eine IVF zu warten!

Endlich war es dann so weit. Im ersten Zyklus reiften nicht genug Eizellen heran. Daraufhin wurde der Hormonplan geändert. Schließlich wurden fünf Eizellen reif, aber nur zwei konnten abgesaugt werden. Mit der Befruchtung hat es bei keiner der beiden geklappt.

Der nächste IVF-Versuch ist für uns entscheidend. Wenn dann wieder nicht genug Eizellen heranreifen oder die Qualität nicht gut genug ist, haben weitere IVF-Behandlungen keinen Sinn mehr.

Ich weiß nicht, ob meine zu alten Eierstöcke schon früher eine Rolle spielten. Manchmal denke ich: Wenn wir nur nicht so lange auf all diese Behandlungen hätten warten müssen. Dann hätte ich bessere Chancen gehabt. Aber genau werde ich das natürlich nie wissen.‹

AUS DEM LEBEN

Frustrierend an der ungeklärten Unfruchtbarkeit ist die Unsicherheit, und damit auch die Unsicherheit über die Erfolgschancen. Es gibt wunderbare Geschichten von Paaren, die nach Jahren doch noch spontan ein Kind bekamen, aber auch Erfahrungen von Frauen, die erst mühsam den Weg durch viele IVF-Behandlungen gehen mussten. Und es gibt Paare, die kinderlos bleiben.

Wiederholte Fehlgeburten

Eine Fehlgeburt kommt häufig vor. Etwa 10 bis 20 Prozent der Schwangerschaften enden nach einem positiven Test doch noch in einer Fehlgeburt. Das ist zwar ein Grund, traurig zu sein, aber kein Grund zur Sorge. In den meisten Fällen ist es eine Maßnahme der Natur selbst, weil in den frühen Entwicklungsstadien des Embryos nach der Befruchtung Störungen und Abweichungen aufgetreten sind.

Mit zunehmendem Alter steigt auch das Fehlgeburtenrisiko, hauptsächlich durch das größere Risiko auf Chromosomenabweichungen. Bei Frauen unter 36 liegt dieses Risiko bei zirka 10 Prozent, bei Frauen zwischen 35 und 40 bereits bei 18 Prozent und bei Frauen zwischen 40 und 45 bei 35 Prozent. Auch Rauchen und Übergewicht tragen wesentlich zur Erhöhung des Fehlgeburtenrisikos bei.

Treten drei oder mehr Fehlgeburten nacheinander auf, spricht man von einem *habituellen Abort* oder wiederholten Fehlgeburten. Das ist bei etwa 0,5 bis 1 Prozent aller Frauen, die schwanger werden wollen, der Fall. Nach zwei Fehlgeburten beträgt die Chance auf Wiederholung 25 Prozent, nach drei Fehlgeburten bereits 35 Prozent. Trotz dieses deutlich erhöhten Risikos sind die Chancen auf eine gesunde Schwangerschaft immer noch größer. Trotzdem sollte nach drei Fehlgeburten nach einer Erklärung gesucht werden. Immer öfter geschieht dies schon nach zwei Fehlgeburten. Ein nachweisbarer Grund wird nur in 15 Prozent der Fälle gefunden, in den übrigen Fällen bleibt es bei Vermutungen. Deshalb sind spontane Fehlgeburten nur schwer behandelbar. Da hilft nur eine positive

> **TIPP**
>
> ### Was tun nach einer Fehlgeburt?
>
> - Leiden Sie an Übergewicht und hatten Sie schon mehr als eine Fehlgeburt? Versuchen Sie abzunehmen. Übergewicht erhöht das Risiko auf eine Fehlgeburt.
> - Hatten Sie schon mehrere Fehlgeburten? Versuchen Sie, beim nächsten Mal die abgehende Frucht aufzufangen und bitten Sie den Frauenarzt um eine Untersuchung durch den Pathologen. Manchmal lässt sich eine Ursache für die Fehlgeburt feststellen.
> - Warten Sie bei einer Fehlgeburt, wenn möglich, den natürlichen Gang der Dinge ab und lassen Sie sich nicht sofort ausschaben. Eine Ausschabung kann zu Verwachsungen der Gebärmutterschleimhaut führen und damit zum Asherman-Syndrom.

Einstellung, ein neuer Versuch und die Hoffnung, dass es beim nächsten Mal gut geht.

Es sind Beispiele von Frauen bekannt, die nach neun Fehlgeburten ein gesundes Kind zur Welt brachten. Es gibt auch Beispiele von Frauen mit dreißig Fehlgeburten, die nie Mutter wurden. Manche Paare entschlossen sich zur Adoption, andere entschieden sich dafür, ihre Kinderlosigkeit zu akzeptieren.

Eventuelle Ursachen wiederholter Fehlgeburten

Nach zwei oder drei Fehlgeburten wird in der Regel eine Chromosomenuntersuchung durchgeführt. In 3 Prozent der Fälle wird eine Chromosomenstörung bei einem der Partner diagnostiziert, eine sogenannte *balancierte Translokation*. Das heißt, dass zwei Stückchen eines Chromosoms ihren Platz gewechselt haben, aber die Menge des Erbmaterials dabei nicht verloren geht. Der Träger merkt selbst nichts davon. Von einer *unbalancierten Translokation* spricht man, wenn bei der Vertauschung Teile des Erbmaterials verloren gegangen sind. Kürzlich hat man festgestellt, dass für Individuen, die eine balancierte Translokation tragen, ein hohes Risiko auf Fehlgeburten und Nachkommen mit unbalancierten Translokationen besteht.

Bei 97 Prozent der Paare werden keine Chromosomenstörungen gefunden.

Ursache für eine wiederholte Fehlgeburt kann auch eine Blutgerinnungsstörung sein. Dabei können Blutpropfen entstehen, die die Blutzufuhr zur Plazenta blockieren. Beispiele sind der so genannte *Faktor-V-Leiden* und die *Protein-D-Defizienz*. Auch das *Antiphospholipidsyndrom*, eine sogenannte Autoimmunerkrankung, kann zu Fehlgeburten führen. Der Körper produziert dabei Antikörper gegen körpereigene, fettartige Stoffe, die ihre Funktion dadurch nicht mehr richtig erfüllen können. Bei etwa 15 Prozent aller Frauen mit wiederholten Fehlgeburten sind diese Antikörper im Blut nachweisbar. Sie bilden zudem ein erhöhtes Thromboserisiko und verengen die Blutgefäße zur Plazenta. Fehlgeburten, Frühgeburten, Wachstumsrückstand beim Baby oder Bluthochdruck in der zweiten Hälfte der Schwangerschaft können die Folge sein. Frauen mit wiederholten Fehlgeburten *und* Phospholipid-Antikörpern sollten Blutverdünner in niedriger Dosierung einnehmen, etwa ein Kinderaspirin (75 mg, *kein* Paracetamol!) in Kombination mit Heparin, welches unter die Haut (subkutan) gespritzt werden muss. Täglicher Gebrauch vom Beginn der Schwangerschaft an verringert bei dieser Gruppe von Frauen das Fehlgeburtsrisiko.

Manche Frauen bauen durch eine erbliche Belastung den Stoff *Homocystein* nicht ab. Das kann nur durch einen Bluttest nachgewiesen werden, da hierfür keine Symptome auftreten. Auch sie haben ein erhöhtes Fehlgeburtenrisiko. Die Einnahme von extra Folsäure und Vitamin B6 ist hilfreich.

INFO

Verringert Kinderaspirin das Fehlgeburtsrisiko?

▌ Von Zeit zu Zeit tauchen Berichte auf, dass die Einnahme eines Kinderaspirins (75, 80 oder 100 Milligramm) pro Tag das Fehlgeburtsrisiko verringere. Der Effekt sei auf den Blutverdünnungseffekt von Aspirin zurückzuführen.

Wissenschaftliche Untersuchungen zu dieser These widersprechen einander. Deshalb haben kanadische Wissenschaftler alle Forschungsergebnisse gebündelt und daraus gefolgert, dass ein Kinderaspirin während der Schwangerschaft das Risiko einer Frühgeburt leicht verringert, nicht aber das Risiko einer Fehl- oder Totgeburt. Nur bei Frauen mit Antiphospholipidsyndrom scheint Aspirin zur Verhinderung einer Fehlgeburt beizutragen. Möglicherweise ist Aspirin auch bei der Einnistung der Frucht bei Frauen mit dünner Gebärmutterschleimhaut förderlich.

Bei allen anderen Frauen ist nicht nachgewiesen, dass ein Kinderaspirin effektiv ist. In Kinderdosierung schadet Aspirin allerdings auch nicht.

Ein erhöhtes Fehlgeburtenrisiko haben auch Frauen mit einer abweichenden Gebärmutter, wie zum Beispiel DES-Töchter, und Frauen mit PCOS, also Zysten in den Eierstöcken. Auch Zuckerkrankheit (Diabetes) ist ein Risikofaktor, allerdings nur, wenn der Insulinspiegel nicht gut reguliert wird.

Aufgepasst

▌ Aspirin in normalen Dosen, also als Schmerzmittel verwendet, erhöht das Fehlgeburtenrisiko! Das Gleiche gilt für andere Arzneimittel aus dieser Gruppe der NSAID (nichtsteroidale Antiphlogistika), wie Ibuprofen.

▌ Mehr Informationen erhalten Sie beispielsweise beim Bundesinstitut für Arzneimittel und Medizinprodukte (www.bfarm.de), unter www.kredoc.net oder www.halte-durch-mama.de. Aber auch Ihr eigener Apotheker berät Sie gerne.

▌ Paracetamol ist kein Aspirin. Die meisten Schmerzmittel, auch die für Kinder, enthalten gegenwärtig Paracetamol. Das schadet während einer Schwangerschaft nicht, hat aber nicht den blutverdünnenden Effekt von Aspirin.

▌ Menschen, die durch eine Fehlgeburt, Totgeburt, einen medizinisch indizierten Abbruch, eine Frühgeburt, Tod während oder kurz nach der Geburt oder durch den plötzlichen Säuglingstod ihr Kind verloren haben, finden Kontakt zu Gleichbetroffenen und Beistand zur Trauerarbeit unter www.schmetterlingskinder.de. Auch der Bundesverband Verwaiste Eltern in Deutschland e.V. (www.veid.de) bietet Hilfe für trauernde Mütter, Väter, Geschwister, Großeltern und Menschen, die sie begleiten möchten.

»Nach einer Fehlgeburt kann man nicht Abschied nehmen.«

Daisy: ›Mein Mann und ich haben einander erst kennen gelernt, als ich schon 37 war. Wir wollten beide gerne Kinder. Ich stellte die Verhütung ein und wurde schnell schwanger. Aber nach gut 11 Wochen ging es schief. Ich verlor Blut. Der Gynäkologe machte einen Ultraschall und stellte fest, dass das Kind nicht mehr lebte. Ich habe mich so furchtbar erschreckt, dass ich meinen Kopf abgewendet habe und nicht mehr hinschauen konnte. Ich wurde panisch vor Angst und dachte, dass das tote Kind in mir mich vergiften würde. Später hörte ich, dass das gar nicht möglich ist, aber für mich war es ein Grund, sofort einer Ausschabung zuzustimmen.

Es traf mich wie ein Schlag, dass es schief gegangen war. Natürlich rechnet man schon irgendwie damit, aber unbewusst glaubt man immer, dass es nur andere trifft. Jetzt tut es mir leid, dass ich beim Ultraschall nicht richtig hingeschaut habe. Ich wollte, ich hätte ein Photo davon. Ich weiß jetzt gar nichts über unser erstes Kind, habe keinen einzigen tastbaren Beweis, dass es diese Schwangerschaft überhaupt gegeben hat. Von Schicksalsgenossinnen weiß ich, dass das bei der Trauerarbeit hilft. Nach einer Fehlgeburt kann man keinen Abschied nehmen, es gibt keine Trauerfeier, keine Beerdigung, keinen Namen. Nichts. Obwohl man sich schon als Mutter fühlt. Eine Mutter mit leeren Händen.

Der Tag, an dem wir abreisten, um unsere Hochzeitsreise noch einmal zu erleben, war auch der Tag, an dem meine zweite Schwangerschaft endete. Trotz Blutverlust bin ich auf die Reise gegangen. Die Frucht verlor ich dann während des Urlaubs. Ich war etwa sieben Wochen schwanger.

Danach bin ich noch einmal kurz schwanger gewesen und daraufhin hat der Arzt mich in eine Klinik geschickt, wo ich untersucht wurde. Es konnte aber nichts festgestellt werden. Inzwischen war ich schon vierzig und damit für Fruchtbarkeitsbehandlungen oder assistierte Reproduktionstechniken zu alt. Das veränderte mich. Ich dachte über Kinderlosigkeit nach und stellte mir vor, dass es vielleicht nie mehr klappen würde.

Danach bin ich noch zweimal schwanger gewesen. Beide Male ging es schief. Eine Ausschabung wollte ich nicht mehr. Das fand ich ganz unangenehm. Außerdem hatte ich seit der letzten eine gefühllose Stelle am Oberschenkel.

Kinderlosigkeit setzt die Beziehung schwer unter Druck. Plötzlich sieht alles anders aus. Man zweifelt sogar am Sinn der Ehe, und ob man überhaupt zusammen bleiben will, wenn keine Kinder kommen. Als Frau braucht man außerdem viel Unterstützung und Verständnis. Ein Mann kann sich schwer vorstellen, was man durchmacht und verarbeitet alles oft viel schneller. Männer tun sich schwer damit, jemanden zu unterstützen, der so lange leidet. Und wenn sie es nicht können, fühlen sie sich schuldig und weichen aus. Mir haben Selbsthilfegruppen am besten geholfen.

Ich habe nie aufgehört zu arbeiten. Ich habe einen anspruchsvollen kaufmännischen Job. Meine Fehlgeburten und eventueller Ausfall durch Krankschreiben haben auch für meine Kollegen Konsequenzen. Ich wollte sie so wenig wie möglich damit belasten und außerdem hat auch nicht jeder Verständnis dafür.

Was Kinderlosigkeit bedeutet, wird oft unterschätzt. »Warum nehmt ihr keinen Hund?« hört man oft, meist von Leuten, die selber Kinder haben. Oder: »Warum macht ihr denn keine IVF?« Als ob das in diesem Falle eine Lösung wäre.

Mein Mann und ich haben es zusammen geschafft. Er hat mir die Entscheidung überlassen, ob wir es noch einmal versuchen. Eigentlich ist für mich der Zug durch. Ich will das alles nicht noch einmal durchmachen müssen und verhüte inzwischen wieder. Das war eine schwere Entscheidung, die ja für uns beide Konsequenzen hat.

Wer weiß, vielleicht wird doch noch eine Ursache gefunden. Bei einer Freundin wurde eine Fehlfunktion der Schilddrüse festgestellt und ihre Beschwerden kommen mir sehr bekannt vor: Jahrelange chronische Müdigkeit, Übergewicht, Vergesslichkeit, hoher Blutdruck und Herzklopfen. Ich bin jetzt bei einem Internisten in Behandlung. Ergebnisse liegen noch nicht vor. Aber wenn etwas festgestellt wird, was man behandeln kann, werde ich es vielleicht noch einmal versuchen.‹

Wenn es bei einem Kind bleibt

Eine erste Schwangerschaft, die problemlos zustande kam, bietet noch keine Garantie für die Zukunft. Zwar werden die meisten Frauen schnell wieder schwanger, aber bei einigen lässt eine folgende Schwangerschaft lange auf sich warten oder bleibt sogar ganz aus.

Manchmal gibt es dafür einen eindeutigen Grund. Bei einer Ausschabung nach der Entbindung oder nach einer Fehlgeburt kann die Gebärmutterschleimhaut beschädigt worden sein, was eine Einnistung verhindert. Bei einer von tausend Frauen beginnen die Wechseljahre schon vor dem dreißigsten Lebensjahr und bei einer von hundert vor dem vierzigsten. Es kann auch an einer früheren Störung der Fruchtbarkeit liegen, die wieder zurückkommt, wie das Ausbleiben des Eisprungs. Aber manchmal lässt sich auch keine Ursache feststellen. Die Ursachen sind ebenso vielschichtig wie beim Ausbleiben einer ersten Schwangerschaft.

Wenn es mit einer zweiten Schwangerschaft nicht klappen will, sollte man die gleichen Wartezeiten einhalten wie bei einer ersten Schwangerschaft, bevor man einen Arzt aufsucht. Bleibt es ungewollt bei nur einem Kind, dann nennt man das sekundäre Unfruchtbarkeit. Obwohl ein erstes Kind den Schmerz etwas lindert, trifft es die Frauen – und Männer – oft schwer.

»Meine Familie ist nicht komplett.«

Jeannette: ›Mit 24 habe ich geheiratet. Ich kannte Geschichten von Frauen, die unheimlich lange brauchten, bis sie zum ersten Mal schwanger wurden. Außerdem war meine Mutter schon mit vierzig in die Wechseljahre gekommen. Ich wollte also früh Mutter werden.

Nach dem Absetzen der Pille hat es auch schnell geklappt. Gegen Ende der Schwangerschaft musste ich ins Krankenhaus, weil Yvette zu klein war. Sie wog bei der Geburt nur 2500 Gramm.

Ich habe zwanzig Monate lang gestillt. Dass ich erst neun Monate nach der Geburt wieder menstruierte, war daher nicht so verwunderlich. Aber einen regelmäßigen Zyklus habe ich danach nie wieder bekommen.

Nach anderthalb Jahren wollten wir gerne ein zweites Kind. Weil ich so unregelmäßig menstruierte, ging ich zum Hausarzt. Der riet mir, meine Menstruationen zu notieren und vorläufig abzuwarten. Als das nach einiger Zeit nichts brachte, überwies er mich an den Frauenarzt. Der beruhigte mich und verschrieb mir eisprungstimulierende Medikamente, auf die ich allerdings kaum ansprach. Ich litt an Hitzewallungen und schob das auf die Medikamente. Trotzdem wollte der Gynäkologe testen, ob es vielleicht doch Wechseljahresymptome waren. Ich war erst 29.

Als ich zum Termin für das Testergebnis kam, konnte ich es schon an seinem Gesicht erkennen: Ich war in den Wechseljahren. Abgeschrieben.

Meine Welt brach zusammen. Meine Familie ist nicht komplett! Wir wollten zwei oder drei. Und eines ist immer allein.

Ich konnte es einfach nicht akzeptieren, war aufgebracht und gab allem und jedem die Schuld. Meine Ehe litt so stark darunter, dass wir uns beinahe getrennt hätten. Das dauerte ein paar Jahre. Ein Pflegekind oder eine Adoption kommt für uns nicht in Frage. Ich habe nämlich selber Pflegeschwestern und als Kind hatte ich dadurch viele Probleme. Ich musste nämlich immer um meinen Platz kämpfen.

Dass wir ein zweites Kind wollen, obwohl wir es nicht bekommen können, stößt auf wenig Verständnis. Die meisten sagen: »Aber ihr habt doch schon ein Kind.« Das stimmt zwar, aber die Trauer bleibt. Ich hätte so gerne eine größere Familie.

Es ist jetzt drei Jahre her, dass ich die schlechte Nachricht bekommen habe. Meine letzte Menstruation hatte ich vor anderthalb Jahren. Im Stillen hoffe ich natürlich noch immer. Die Babysachen habe ich jedenfalls aufgehoben.‹

Männliche Fruchtbarkeitsstörungen

Die Hauptrolle bei männlichen Fruchtbarkeitsstörungen spielt immer der Samen. Samenzellen müssen in ausreichendem Maße vorhanden sein und sie müssen vor allem stark und kräftig genug sein, um eine Eizelle befruchten zu können. Schwacher Samen verursacht die Hälfte aller Fruchtbarkeitsprobleme. Doch manchmal ist auch schwacher Samen noch stark genug für eine natürliche Befruchtung. Ist dies nicht der Fall, dann hilft oft IVF oder ICSI (intracytoplasmatische Spermainjektion).

Eine Frage von Quantität und Qualität

Normalerweise werden bei einem Samenerguss 100 bis 200 Millionen Samenzellen freigesetzt, zwanzig bis hundert Millionen pro Milliliter.

Sind es weniger als zwanzig Millionen, spricht man von einer Oligozoospermie oder von einer verminderten Anzahl von Spermien im Spermatogramm. Die Geschwindigkeit, mit der sich die Samenzellen fortbewegen, ist ein entscheidender Faktor für die Durchdringung des Gebärmutterhalsschleims und das Erreichen der Eizelle. Mit wenigen, aber gut beweglichen Samenzellen ist die Chance größer als mit vielen schlecht beweglichen.

Wichtig ist auch die Form der Samenzellen. Wenn viele Samenzellen eine abnorme Form haben, heißt das *Teratozoospermie*. Auch dann ist die Chance gering, dass es zu einer natürlichen Befruchtung kommt.

Bei den meisten Männern mit schlechter Spermienqualität liegt eine Kombination verschiedener Faktoren vor. Meist weichen dann sowohl Anzahl, Form und Beweglichkeit der Samenzellen von der Norm ab. Man nennt dies das OAT-Syndrom. Das OAT-Syndrom ist mit Abstand die am häufigsten gestellte ›Diagnose‹ bei der eingeschränkten Fruchtbarkeit des Mannes. Der Begriff ›Syndrom‹ besagt allerdings nur, dass es sich dabei nicht um eine Diagnose handelt, sondern lediglich um eine Zustandsbeschreibung. Hinter der Abkürzung OAT verbirgt sich das Wortmonster *Oligo-Astheno-Teratozoospermie*. Der Begriff beschreibt lediglich, dass die Zahl der Spermien zu gering, ihre Beweglichkeit eingeschränkt und das Aussehen (die Morphologie) zu einem großen Prozentsatz nicht normal ist.

Schlechte Spermienqualität

Bei fast 50 Prozent der Paare mit Fruchtbarkeitsstörungen hat der Mann eine schlechte Spermienqualität.

Das variiert von Samenzellen mit mäßiger Qualität bis zu Sperma ohne bzw. mit wenigen Samenzellen

Die größte Gruppe ist die Gruppe mit schwacher Samenqualität. Ein Mann mit schwacher Samenqualität kann bei einer sehr fruchtbaren Frau meist doch noch ein Kind zeugen. Haben beide Partner Fruchtbarkeitsprobleme, wird es schwierig. Hat der Mann eine schlechte Samenqualität und seine Partnerin ebenfalls eine verminderte Fruchtbarkeit, wird der Arzt eine Fruchtbarkeitsbehandlung vorschlagen. Manchmal ist die Samenqualität wechselhaft und verbessert sich spontan wieder. Es gibt Beispiele von Männern mit schwachem Samen, die doch überraschend Kinder zeugten. Aber meist werden Männer mit schwachem Samen, die Vater werden wollen, an ein Fertilitätszentrum überwiesen. IVF oder ICSI sind dann die bewährten Behandlungsmethoden, die ihre Frau erdulden muss. Bei ICSI wird die Samenzelle in-vitro direkt in die Eizelle injiziert. Eine weitere Option ist auch IUI, intrauterine Insemination, bei der die Samenzellen kurz vor dem Eisprung direkt in die Gebärmutter eingespritzt werden. Aber der Samen muss dann von ausreichender Qualität sein.

Ursachen für schlechte Spermienqualität

Eine schlechte Samenqualität kann viele Gründe haben. Äußere Einwirkungen, die die Qualität mindern können, sind unten stehend aufgelistet. In all diesen Fällen sind die Hormonproduktion und die Größe der Hoden meist normal. Die Samenqualität lässt sich dann leicht durch eine Änderung der Lebensgewohnheiten und des Lebensstils verbessern. Diese Verbesserung wird dann nach zirka drei Monaten, der Zeit, die für die Produktion frischer Spermien erforderlich ist, feststellbar sein.

Sind die äußeren Einflüsse nicht für die schwachen Spermien verantwortlich, kann die Qualität meist nicht verbessert werden. Es kann sich dann um erblich bedingte Veranlagungen handeln, wie sie im nächsten Abschnitt beschrieben werden.

Ein fehlendes Stück des Y-Chromosoms kann zum Beispiel die Ursache einer sowohl leicht als auch schwer gestörten Samenproduktion sein. Das gilt auch für eine ausgeheilte Infektion oder eine Verletzung in der Vergangenheit. Häufig lässt sich für

TIPP

So steigern Sie Ihre Samenqualität

- Rauchen Sie noch? Stellen Sie dann das Rauchen ein und trinken Sie nicht mehr als zwei Gläser Alkohol pro Tag. Beides schwächt den Samen.
- Wurde bei Ihnen mäßiger bis schwacher Samen diagnostiziert? Vermeiden Sie dann heiße Bäder, Saunabesuche, lange Autofahrten und knapp sitzende Unterwäsche. Sorgen Sie dafür, dass Ihre Hoden kühl bleiben; die lieben es nämlich nicht heiß!
- Ernähren Sie sich gesund. Nehmen Sie Multivitamintabletten ein, um Ernährungsdefizite zu vermeiden, die schwachen Samen verursachen können. Ernährungssupplemente und Multivitaminpräparate sind in jeder Apotheke oder Drogerie und in Reformhäusern erhältlich.

die verringerte Fruchtbarkeit bzw. Unfruchtbarkeit kein Grund feststellen.

Faktoren, die die Samenqualität mindern

- Übermäßiger Alkoholgenuss. Schon mehr als zwei Gläser pro Tag haben einen schlechten Einfluss;
- Ernährungsinsuffizienzen, z.B. zu wenig Zink und Vitamin C;
- bestimmte Medikamente, z.B. *Salazopyrin*, das bei chronischen Entzündungen verschrieben wird, oder Chemotherapie bei Krebs;
- Rauchen;
- Cannabis (Haschisch);
- Anabolika (anabole Steroide), die oft von Leistungssportlern verwendet werden;
- in der Industrie verwendete Chemikalien, wie z.B. Blei;
- lösungsmittelhaltige Farbe;
- einige Schädlingsbekämpfungs- und Unkrautvertilgungsmittel, die in Gartenbau und Landwirtschaft (vor allem bei Rosenzüchtern) verwendet werden;
- Röntgenstrahlung, bei strahlengefährdeten Berufen und bei Krebstherapien;
- übermäßiger Sexualverkehr (mehr als einmal pro Tag) oder zu wenig (weniger als einmal in zehn Tagen);
- eine Verletzung am Hodensack, z.B. eine Torsion (Verdrehung) eines Hodens bzw. der Samenstränge;
- eine ausgeheilte Hoden- oder Nebenhodenentzündung, zum Beispiel als Nebenwirkung von Mumps oder einer Geschlechtskrankheit;
- Krampfadern im Hodensack, die eine Temperaturerhöhung in den Hoden verursachen;
- Antikörper gegen das Sperma, oft nach einer rückgängig gemachten Sterilisierung (Refertilisation);
- ständige Störung des Tag- und Nachtrhythmus (Schichtarbeiten);
- langandauernde Teilnahme am Verkehr (z.B. LKW-Fahrer auf internationalen Strecken).

Und jetzt die gute Nachricht

Eine schlechte Spermienqualität ist kein Risiko für Fehlentwicklungen des Embryos, das gilt auch für abweichende Formen des Samens. Nur wenn Anzahl oder Qualität der Spermien so mäßig ist, dass ICSI erforderlich ist, besteht ein leicht erhöhtes Risiko von Entwicklungsstörungen beim Embryo.

Kaum Samenzellen

Wenn das Sperma kaum bzw. keine Samenzellen enthält, spricht man von schweren männlichen Fruchtbarkeitsstörungen bzw. von Sterilität oder Infertilität. Sie kommt bei 5 Prozent aller Paare mit Fruchtbarkeitsstörungen vor. Die Anzahl der Samenzellen pro Milliliter beträgt dann weniger als eine Million und damit ist eine spontane Schwangerschaft so gut wie ausgeschlossen.

Ist die Samenproduktion stark gestört, dann sind die Hoden oft weich und reagieren kaum auf die samenstimulierenden

Hormone FSH und LH. Oft kommt dies bei Männern vor, die im Kindesalter Probleme mit der Einwanderung der Hoden von der Bauchhöhle in den Hodensack hatten. Es kann sich dabei um eine erbliche Störung handeln, es fehlt dann eventuell ein Stück des Y-Chromosoms und damit ein kleiner Teil der Erbinformation. Eine solche *Mikrodeletion* besteht bei 7 bis 10 Prozent aller Männer mit *schwer* gestörter Samenproduktion. Oft bleibt der Grund für die Sterilität ungeklärt.

Männer mit nur wenig Samenzellen können mit Hilfe einer intracytoplasmatischen Spermainjektion (ICSI) oft noch ein eigenes Kind bekommen. Bei dieser Form der assistierten Reproduktionstechnik, eine besondere Form von IVF, wird eine Samenzelle direkt in die Eizelle injiziert. Im Vorfeld werden meist genetische Untersuchungen durchgeführt, um Erbkrankheiten auszuschließen.

Keine Samenzellen: Ein Verschluss

Wenn das Sperma keine Samenzellen enthält, gibt es zwei mögliche Ursachen: Die Produktion von Samenzellen kann gestört sein oder es liegt eine Verstopfung bzw. ein Verschluss der Samenwege vor.

Ein Verschluss der Samenwege kann durch eine Infektion der Hoden oder Nebenhoden oder durch ein Trauma der Hoden verursacht worden sein. Manchmal ist der Grund genetisch bedingt, wie bei Männern mit Mukoviszidose oder Trägern dieser Krankheit. Manchmal fehlen bei ihnen die Samenwege ganz, obwohl Samen- und Hormonproduktion normal verlaufen.

Für Männer mit einem Verschluss gibt es die Techniken MESA (Mikrochirurgische epididymale Spermienaspiration), PESA (Perkutane epididymale Spermienaspiration) oder TESE (Testikuläre Spermienextraktion). Dabei werden reife (bei TESE auch junge, unreife) Samenzellen über einen mikrochirurgischen Eingriff bzw. mit einer dünnen Nadel aus den Nebenhoden,

dem Hodengewebe oder den Hoden geholt und in die Eizelle eingespritzt.

Eine Variante eines Verschlusses ist die *retrograde Ejakulation* (fehlgeleiteter Samenerguss), wobei der Samen über die Harnwege zurück in die Harnblase entleert wird. Eine derartige Abweichung entsteht häufig nach einer Prostataoperation oder nach Blasenproblemen. Meist können dann dem Urin Samenzellen entnommen werden, manchmal helfen auch Medikamente oder ein operativer Eingriff.

Bei sexuellen Problemen, zum Beispiel bei Impotenz, bleibt die Ejakulation natürlich ganz aus. Sexuelle Probleme können meist mit Hilfe von Therapie oder mit Medikamenten (Viagra®, Cialis® oder Levitra®) gelöst werden. Dabei sollte immer der Hausarzt oder der Frauenarzt zu Rate gezogen werden. Wenn es aus welchen Gründen auch immer nicht gelingt, Samen während des Geschlechtsverkehrs zu produzieren, ist Masturbation eine Möglichkeit. Der so gewonnene Samen kann dann mit Hilfe von IUI oder anderen Methoden der assistierten Reproduktionstechnik in der Klinik, oder zu Hause über Selbstinsemination, eingebracht werden. Über Masturbation gewonnener Samen kann auch eingefroren werden.

Siehe für weitere Informationen: *Künstliche Befruchtung mit Spendersamen* auf Seite 268.

Keine Samenzellen: Eine Produktionsstörung

Männer, die keine Samenzellen produzieren, sind unfruchtbar. Gründe für diese Art der Unfruchtbarkeit können Therapien gegen Krebs (Chemotherapie oder Bestrahlungen), Hormonstörungen oder ein Trauma (eine Verletzung) der Hoden sein.

In seltenen Fällen handelt es sich um eine Chromsomenstörung, zum Beispiel um das *Klinefelter-Syndrom*, bei dem der Mann ein zusätzliches weibliches Geschlechtschromosom hat. Oder um ein fehlendes Stück des männlichen Chromosoms, wie im obigen Abschnitt beschrieben. Oft bleibt die Ursache aber unbekannt.

Bei einer schweren Produktionsstörung enthält der Nebenhoden keine reifen Samenzellen. Das lässt sich mit einer Biopsie (Gewebeprobe) feststellen, bei der ein Stückchen Gewebe aus dem Nebenhoden entnommen und untersucht wird. Wenn bereits andere Gründe für die Störung festgestellt wurden, kann eine Biopsie unterbleiben.

Produziert ein Mann keine Samenzellen, bleibt als einzige Möglichkeit noch die künstliche Befruchtung mittels Samenspende eines Dritten oder eine Adoption.

Siehe für weitere Informationen: *Weitere Untersuchungen beim Mann*; *Operative Eingriffe*; *Intrauterine Insemination*; *ICSI* und *Künstliche Befruchtung mit Spendersamen*.

»Vielleicht würde ich unfruchtbar werden.«

Carsten: ›Als wir so um die dreißig waren, wollten Erna und ich uns unseren Kinderwunsch erfüllen. Aber es klappte nicht. Nach einigen Jahren vergeblicher Versuche schickte uns der Hausarzt zum Spezialisten. Wir wurden beide gründlich durchgecheckt, aber bei keinem von uns konnte ein Grund für das Ausbleiben einer Schwangerschaft gefunden werden. Wir bekamen insgesamt fünfzehn IUI-Behandlungen, mit und ohne Hormonunterstützung. Einmal bekam Erna eine Bauchhöhlenschwangerschaft und der Embryo musste operativ entfernt werden.‹

Erna: ›Danach wurde fünfmal vergeblich eine IVF durchgeführt. Zwei haben wir selbst bezahlt, weil die Kasse nicht mehr vergütet. Dann schmerzt es doppelt, wenn alles umsonst war und man nachher noch die Rechnung präsentiert bekommt. Es waren furchtbare Jahre für uns. Pure Verzweiflung, und immer wieder diese Trauer, wenn meine Menstruation kam. Wenn ich ein paar Tage vorher Bauchschmerzen bekam, bildete ich mir immer ein, dass es Einnistungsschmerzen waren. Und bei der ersten leichten Blutung hoffte ich immer noch, dass es eine Einnistungsblutung war. So machte ich mir selber etwas vor.‹

Carsten: ›Einmal kommt der Augenblick, an dem man sich entscheiden muss aufzuhören. Wir haben das mit dem Arzt besprochen. Wir entschieden uns für noch drei IUI-Behandlungen und zwei IVF-Versuche. Und dann sollte Schluss sein. Inzwischen meldeten wir uns auch zur Adoption an. Dafür wollten wir sogar heiraten. Im Monat der Hochzeit wollten wir aus praktischen Gründen keine Behandlung, weil wir dachten, dass es zu viel Stress verursacht. Ausgerechnet in dem Monat wurde Erna spontan schwanger. Wir waren unglaublich glücklich. Wir bekamen einen gesunden Jungen, Bas.

Als Bas ein paar Monate alt war, bekam ich Hodenkrebs. In einer Eiloperation wurde ein Hoden total entfernt. Die Zeit danach war dramatisch. Als Bas fast ein Jahr alt war, wurden zwei weitere Tumore in meinen Lungen entdeckt: Metastasen, also Tochtergeschwülste. Von dem Moment an ging alles rasend schnell. Ich musste doch noch zur Chemotherapie. Dadurch würde ich wahrscheinlich unfruchtbar werden. Bei fünfzig Prozent der Männer kommt die Fruchtbarkeit allerdings nach zwei Jahren wieder. Erst wollte ich kein Sperma einfrieren, aber der Internist bestand darauf. Das war Freitags. Montags sollte die Chemotherapie beginnen. Wir fuhren in aller Frühe zum Labor, wo

ich ›eine Portion Sperma‹ abliefern konnte. Danach konzentrierten wir uns ganz auf die Chemotherapie. Das war eine sehr schwere Zeit. Ich wurde furchtbar krank und verlor meine ganzen Haare. Aber die Therapie half. Die Tumore verschwanden.‹

Erna: ›Nach zwei Jahren würde die kritischste Zeit hinter uns sein, sagte uns der Internist. Carsten ging es gut. Die Chance, dass die Krankheit wieder ausbrechen würde, nahm ab. Ich ging jetzt auf die vierzig zu. Wir wollten so gerne noch ein Kind und schließlich war ja da noch das Sperma im Tiefkühlfach.

Wir beschlossen, es drei Mal zu versuchen. Diesmal begannen wir ganz entspannt mit der IVF-Therapie. Wir hatten mit unserem Bas ja schon das große Los gezogen, wir wollten jetzt die Zugabe. Sollte es nicht gelingen, würden wir das akzeptieren.

Es machte mir Freude, wieder zum Gynäkologen zu gehen und zusammen mit ihm auf dem Ultraschall reife Eizellen zu zählen. Der Druck, den wir vor Jahren erlebten, war jetzt weg. Ich durfte unter dem Mikroskop das Sperma beobachten. Unglaublich, wie lebendig die aufgetauten Samenzellen nach der jahrelangen Eiszeit wieder waren.‹

Carsten: ›Schon beim ersten IVF-Versuch hat es geklappt. Wir bekamen einen zweiten Sohn, unseren Juri. Letzten Sommer hatte ich die letzte Kontrolle beim Internisten und vorläufig brauche ich nicht wieder zu kommen. Der Krebs ist jetzt schon seit fünf Jahren verschwunden.‹

Erna: ›Ich habe jetzt zwei gesunde Söhne und einen gesunden Mann. Ich verdanke der medizinischen Wissenschaft viel.‹

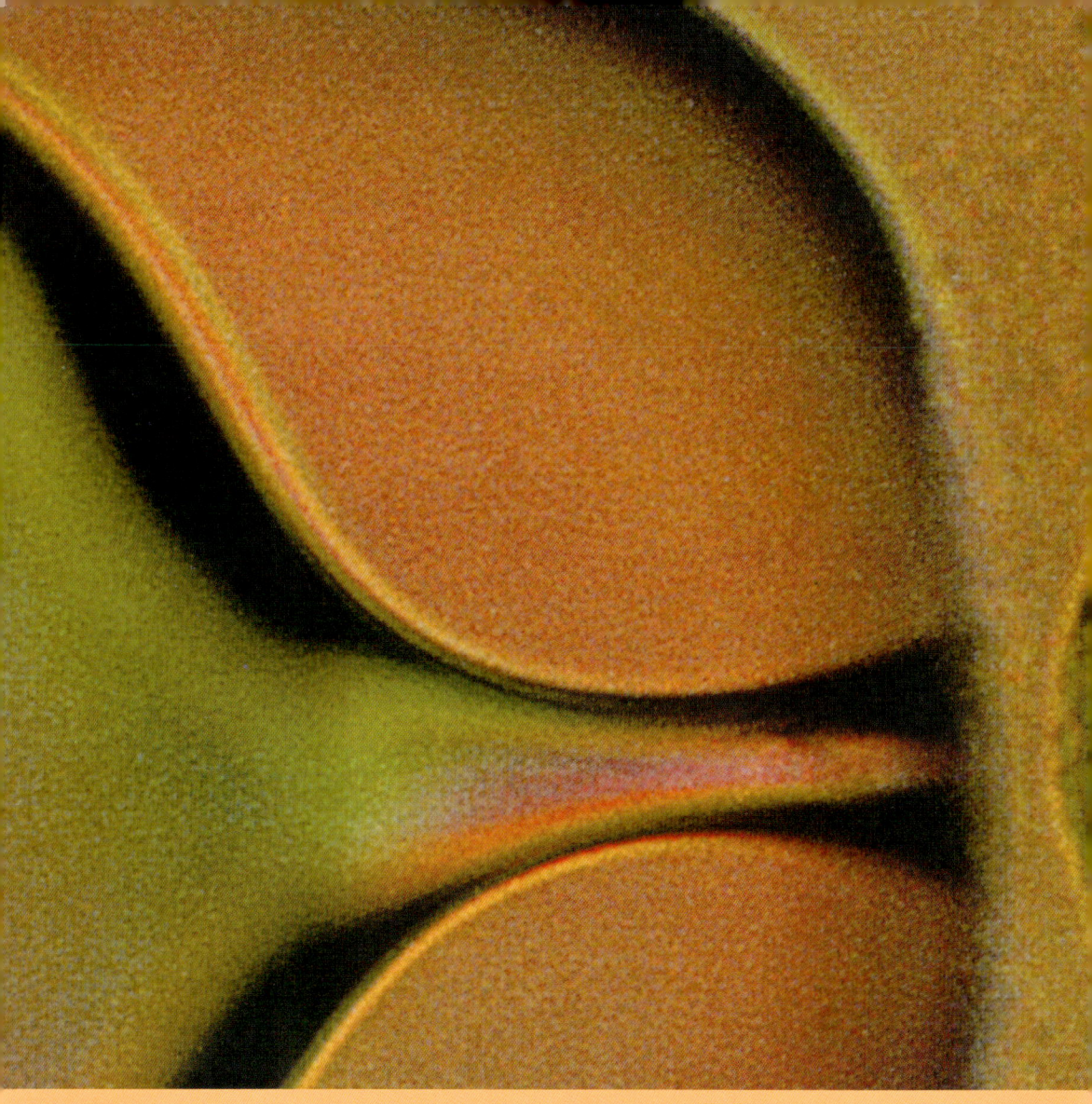

Die meisten Paare, deren Kinderwunsch zunächst unerfüllt bleibt, sind nicht unfruchtbar, sondern ›vermindert fruchtbar‹. Mit Geduld und medizinischer Hilfe können viele, auch dank technischer Innovationen, doch noch ein Kind bekommen. Mit einer Hormontherapie kann bei Frauen ein Eisprung herbeigeführt werden. Mit IVF können Frauen mit verschlossenen Eileitern schwanger werden.

Intracytoplasmatische Spermainjektion (ICSI), mit der eine Samenzelle in eine Eizelle eingebracht wird, und andere Formen der assistierten Reproduktionstechnik geben Männern mit sehr schwachem Sperma die Möglichkeit, Vater eines genetisch eigenen Kindes zu werden. Aber eine Garantie auf Erfolg gibt es nicht.

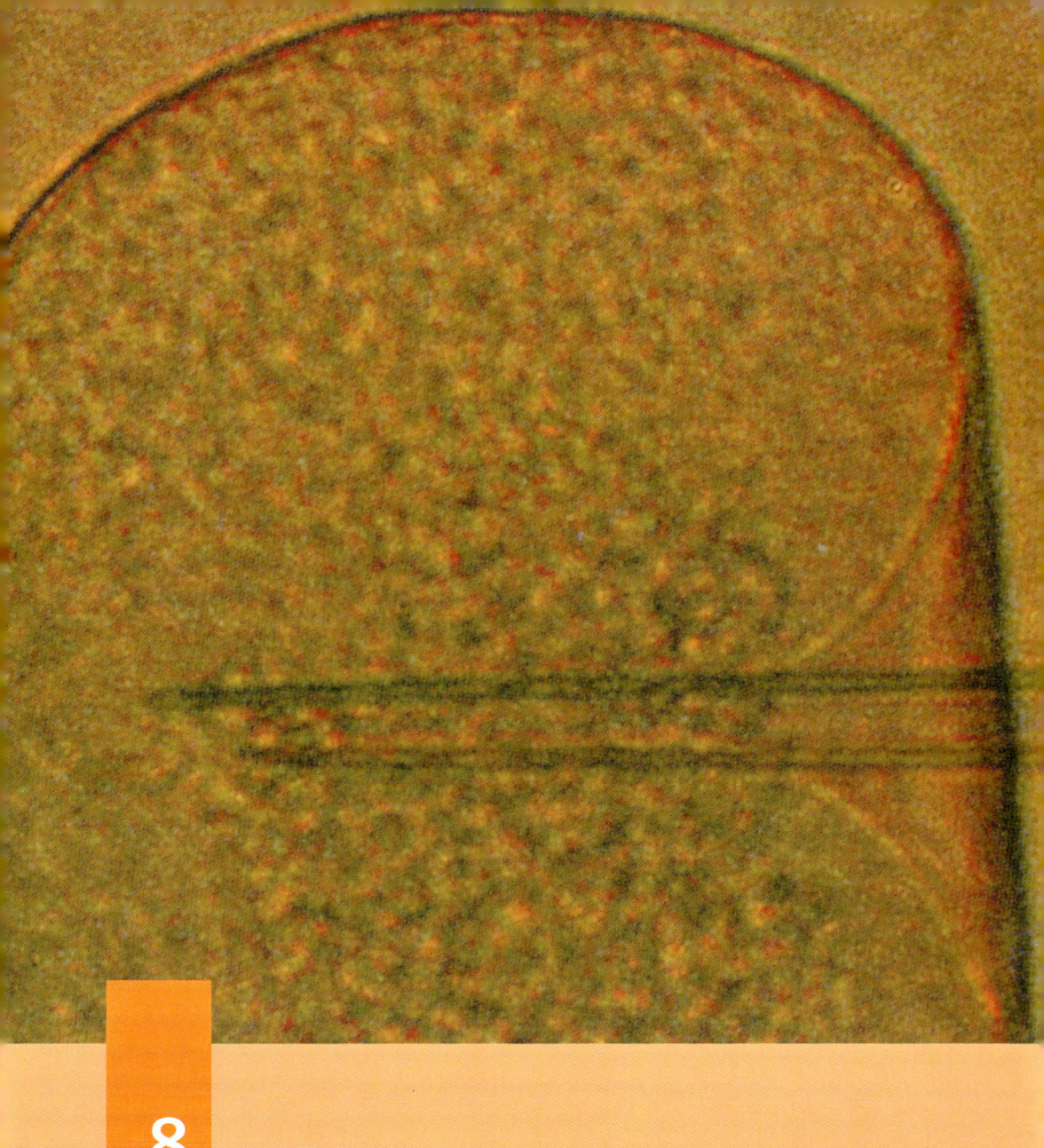

Fruchtbarkeits-behandlungen

Operative Eingriffe

In manchen Fällen kann eine Verklebung oder ein Verschluss operativ behoben und kann eine Sterilisation mit einem operativen Eingriff wieder rückgängig gemacht werden. Aber eine Garantie auf Erfolg gibt es nicht. Deshalb müssen die Risiken der verschiedenen möglichen Behandlungsmethoden gegeneinander abgewogen werden. Verdient eine Operation den Vorzug? Oder doch IVF oder MESA?

Behandlungsmöglichkeiten bei Eileiterproblemen

Verwachsungen und Verklebungen im Unterleib, die die Eileiter lahm legen oder verschließen, können manchmal operativ entfernt werden. Schon während einer Bauchspiegelung oder Laparoskopie werden kleinere Verwachsungen gelöst. Für intensivere Behandlungen sind größere operative Eingriffe erforderlich.

Eine Operation ist keine Garantie auf Erfolg. Abhängig von der Art der Beschwerden werden 20 bis 60 Prozent der Frauen nach einem operativen Eingriff spontan schwanger. Schwere Verwachsungen verringern diese Chance. Manchmal ist das innere Gewebe der Eileiter so stark in Mitleidenschaft gezogen, dass eine Wiederherstellung nicht möglich ist. Außerdem können nach einer Operation neue Verwachsungen auftreten. Aber auch wenn die Operation als gelungen gilt, kann eine Schwangerschaft noch ausbleiben.

Die Chance einer Schwangerschaft nach dem Rückgängigmachen einer Sterilisation (Refertilisation) hängt von der verwendeten Sterilisationstechnik ab. Wurden die Eileiter durchtrennt oder verschweißt (koaguliert), dann beträgt die Chance auf eine Schwangerschaft nach der Refertilisierung 55 Prozent. Die Refertilisationsrate nach Sterilisation durch Abklemmung der Eileiter beträgt jedoch 80 Prozent. Die meisten Kliniken führen bei Frauen über 42 keine Refertilisationsoperationen mehr durch. Refertilisationsoperationen haben den Nachteil, dass sie das Risiko einer Bauchhöhlen- oder Eileiterschwangerschaft erhöhen. Die Samenzelle erreicht dann zwar die Eizelle, aber der Transport der befruchteten Eizelle in die Gebärmutter ist gestört. Die Frucht nistet sich dann nicht in der Gebärmutter, sondern in einer der beiden Eileiter oder in der Bauchhöhle ein. Nach einigen Wochen wird eine solche *Extra-Uterin-Gravidität* (EUG) bei einem Ultraschall entdeckt oder äußert sich durch Blutverlust und starke Bauchschmerzen. Im schlimmsten Fall kann eine Eileiterschwangerschaft lebensgefährlich werden, wenn der Eileiter reißt und es zu starkem Blutverlust kommt. Deshalb muss die Frucht so schnell wie möglich operativ entfernt werden. Meist kommt es dabei zum Verlust des betroffenen Eileiters und danach schwerer zu einer eventuellen neuen Schwangerschaft.

Eine Alternative zur Wiederherstellungsoperation wäre IVF. Dabei werden die Eileiter umgangen. Auch IVF ist keine Garantie auf Erfolg. Die Nachteile dieses künstlichen Weges liegen jedoch in den zahlreichen Manipulationen wie Hormontherapie, Absaugen der Follikel und Einpflanzung der befruchteten Eizellen. Die Anzahl der möglichen Versuche ist außerdem eingeschränkt und die Behandlung teuer.

Frauen unter 35 haben mit IVF größere Chancen als Frauen über 35. Andererseits hat diese Gruppe von Frauen auch mehr

Zeit, um nach einer Wiederherstellungsoperation spontan schwanger zu werden. Klappt das nicht, ist immer noch genügend Zeit, sich für IVF zu entscheiden.

Man sollte mit dem behandelnden Arzt besprechen, welche Therapie die besten Chancen und die wenigsten Risiken bietet und aufgrund dieser Informationen eine ausgewogene Entscheidung treffen.

Siehe dazu auch die Geschichte von Ingrid im Kapitel: *Eine Fruchtbarkeitsbehandlung über vierzig* auf Seite 260.

Operationen bei männlichen Fruchtbarkeitsstörungen

Manchmal lassen sich männliche Fruchtbarkeitsstörungen mit einem operativen Eingriff beheben. Die meisten Operationen sind Refertilisations- oder Wiederherstellungsoperationen nach einer Sterilisation, in einigen Fällen werden undurchlässige Samenwege oder Krampfadern im Hodensack operativ behandelt.

Werden kaum oder keine Samenzellen im Sperma angetroffen und sind die Hormonwerte normal, weist dies auf einen Verschluss der Samenwege oder Krampfadern hin. Ein Verschluss kann durch Entzündungen oder Verletzungen entstanden sein. Oft lässt sich die Ursache nicht mehr feststellen.

Er kann nur operativ behoben werden, wenn genau bekannt ist, wo er sich befindet. Dies ist meist schwierig feststellbar und eine Erfolgsgarantie gibt es nicht. Deshalb werden verschlossene Samenwege

nicht häufig operativ behandelt. Stattdessen greift man zu MESA oder PESA. Dabei werden die Samenzellen durch einen operativen Mikroeingriff oder mit einer dünnen Nadel aus dem Nebenhoden entnommen.

Krampfadern im Hodensack werden meist operativ entfernt oder verödet. Ob ein solcher Eingriff auch die Chancen auf eine Schwangerschaft erhöht, ist jedoch nicht bekannt.

Der weitaus größte Teil der fruchtbarkeitsfördernden operativen Eingriffe bei Männern besteht aus der Rückgängigmachung einer Sterilisation. Das ist bei einer von hundert Sterilisationen der Fall. Meist handelt es sich dabei um Männer, die nach einer Trennung noch einmal Kinder mit einer neuen Partnerin haben wollen.

Bei einer solchen Refertilisation versucht der Urologe, die losen Enden der durchtrennten Samenleiter wieder miteinander zu verbinden. Der Eingriff dauert etwa zwei Stunden und muss mit großer Präzision ausgeführt werden, da die Wände der Samenleiter nur 1,5 Millimeter dick sind!

Der Eingriff hat nur dann Aussicht auf Erfolg, wenn der Chirurg oder Urologe damals, bei der Sterilisation, nicht allzu gründlich vorgegangen ist. Wenn zu große Teile der Samenwege weggeschnitten wurden, ist eine Wiederherstellungsoperation sinnlos.

Gelingt es nicht, die losen Enden wieder miteinander zu verbinden, besteht noch die Möglichkeit, die Samenleiter direkt an die Nebenhoden anzuschließen. Dieser Eingriff ist noch schwieriger. Er kann nur mit Hilfe eines Operationsmikroskops und von einem Spezialisten in dieser Technik ausgeführt werden.

Eine wichtige Rolle spielt auch die Zeit, die zwischen der Sterilisation und der Rückgängigmachung vergangen ist. Je länger die Sterilisation zurückliegt, desto geringer ist die Chance auf Erfolg. Nach einer Sterilisation bildet der männliche Körper nämlich oft Antikörper gegen die eigenen Samenzellen, die die Fruchtbarkeit beeinträchtigen. Außerdem nimmt nach einer Sterilisation im Laufe der Jahre auch die Funktion der Hoden ab. Liegt die Sterilisation weniger als zehn Jahre zurück, beträgt die Schwangerschaftschance nach einer Wiederherstellungsoperation 40 bis 50 Prozent. Allerdings ist dieser Prozentsatz auch von der Fruchtbarkeit der Frau abhängig. Liegt die Sterilisation mehr als zehn Jahre zurück, ist die Chance auf Erfolg sehr gering.

»Die Sterilisation konnte nicht rückgängig gemacht werden.«

Fred: ›Aus meiner ersten Ehe habe ich drei erwachsene Kinder. Ich habe mich damals sterilisieren lassen. Vor ein paar Jahren haben wir uns scheiden lassen und kurz danach wurden Brigitte und ich ein Paar. Wir kannten uns schon länger und haben dann auch schnell geheiratet.‹

Brigitte: ›Anfangs waren wir uns nicht so sicher, ob wir noch gemeinsame Kinder wollten. Wir waren einfach froh, dass wir zusammen waren und es schön miteinander hatten. Trotzdem sind wir ziemlich schnell zu einem Urologen gegangen, um uns zu erkundigen, ob die Sterilisation rückgängig gemacht werden kann, falls wir doch noch Kinder wollten.‹

Fred: ›Es wurde eine einfache Refertilisationsoperation durchgeführt, wobei versucht wurde, die durchtrennten Samenleiter wieder zu verbinden, was aber nicht gelang.‹

Brigitte: ›Und inzwischen wurde der Kinderwunsch immer stärker.‹

Fred: ›Wie haben einen Informationsabend über Sterilität besucht, der vom Krankenhaus organisiert worden war. Dabei erfuhren wir, dass es für uns noch zwei Möglichkeiten gab. Ich konnte noch einen zweiten operativen Eingriff durchführen lassen oder mich für MESA entscheiden, wobei der Samen direkt aus dem Hoden herausgeholt und direkt in die Eizelle eingespritzt wird.

Das geht aber nur über IVF und dafür sind die Wartelisten lang.‹

Brigitte: ›Ich wollte viel lieber die zweite Operation. Bei MESA musste ich eine IVF-Behandlung über mich ergehen lassen, obwohl mir gar nichts fehlte. Das wollte ich nicht. Ich habe das Universitätskrankenhaus in Gent angerufen und wir waren dort sofort willkommen.‹

Fred: ›Wir fühlten uns dort sicher. Erfahrene und engagierte Leute, keine Wartezeiten. Der Urologe wollte die zweite Wiederherstellungsoperation doch noch versuchen. Wenn es nicht gelingen sollte, würde er bereits während der Operation den MESA-Eingriff vornehmen.‹

Brigitte: ›Fred war noch unter Narkose, als der Urologe zu mir kam. Die Sterilisation konnte leider nicht rückgängig gemacht werden, aber er hatte vierzehn Röhrchen Sperma sichergestellt, die eingefroren wurden.‹

Fred: ›Es gibt lustigere Dinge als solch eine Wiederherstellungsoperation. Ich war ein paar Tage lang grün und blau, lief mit breiten Beinen und vorn übergebeugt. Es hat sehr wehgetan.‹

Brigitte: ›Also doch noch das IVF-Programm. Mir blieb keine andere Wahl. Wir brauchten Gott sei Dank nicht lange zu warten. Ein Gynäkologe in unserer Nähe sagte seine Mitarbeit zu, so dass wir wegen des Ultraschalls nicht immer nach Gent zu fahren brauchten. Die Behandlung setzte mir ganz schön zu. Ich war nie krank, mir fehlte nichts, und plötzlich musste ich mir Hormone spritzen. Ab und zu dachte ich: Warum so? Warum nicht zu Hause im eigenen Bett? Der Kontakt mit Leidensgenossen half mir, meine Vorbehalte zu relativieren. Ich war eine von vielen, die diese Behandlung ertragen mussten. Außerdem – und glücklicherweise – hatte ich keine Nebenwirkungen.‹

Fred: ›Na ja, du warst ziemlich ungeduldig und konntest es absolut nicht ertragen, wenn man dich störte.‹

Brigitte: ›Ja, beim Einspritzen der Hormone wollte ich allein sein und nicht gestört werden. Ich machte das selbst und wollte in dieser Zeit in Ruhe gelassen werden. Beim ersten Mal reiften 19 Eizellen heran. Den letzten Ultraschall machten wir in Gent. Dort wurde festgestellt, wann ich das Hormon spritzen musste, um den Eisprung zu stimulieren. Anderthalb Tage danach musste ich wieder nach Gent zur Follikelpunktion. Das Absaugen der ersten Eizelle war gar nicht so schlimm, aber als wir bei Nummer 15 angekommen waren, dachte ich: jetzt reicht es. Am Tag danach hatte ich Schmerzen im Unterleib und mein Bauch war geschwollen. Wirklich alles tat weh. Man bekommt es nicht geschenkt.‹

Fred: ›Ich war froh, dass mein Eingriff schon Monate davor stattgefunden hatte und ich dadurch beim Absaugen und später beim Einpflanzen dabei sein konnte. Das sind schließlich die wichtigsten Momente.‹

Brigitte: ›Von den 19 Eizellen, die abgesaugt worden waren, waren 16 befruchtet. Alle Embryos waren von guter Qualität. Wir haben auf einem Photo gesehen, wie die Samenzelle in die Eizelle injiziert wurde. Weil ich noch keine 36 bin, wurde nur ein Embryo eingepflanzt. Das ist in Belgien Vorschrift, um Zwillingsgeburten zu verhindern. Nach der Einpflanzung kamen dann die beiden berüchtigten Wochen des Wartens. Wir haben für möglichst viel Abwechslung gesorgt und alles Mögliche unternommen. Das half mir, diese Zeit gut zu überstehen. Nach diesen zwei Wochen war ich schwanger!

Wieder zwei Wochen später sah ich auf dem Ultraschall das Herzchen klopfen. Die Zeit, die dann kam, war schwierig. Ich fühlte nichts. In meiner Umgebung kam es zu vielen Fehlgeburten. Ich konnte es einfach nicht glauben, dass es bei mir gut gehen würde.

In der 11. Schwangerschaftswoche war ich dann bei der Hebamme und dort haben wir wieder ein Ultraschallbild gesehen. Man konnte schon einen echten kleinen Menschen erkennen.‹

Fred: ›Ich freue mich unheimlich auf unser Kind. Wir wollen zwei.‹

Brigitte: ›Vielleicht sogar drei.‹

Hormone zur Stimulierung der Eizellreifung

Hormone sind wunderbare kleine Stoffe mit großen Effekten. Als Medikament sind sie bei Fruchtbarkeitsbehandlungen unerlässlich. Frauen ohne Ovulation können mit Hilfe verabreichter Hormone einen Eisprung bekommen und bei IVF-Behandlungen kann man mit Hormonen zusätzliche Eizellen heranreifen lassen. Aber Hormone haben Nebenwirkungen. Wenn die Eierstöcke verrückt spielen wollen, ist Vorsicht geboten.

Reizhormon für die Eierstöcke

Bei einer Fruchtbarkeitsbehandlung werden häufig Arzneimittel verschrieben, die die Reifung der Eizellen stimulieren, wie zum Beispiel FSH, das follikelstimulierende Hormon, das direkt für das Wachstum der Follikel sorgt. Ein anderes Mittel ist Clomiphenzitrat (Clomid)®, das das Wachstum indirekt stimuliert, oder das *Gonadotrophin Releasing Hormon* GNRH, das das Wachstum der Eibläschen über die Hypophyse im Gehirn anregt.

Findet die Befruchtung im Körper der Frau statt, sollten nicht zu viele Eibläschen heranreifen. Das gilt für Schwangerschaften, die auf natürlichem Weg oder über intrauterine Insemination zustande kommen sollen. Es würde das Risiko einer Mehrlingsschwangerschaft zu stark vergrößern. Follikelstimulierende Mittel werden vorwiegend Frauen verschrieben, die keinen Eisprung haben. Es sollen damit ein bis zwei Eizellen heranreifen, die auf natürlichem Wege befruchtet werden können. In solchen Fällen wird nur so viel Hormon verabreicht, dass ausreichend viele, aber vor allem nicht zu viele Follikel stimuliert werden. Diese Behandlung nennt man Ovulationsinduktion.

Auch Frauen, die trotz langjähriger Versuche ohne erklärliche Ursache kinderlos geblieben sind, werden manchmal mit stimulierenden Hormonen behandelt, weil zwei reife Eizellen nun einmal mehr Chancen bieten als eine.

Bei intrauteriner Insemination (IUI), wobei der Samen aufbereitet und direkt in die Gebärmutter eingebracht wird, erhöhen Hormone ebenfalls die Chance auf eine Schwangerschaft. Auch hier werden niedrige Dosen verwendet, um höchstens zwei Eizellen heranreifen zu lassen.

Siehe für mehr Informationen das Kapitel: *Intrauterine Insemination.*

Unerwünschte Nebenwirkungen

Follikelstimulierende Medikamente wie FSH und Clomiphenzitrat bieten Frauen mit Zyklusproblemen viele Chancen, aber auch viele Risiken. Manchmal reifen zu viele Eibläschen heran und es kann zu Mehrlingsschwangerschaften kommen. In der Vergangenheit wurden nach derartigen Behandlungen nicht selten Drillinge, Vierlinge, Fünflinge oder Sechslinge geboren.

Diese großen Mehrlingsschwangerschaften schienen zunächst ein Beweis für den Erfolg der Reproduktionsmedizin. In Wahrheit waren sie nichts anderes als ein Armutszeugnis. Mehrlinge, auch Zwillinge, bringen erhebliche Risiken mit sich. Frühgeburten kommen bei Zwillingen viermal häufiger, Totgeburten zehnmal häufiger als bei Einlingen vor. Es kommt auch häufiger zu Behinderungen und zu Entwicklungsverzögerungen. Bei Drillingen und Vierlingen sind diese Zahlen noch höher. Aus diesen Gründen sind die Ärzte bei der Verabreichung von Hormonen eher zurückhaltend.

Vor einigen Jahren gab es eine Diskussion über die möglichen Nebenwirkungen von Hormonbehandlungen bei IVF, z.B. erhöhtes Risiko für Myome, Zysten oder Eierstockkrebs. Niederländische Wissenschaftler haben bei Tausenden von Frauen Untersuchungen durchgeführt und festgestellt, dass die Hormonbehandlung bei IVF keine Risikoerhöhung für spätere Frauenleiden wie Myome oder Zysten bedeutet. Das gilt auch für das Eierstockkrebsrisiko, jedenfalls mittelfristig. Untersuchungen zu den längerfristigen Auswirkungen wurden noch nicht durchgeführt.

Das gilt nicht für Frauen, die Hormone verabreicht bekommen, weil sie keinen bzw. keinen regelmäßigen Eisprung haben. Hier besteht ein erhöhtes Krebsrisiko, und zwar eine besondere Form des Gebärmutter- bzw. des Eierstockkrebses. Vermutlich sind daran nicht die Medikamente schuld, sondern der gestörte Hormonhaushalt oder die Kombination der beiden.

Überstimulierung

Mehrlingsschwangerschaften nach der Verabreichung follikelstimulierender Hormone sind nicht das einzige Risiko. Etwa eine von hundert Frauen, die diese Behandlung bekommen, reagiert mit einer Überstimulierung bzw. mit dem *ovariellen Hyperstimulationssyndrom* (OHSS). Dabei sprechen die Eierstöcke so stark auf die Medikamente an, dass zu viele Follikel reifen und der Eierstock zu groß wird. Nach dem Eisprung kann es dann zu schweren

Bauchschmerzen, Übelkeit, Kurzatmigkeit, Spannungsgefühlen im Bauch, plötzlicher starker Gewichtszunahme durch sich anhäufende Flüssigkeit im Unterleib und zu Blutungen kommen. Manchmal ist eine Einweisung ins Krankenhaus erforderlich und die Überstimulierung kann sogar lebensbedrohlich sein.

Bei jungen Frauen Anfang dreißig tritt eine Überstimulierung häufiger auf als bei Frauen um die vierzig. Überstimulierung tritt meist nach einer Behandlung mit FSH auf, bei der es zu einer Schwangerschaft kam und zwar durch die Kombination der verabreichten Hormone und der vom Körper produzierten Schwangerschaftshormone.

Zur Vermeidung einer Überstimulierung beginnt der Arzt die Hormonbehandlung meist mit einer möglichst niedrigen Dosis und beobachtet das Heranreifen der Eizellen regelmäßig über Ultraschall. Darüber hinaus kann mit Hilfe von Bluttests kontrolliert werden, wie viel Östrogen die Eibläschen produzieren.

Wenn über Ultraschall festgestellt wird, dass zu viele Follikel heranreifen oder die Blutuntersuchung aufzeigt, dass zu viel Östrogen produziert wird, wird die Hormondosis gedrosselt oder die Behandlung ganz eingestellt, bis die Eierstöcke sich wieder beruhigt haben. Reifen zu wenig Follikel heran, wird die Dosis erhöht.

Aufgepasst

▪ Eine leichte Form der Überstimulierung ist normal und nicht beunruhigend. Die Symptome sind leichte Bauchschmerzen und eine leichte Gewichtszunahme. Ruhe ist dann das beste Heilmittel. Wenn sich die Beschwerden verschlimmern, sollten Sie unbedingt den Arzt kontaktieren oder ins Krankenhaus fahren.

Intrauterine Insemination (IUI)

Bei der intrauterinen Insemination wird das Sperma aufbereitet, um eine stärkere Konzentration guter Samenzellen zu erreichen. Dann wird der Samen in die Gebärmutter eingebracht. So wird die erste Barriere genommen und die Chance auf eine Schwangerschaft vergrößert.

AUS DEM LEBEN

»Mein Sperma ließ zu wünschen übrig.«

Marlies: ›Wir haben es immer gut gehabt miteinander, Hans und ich. Wir haben beide einen kreativen Beruf, wir haben immer viel zusammen unternommen, auch allein und mit Freunden. Kinder waren eigentlich kein Thema bei uns.‹

Hans: ›Ich hatte keinen festen Job und wir hatten eine ziemlich kleine Wohnung. Das spielte auch eine Rolle, sich nicht für Kinder zu entscheiden.‹

Marlies: ›Das änderte sich, als ich 33 war und an einem Eierstock operiert werden musste. Ich hatte einen großen Tumor und die Ärzte wussten eigentlich nicht, was es war. Vor der Operation wurde ich gefragt, ob wir einen Kinderwunsch hatten. Wir kannten das Wort gar nicht. Vielleicht später einmal. Dachten wir. Aber der Arzt warnte uns davor, noch lange zu warten, falls sich der Tumor als gutartig erweisen sollte. War er bösartig, dann würden meine Gebärmutter und meine Eierstöcke entfernt werden müssen und wir hätten selbst nichts mehr zu entscheiden. Dann würden wir keine Kinder mehr bekommen können. Plötzlich sah ich überall Frauen mit dicken Bäuchen und Kinderwagen. Das Thema wurde plötzlich aktuell.

Glücklicherweise war der Tumor gutartig. Meine Eierstöcke waren noch intakt geblieben. Ich setzte die Pille ab, wurde aber nicht schwanger. Doch Sorgen machten wir uns noch keine, denn wir dachten, dass man mit vierzig ja auch noch Kinder bekommen kann. Eigentlich waren wir ziemlich naiv.

Der Frauenarzt, zu dem ich jedes halbe Jahr wegen der Kontrolle musste, hat uns schließlich wach gerüttelt. Nach zweieinhalb Jahren überwies er mich an die Infertilitätsabteilung. Ich war damals 36 und dachte, dass der Grund bei mir lag, dass ich nicht schwanger werden konnte, dass die Operation daran schuld sei.

Hans: ›Das dachte ich auch. Ich wunderte mich deshalb auch, dass mein Sperma untersucht werden sollte. Als sich dann herausstellte, dass mein Sperma kaum beweglich war, glaubte ich immer noch nicht, dass es daran lag. Ich war fest davon überzeugt, dass es nur eine Momentaufnahme war. Aber die Ergebnisse waren nach der zweiten Untersuchung nicht viel besser. Die Beweglichkeit war zwar etwas größer, aber immer noch nicht ausreichend. Wir waren perplex.‹

Marlies: ›Der Gynäkologe riet uns zur intrauterinen Insemination. Der Samen von Hans würde dann direkt in die Gebärmutter eingespritzt werden. Er empfahl uns, das mit einer Hormonbehandlung zu kombinieren, um mehr reife Eizellen zu haben. Wir zögerten noch. Ich wollte all diese medizinisch-technischen Eingriffe nicht und ich hatte schon eine schwere Operation hinter mir. Wir baten um Bedenkzeit.‹

Hans: ›Als wir dann wiederkamen, besprach der Gynäkologe mit uns die psychischen Aspekte der Sache. Er fragte mich, ob ich mich jetzt weniger Mann fühlte. Das war aber nicht so. Er warnte uns davor, dass eine solche Behandlung die Beziehung belastet und das Sexleben beeinflusst. Das stimmte: Wir machten schon seit einiger Zeit Sex auf Kommando. Vor dem Eisprung ›mussten‹ wir miteinander schlafen, nach dem Eisprung brauchten wir es nicht mehr. Sehr unangenehm.

Er riet uns auch, vor Beginn der Fruchtbarkeitsbehandlungen unsere Grenzen zu definieren. Also festzulegen, wie weit wir gehen wollten. Auf die Dauer entwickelt man eine Art Suchtverhalten. Wir hatten das auch schon in unserer Umgebung beobachtet. Je länger die Behandlung dauert, umso stärker wird der Gedanke: »Beim nächsten Mal *muss* es klappen. Wir haben schon so viel investiert.««

Marlies: ›Wir wollten keine IVF, wegen der Hormone. Wegen des Tumors hatte ich Angst davor. Wir beschlossen, sechs Mal eine IUI machen zu lassen, ohne follikelstimulierende Hormone. Wenn es dann nicht geklappt hatte, wollten wir aufhören und ein Kind adoptieren.‹

Hans: ›Der Gynäkologe war überhaupt nicht damit einverstanden, dass wir keine Hormontherapie wollten, aber er hat unsere Entscheidung akzeptiert.‹

Marlies: ›Wir waren erleichtert. Das Gefühl, auf Kommando lieben zu müssen, war wie weggeblasen. Der Druck war weg. Wir hatten wieder Spaß im Bett.‹

Ab dem zwölften Tag meines Zyklus wurden Ultraschallaufnahmen gemacht und die Follikel gemessen. Wenn dann ein Eibläschen groß genug war, an einem Wochenende, würde ich eine Spritze mit HCG bekommen, um den Eisprung zu stimulieren. Da kam ich nicht drum herum.‹

Hans: ›Zwei Tage später gingen wir mit einem Gläschen Sperma bewaffnet ins Krankenhaus. Wir waren furchtbar nervös und bekamen sogar Streit. Aber die Atmosphäre im Krankenhaus war sehr entspannt und freundlich, das hat uns enorm geholfen. Trotzdem gerät man auch selbst ganz in den Bann der medizinischen Daten und Fakten. Ziffern, Anzahlen und Werte spielen eine große Rolle und sind auch für uns Laien schließlich wichtige Anhaltspunkte.‹

Marlies: ›Der erste IUI-Versuch missglückte. Wahrscheinlich war ich doch kurz schwanger, denn meine Menstruation kam etwas später.‹

Hans: ›Der zweite Versuch war eine Katastrophe. Es fing schon mit dem Ultraschall an. Wir hatten ein Problem mit dem Wagen und mussten durch den strömenden Regen zum Krankenhaus laufen, um dort von der Ultraschallassistentin zu hören, dass keine Follikel heranreiften. Furchtbar.‹

Marlies: ›Später stellte sich heraus, dass doch ein Follikel heranwuchs. Als der Samen eingebracht werden sollte, musste ich mit dem Zug aus Paris anreisen, wo ich aus geschäftlichen Gründen war, und Hans brachte sein Gläschen Sperma allein in die Klinik. Wir waren aufgeregt, gestresst und warfen uns alles Mögliche vor. Außerdem war der Gynäkologe grob und schlechter Laune.‹

Hans: ›Wir dachten: Das ist kein guter Stern, um ein Kind zu zeugen. Als ob das etwas ausmachen würde.‹

Marlies: ›Es hat tatsächlich nicht geklappt. Ich wurde nicht schwanger.‹

Hans: ›Beim dritten Mal war alles anders.‹

Marlies: ›Die IUI hätte an einem Wochenende stattfinden sollen, aber in dem kleinen Krankenhaus in unserer Nähe wurde diese

Behandlung nicht durchgeführt. Ich bekam Medikamente, um den Eisprung zu verzögern. Nach ein paar Tagen wurde dann HCG gespritzt, um den Eisprung auszulösen. Ein hemmendes Mittel und ein stimulierendes Mittel – ich konnte es manchmal einfach nicht fassen.‹

Hans: ›An einem Montagmorgen sollten wir inseminiert werden. Ich hatte meinen Chef informiert und Marlies ihren. Die Spermawerte waren gut, sogar sehr gut.‹

Marlies: ›Wir waren beide unglaublich entspannt, hatten zum ersten Mal keinen Streit und auch wegen der unmöglichen Kombination von Medikamenten hatte alles etwas Magisches und Unwirkliches.

Elf Tage nach der Insemination bin ich ein ganzes Stück spazieren gegangen. Danach war ich so müde, dass ich mich hinlegen musste. Das war komisch. Wieder einen Tag später hatte ich plötzlich Lust auf Hering. Ich hatte noch nie Hering gekauft, und schon gar nicht früh am Morgen. Ich wusste es: Ich war schwanger!

Abends habe ich dann einen Schwangerschaftstest gemacht. Das Ergebnis war negativ. Ich war furchtbar enttäuscht und zugleich aufgebracht. Irgendwie wusste ich: Ich bin schwanger! Später war mir klar, dass es damals noch zu früh für einen Test war. Einen Tag später war der Test dann positiv. Ich war erleichtert, aber auch ängstlich. Denn jetzt kam die folgende Phase: Würde ich die Frucht auch nicht verlieren?‹

Hans: ›Wir hatten zwei Tage später einen Termin beim Gynäkologen. Nach dem dritten Versuch, so hatten wir vereinbart, wollten wir mit ihm den Stand der Dinge besprechen und neu überlegen, ob wir vielleicht nicht doch besser Hormone nehmen sollten. Er hatte sich gut darauf vorbereitet, uns davon zu überzeugen.‹

Marlies: ›Strahlend erzählte ich ihm, dass ich schwanger war. Er gratulierte uns und freute sich mit uns.‹

Hans: ›Aber dann wird gleich über weitere Untersuchungen wegen bestehender Risiken gesprochen, zum Beispiel über Untersuchungen wegen des Down-Syndroms.‹

Marlies: ›Man glaubt, man hätte es endlich geschafft, aber eigentlich ist es nur der Anfang. Ich war sehr glücklich, aber nicht ohne Sorge. Weil wir schon länger mit den medizinischen Aspekten zu tun hatten, waren wir uns auch der Gefahren und Risiken stärker bewusst.‹

Hans: ›Wir kennen Paare, die ein totgeborenes Kind hatten, Paare mit einem Kind mit Down-Syndrom, Paare mit einem Sechsmonatskind, Paare, bei denen IVF nichts gebracht hatte und Paare, die mit IVF Eltern eines gesunden Kindes geworden waren. Wir wussten, was alles passieren kann.‹

Marlies: ›Ich bin zur Kontrolle zu einer Hebamme gegangen und die Schwangerschaft verlief weiterhin ohne Komplikationen. Ich wollte eigentlich zu Hause entbinden, aber dann haben wir uns sicherheitshalber doch für die Klinik entschieden. Alles ging gut.‹

Hans: ›Thorsten ist jetzt vier Monate alt. Ich finde es herrlich, Vater zu sein.‹

Marlies: ›Und ich genieße es, Mutter zu sein.‹

Hans: ›Spät Eltern zu werden hat den Vorteil, dass man alles ganz bewusst erlebt.‹

Marlies: ›Es fällt uns überhaupt nicht schwer, andere Dinge dafür aufzugeben.‹

Hans: ›Wahrscheinlich bleibt es aber bei einem Kind.‹

Marlies: ›Aber es ist noch nichts endgültig entschieden.‹

Ein Hindernis weniger

Nach zwei bis drei Jahren vergeblicher Versuche, spontan schwanger zu werden, sinken die Chancen drastisch. Intrauterine Insemination oder IUI ist eine Möglichkeit, die Chancen auf ein Kind wieder zu erhöhen.

Bei IUI wird der Samen direkt in die Gebärmutter eingebracht. Die Samenzellen müssen somit ein Hindernis weniger überwinden. Sie brauchen die Gebärmutterhalsbarriere nicht zu nehmen. IUI kommt in Frage, wenn die Samenqualität mäßig oder der Gebärmutterhalsschleim zäh und undurchdringlich ist, aber auch, wenn eine Schwangerschaft wegen eines unregelmäßigen Zyklus ausbleibt oder es keine eindeutigen Gründe für die Unfruchtbarkeit gibt.

Für viele Paare ist IUI, vor der IVF, die vorletzte Station. IUI hat den Vorteil, dass die Behandlung erheblich weniger belastend ist als IVF und zudem wesentlich billiger. IUI kann in den normalen Zyklus der Frau integriert werden, eventuell unterstützt durch eine leichte Hormontherapie, so dass nicht nur eine, sondern zwei oder drei Eizellen heranreifen und die Chance auf eine Schwangerschaft somit vergrößert wird. Außerdem kann mit der Hormontherapie der Zeitpunkt des Eisprungs genau bestimmt werden. Das ist wichtig, da die Insemination kurz davor stattfinden muss. Das Wachstum der Eibläschen wird in der ersten Hälfte des Zyklus über eine Reihe von Ultraschallaufnahmen überwacht. Wenn ein oder zwei Follikel groß genug sind, wird meist mit einer einmaligen Injektion der Eisprung herbeigeführt. Eine Alternative wäre, im Blut oder Urin das Ansteigen des LH-Wertes, des Vorboten des Eisprungs, zu messen.

Kurz vor dem Eisprung wird der Samen direkt in die Gebärmutter eingespritzt. Dazu wird ein dünner Katheter durch die Scheide und den Kanal des Gebärmutterhalses in die Gebärmutterhöhle eingebracht. Am Ende des Katheters wird eine kleine Spritze aufgesetzt, die den aufbereiteten Samen enthält. Dieser wird langsam in die Gebärmutter eingespritzt. Anschließend wird der Katheter zurückgezogen und die Patientin bleibt noch einige Minuten liegen.

Falls in einem Monat mehr als drei Eizellen heranreifen, wird die Insemination eventuell auf den nächsten Monat verschoben, um der Gefahr einer Drillingsschwangerschaft vorzubeugen.

Siehe für mehr Informationen das Kapitel: *Hormone zur Stimulierung der Eizellreifung.*

TIPP

Die Wartezeit entspannt erleben

▪ Arbeiten Sie in den Wochen, in denen Sie warten müssen, ruhig weiter, aber übertreiben Sie nicht. Treffen Sie sich mit Freunden, gehen Sie aus, sorgen Sie für Abwechslung, aber vermeiden Sie Stress. Bleiben Sie nicht zu Hause auf der Couch sitzen. Das erhöht nur die Spannung und hilft Ihnen nicht weiter.

Aufbereiteter Samen

IUI setzt voraus, dass die Samenqualität das Aufbereitungsverfahren im Labor gut übersteht. Deshalb wird zunächst eine Probeaufbereitung durchgeführt, um sicherzustellen, dass der Samen kräftig genug ist.

Sowohl für die Probeaufbereitung als für die Insemination selbst muss der Samen frisch sein. Die meisten Männer ziehen es vor, das Ejakulat (meist durch Masturbation) zu Hause zu produzieren. Das bedeutet auch, dass der Samen innerhalb von ein bis zwei Stunden in der Klinik oder im Labor sein muss. Um den Samen auf Temperatur zu halten, sollte er in der Innentasche des Mantels (also nicht zu warm, aber auch nicht zu kalt) transportiert werden. Eine Alternative wäre, die Samenprobe in der Klinik zu produzieren. In den meisten Kliniken steht dazu ein Zimmer zur Verfügung.

Die Aufbereitung, die am Tag der Insemination stattfindet, bedeutet, dass der Samen gewaschen und bearbeitet wird. Beim Waschen wird die Samenflüssigkeit entfernt. Die Samenflüssigkeit enthält unter anderem Prostaglandine, hormonähnliche Substanzen, die die Kontraktion (das Zusammenziehen) der Gebärmutter verursachen. Falls unaufbereitetes Sperma direkt in die Gebärmutter eingebracht wird, würde das starke Bauchschmerzen verursachen.

Durch das Aufbereiten wird die Samenqualität erhöht, beziehungsweise werden ausschließlich die beweglichen Samenzellen aus dem Samenerguss (dem Ejakulat) isoliert. Dazu wird das Ejakulat mit einer speziellen Flüssigkeit vermischt und diese Mischung wird dann zentrifugiert. So werden die kräftigsten Zellen ausgefiltert und die schwachen bleiben zurück. In der speziellen Flüssigkeit wird darüber hinaus die Behandlung simuliert, die die Samenzellen normalerweise im Gebärmutterhalsschleim erfahren, die sogenannte *Kapazitation*. Bei der Kapazitation werden die Proteine auf der Oberfläche der Samenzelle verändert, umverteilt oder abgebaut, wodurch sie ihre extreme Beweglichkeit erlangen. Das Heer der auf diese Weise erhaltenen Samenzellen (normalerweise mindestens 1 Million) ist nun zur Befruchtung bereit und wird kurz nach erfolgtem Eisprung hoch in die Gebärmutterhöhle eingespritzt.

> **TIPP**
>
> **Gut vorbereitet zur IUI**
>
> ▪ Üben Sie drei Tage Enthaltung, bevor Sie Sperma abliefern müssen. Das erhöht die Qualität des Samens. Längere Enthaltsamkeit hat keinen Sinn, da der Samenerguss dann zu viele tote Zellen enthält und die Samenqualität dadurch beeinträchtigt wird.
> ▪ Müssen oder wollen Sie im Krankenhaus Ejakulat produzieren? Nehmen Sie Ihre Partnerin mit. Das verbindet.
> ▪ Bitten Sie Ihren Gynäkologen, Sie an ein Fertilitätszentrum zu überweisen, in dem Ärzte mit viel Erfahrung arbeiten. Die Technik der Samenaufbereitung setzt Erfahrung voraus, wie auch die Beurteilung des Follikelwachstums mit Ultraschall.

Chancen und (zu hohe) Erwartungen

IUI erhöht die Chancen einer Schwangerschaft, ist aber kein Wundermittel. Es ist wichtig, nicht mit zu hohen Erwartungen an die Behandlung heranzugehen. Viele Paare, deren Unfruchtbarkeit von zu schlechter Spermienqualität oder schwer durchdringbarem Gebärmutterhalsschleim verursacht wird, glauben, mit IUI die gleichen Chancen zu haben wie junge Paare, die gerade erst versuchen ein Kind zu bekommen. Dem ist nicht so! Paare mit Fruchtbarkeitsstörungen haben leider auch mit IUI eine geringere Erfolgschance.

Die durchschnittliche Schwangerschaftschance bei IUI beträgt etwa 10 Prozent pro Insemination bei den ersten vier Versuchen, wenn die Insemination mit einer Hormontherapie kombiniert wird. Danach nehmen die Chancen schnell ab. Ohne Hormontherapie ist die Chance erheblich niedriger. Von allen Paaren, die sich für IUI entscheiden, werden schließlich 25 Prozent schwanger. In manchen Fällen nach bis zu sechs Behandlungen.

Diese relativ niedrige statistische Schwangerschaftsrate erklärt sich damit, dass die Chancen mit jedem weiteren Versuch abnehmen. Die meisten Paare sind dann ja schon schwanger und brauchen keinen vierten oder fünften Anlauf mehr. Außerdem wird die Erfolgsquote durch die Paare negativ beeinflusst, die nach zwei oder drei erfolglosen Versuchen die Behandlung ganz einstellen. Der genannte Prozentsatz bei IUI ist ein Durchschnittswert. Die individuellen Chancen und Erfolge hängen von der Ursache der Unfruchtbarkeit ab. Frauen mit Zyklusstörungen, vor allem durch das Ausbleiben eines Eisprungs, haben mit IUI relativ gute Chancen. Bei Endometriose, Eileiterproblemen und einem relativ hohen Alter der Frau sind die Prognosen dagegen wesentlich ungünstiger.

Auch die Spermaqualität beeinflusst die Chancen auf eine Schwangerschaft nach IUI. Je mehr bewegliche Samenzellen, je höher die Chance, aber auch umgekehrt: Sind die Spermien schwach bis sehr schwach, sinken auch die Erfolgsaussichten. Die Samenzellen sind dann nicht stark genug, um in eine Eizelle einzudringen und diese zu befruchten oder um den langen Weg dorthin durch die Eileiter zurückzulegen.

Obwohl die Chance einer Schwangerschaft bei IUI niedriger ist als bei IVF, hat diese Methode Vorteile. Die Behandlung ist erheblich weniger belastend als IVF. Die begleitende Hormonbehandlung ist weniger gravierend als die vor IVF, es brauchen keine Follikel abgesaugt zu werden, die Befruchtung findet im Körper selbst statt und Komplikationen, wie etwa Überstimulierung oder Mehrlingsschwangerschaften, sind seltener. Die Wartelisten sind kürzer und die Behandlung kann etwa sechs Mal wiederholt werden. Kurz gesagt: Wenn mit IUI etwa 25 Prozent der Paare mit Fruchtbarkeitsstörungen eine IVF-Behandlung erspart bleibt, ist das positiv zu bewerten.

Eine Reagenzglasbefruchtung im Körper: GIFT

GIFT ist die Abkürzung von *Gamete Intra Fallopian Transfer* und bedeutet, dass Eizelle und Samenzelle gleichzeitig in den Eileiter eingesetzt werden, an den Ort im Körper, an dem auch eine natürliche Befruchtung stattfindet. Dafür ist eine Bauchspiegelung (*Laparoskopie*) erforderlich, also ein kleiner operativer Eingriff, bei dem ein kleines Sichtgerät in die Bauchhöhle eingeführt wird. In der Regel findet dieser Eingriff unter Vollnarkose im Operationssaal statt.

Bei GIFT wird wie bei der IVF die Eizellenreifung über Hormone stimuliert. Danach werden im OP Eizellen abgesaugt und zusammen mit Samenzellen in den Eileiter eingeführt. Dort soll dann die Natur ihre Arbeit tun und es muss zu einer Befruchtung kommen, wonach eine oder mehrere befruchtete Eizellen sich ihren Weg in die Gebärmutter bahnen. Dort können sie sich einnisten. Die Vorbehandlung ist die gleiche wie bei IVF und ICSI und die Erfolgsraten sind ähnlich wie bei der IVF.

Da die Erfolgsraten meist nicht besser sind als bei der IVF, aber eine Bauchspiegelung erforderlich ist, ist diese Methode der assistierten Reproduktion nicht mehr sehr gebräuchlich. Wichtig ist aber die Information, dass die GIFT von vielen Kassen zusätzlich zur IVF bezahlt wird.

Darüber hinaus ist GIFT eine akzeptable Lösung für Paare, die aus religiösen oder anderen Gründen eine Befruchtung außerhalb des Körpers ablehnen. Voraussetzung für die Behandlung ist mindestens ein durchgängiger Eileiter.

Die Reagenzglasbefruchtung: IVF

IVF oder In-Vitro-Fertilisation bedeutete eine Revolution bei der Behandlung von Reproduktionsstörungen des Menschen. Frauen mit Eileiterverschluss, die früher unfruchtbar waren, können jetzt dank IVF Mutter werden. Heute wird IVF häufig auch bei Frauen mit unerklärlichen Fruchtbarkeitsstörungen eingesetzt. Aber: IVF ist kein Allheilmittel und es hilft nicht jedem. Etwa die Hälfte aller Paare, die sich für IVF entscheiden, bekommen ein Kind.

»IVF ist eigentlich eine Lotterie.«

Nina: ›Mit siebzehn war ich ungewollt schwanger. Ich wollte das Kind nicht behalten. Die Ausschabung war schmerzhaft und ging mühsam. Eine Woche später wurde ich mit schweren Bauchschmerzen wieder in die Klinik eingeliefert. Ich hatte eine Bauchfellentzündung und musste drei Wochen bleiben. Fast hätte es mich das Leben gekostet.

Zehn Jahre später setzte ich die Pille ab, obwohl wir nicht sicher wussten, ob wir ein Kind wollten. Mein Standpunkt war: »Klappt es, dann freue ich mich, klappt es nicht, auch gut.«‹

Lukas: ›Wenn Nina wieder ihre Regel bekam, war sie enttäuscht und ich erleichtert.‹

Nina: ›Nach ein paar Jahren meinte mein Frauenarzt, ich sollte untersuchen lassen, warum ich noch nicht schwanger geworden war. Vielleicht hatte mich die Entzündung damals unfruchtbar gemacht.‹

Lukas: ›Zunächst wurde mein Sperma untersucht. Ich war eine ganze Woche lang verunsichert. Später merkte ich, dass es gut war, das durchmachen zu müssen, weil Nina später das Gleiche durchmachen musste. Ich dachte: Unfruchtbar? Ich nicht! Das schadet meiner Männlichkeit.‹

Nina: ›Bei mir wurde eine Gebärmutterspiegelung gemacht und Kontrastflüssigkeit eingespritzt. Es tat furchtbar weh. Es stellte sich heraus, dass beide Eileiter verschlossen waren. Eine niederschmetternde Diagnose. Ich hatte das Gefühl, dass ich keine richtige Frau war. Von dem Moment an wollte ich um jeden Preis ein Kind.‹

Lukas: ›Auch für mich wurde der Kinderwunsch erst von diesem Augenblick an richtig stark. Etwas, was unmöglich scheint, dafür will man kämpfen. Außerdem wollte ich um jeden Preis verhindern, dass ich eine Frau bekommen würde, die den Rest ihres Lebens verbittert in jeden Kinderwagen schaut.‹

Nina: ›Anfangs war es nicht sicher, ob IVF bei mir möglich war. Wenn es durch die Ausschabung auch noch zu Verwachsungen der Gebärmutterschleimhaut gekommen war, konnte ich wahrscheinlich überhaupt keine Kinder bekommen. Diese Unsicherheit war furchtbar. Glücklicherweise war meine Gebärmutterschleimhaut gesund. Damit war ich die ideale IVF-Kandidatin: Anfang dreißig, gesund, nur mit verstopften Eileitern.

Die IVF-Behandlung war unangenehm. Ich war depressiv, wahrscheinlich durch die Unmenge von Hormonen, die man mir spritzte. Eigentlich sollte man darüber gar nicht nachdenken, denn der Zweck heiligt die Mittel.‹

Lukas: ›Nina war immer eine aufgeweckte, spontane Persönlichkeit. Aber die Hormone machten sie richtig griesgrämig. Sie wurde ein anderer Mensch.‹

Nina: ›Mir kamen ständig die Tränen, meine Arbeit machte mir keinen Spaß mehr und ich dachte mir: Wenn es diesmal nicht klappt, höre ich auf. Das muss ich mir nicht noch einmal antun. Glücklicherweise hatte ich die Telefonnummer einer IVF-Krankenschwester bekommen, die auch als Beraterin auftrat. Sie riet mir, viel darüber zu sprechen und vor allem nicht zu verschweigen, wie schwer mir alles fiel. Das habe ich dann auch gemacht, auch im Büro. »Entschuldigung, ich habe im Moment wenig Selbstbeherrschung«, sagte ich dann zu meinen Kollegen, wenn ich wieder einmal etwas zu harsch gewesen war. Lukas unterstützte mich sehr. Diese erste IVF-Behandlung war unser gemeinsames Projekt.‹

Lukas: ›Ich spritzte ihr die Hormone ein. Das muss mit einiger Kraft geschehen und es tat ihr weh.‹

Nina: ›Das Absaugen der Follikel fand ich beim ersten Mal gar nicht so schlimm. Es waren auch nur sieben und es war schnell vorbei. Lukas hat sie per Taxi in die Klinik gebracht, in der die Embryos wieder eingepflanzt werden sollten. Er hatte eine Art Warmhaltebeutel bei sich, um die Eizellen bei der vorgeschriebenen Temperatur aufzubewahren. Der Taxichauffeur fragte ihn, was er da zwischen den Beinen festhalte und Lukas antwortete: »Das ist mein Sohn.« Kaum zu glauben, aber gleich bei der ersten IVF-Behandlung hat es geklappt und wir bekamen tatsächlich einen Sohn, unseren Tobias.‹

Lukas: ›Ich konnte es kaum glauben, als sich herausstellte, dass Nina schwanger war. Ich musste mich erst an den Gedanken gewöhnen, obwohl ich auch unheimlich froh war.‹

Nina: ›Nach Tobias wollte ich eigentlich keine zweite IVF mehr, aber nach zweieinhalb Jahren war der Wunsch nach einem zweiten Kind doch stärker.‹

Lukas: ›Ich wollte eigentlich kein zweites mehr. Wir waren gerade umgezogen, in ein Neubauviertel außerhalb der Stadt, und waren nicht wirklich glücklich. Mir fehlte die Stadt. Ich wollte ab und zu etwas unternehmen und noch ein bisschen Spaß haben. Noch ein Kind würde zu viel Organisation bedeuten.‹

Nina: ›Ich habe Druck gemacht und schließlich haben wir es doch noch einmal versucht. Ich hatte diesmal weniger Beschwerden und die Hormone setzten mir weniger zu. Es waren diesmal nur vier reife Follikel; das Absaugen tat auch nicht weh. Aber schwanger wurde ich nicht, und ich wollte eigentlich schon aufhören. Doch beim Nachgespräch bot mir der Arzt eine verkürzte Kur an, mit einer höheren Dosis Hormone. Das klang verlockend. Eigentlich konnte ich das Angebot nicht abschlagen.‹

Lukas: ›Da war ich ganz anderer Meinung. Eigentlich war ich erleichtert, dass es diesmal nicht geklappt hatte. Ich blieb bei meinem Nein und das hat ein ganzes Jahr lang für intensiven abendlichen und nächtlichen Gesprächsstoff gesorgt. In dieser Zeit starb die Mutter meines besten Freundes. Er kam aus einer großen Familie und ich sah, wie viel die Geschwister aneinander hatten. Das traf mich. Ich konnte nicht nur Nina ihren Wunsch erfüllen, sondern auch Tobias damit helfen. Das sagte mir mein Verstand, aber ganz tief im Herzen war ich noch nicht ganz so weit.‹

Nina: ›Die Hormondosis war diesmal so hoch, dass ich todkrank davon wurde. Mein Bauch war aufgeschwollen und es fühlte sich an, als wäre ich kurz vor dem Platzen. Die Eierstöcke fühlten sich wie Bälle in meinem Bauch an. Lukas ging schon seit einiger Zeit nicht mehr mit zum Ultraschall. Beim Absaugen der Follikel war er aber wieder dabei. Zuerst musste er aber Sperma produzieren. Eigentlich durfte ich nicht mit in das separate Kämmerchen, aber ich ging doch mit. Es war ein graues Loch mit bunten schreienden Schmuddelblättern.‹

Lukas: ›Eigentlich war es gut, dass Nina das gemacht hat. Wir waren zusammen und dadurch wurde es unser gemeinsames Abenteuer. So ist es doch noch ein Liebesbaby geworden.‹

Nina: ›Diesmal waren 24 Eizellen reif.‹

Lukas: ›Wir waren ausgelassen vor Freude. Eigentlich ist IVF eine Art Lotterie: Je mehr Bälle, desto mehr Chancen. Die Ärzte sagten uns, dass wir Eizellen einfrieren lassen könnten, für mehr Versuche. Aber das Absaugen der Follikel war ein einziges Drama. Nina hatte furchtbare Schmerzen. Sie hat meine Hand plattgedrückt. Nach fünf Follikeln hielt sie es nicht mehr aus und der Arzt musste aufhören. Und das, obwohl wir beide so motiviert waren. Das sagt schon etwas über die Schmerzen, die sie aushalten musste. Ich war furchtbar deprimiert und habe heulend die Eizellen ins andere Krankenhaus gebracht.‹

Nina: ›Zwei wurden wieder eingepflanzt. Zwei Wochen später wurde ein Schwangerschaftstest durchgeführt. Ich habe im Krankenhaus angerufen, um das Ergebnis zu erfahren: Positiv! Ich war überglücklich. Lukas sagte nur: »Oh, my god.«‹

Lukas: ›Ich war wie benommen und ging erst mal eine Runde joggen.‹

Nina: ›Eine solche Behandlung setzt die Beziehung schwer unter Druck. Ich war unausstehlich, wegen der schweren Hormonkur. Und ich war ständig böse auf alles und jeden, weil ich fand, dass ich alles alleine machen musste. Wir waren schon fünfzehn Jahre zusammen, aber wir hatten in dieser Zeit regelmäßig die Koffer des anderen gepackt und wollten ihn vor die Tür setzen. Viermal waren wir so weit, dass wir uns eigentlich scheiden lassen wollten.‹

Lukas: ›Nina war durch all diese Hormone ein anderer Mensch geworden. In einer solchen Situation ist man einfach nicht im Stande, über der Situation zu stehen und sich bewusst zu machen, dass es nur vorübergehend ist. Man weiß nicht mehr sicher, ob es auch wirklich vorbeigeht.‹

Nina: ›Der Augenblick, als wir während der Ultraschalluntersuchung hörten, dass es Zwillinge waren, war eigentlich lustig. Wir mussten beide schrecklich lachen. Ansonsten gibt einem eine Zwillingsschwangerschaft wenig Anlass zum Lustigsein. Körperlich ist es Schwerstarbeit. Zuletzt konnte ich nicht einmal mehr laufen, so dick war ich. Wie ein Ballon auf Beinen.‹

Lukas: ›Erst gegen Ende der Schwangerschaft fing es wieder an, Spaß zu machen. Nina wurde wieder Nina. Vielleicht akzeptierte ich die Situation auch besser.‹

Nina: ›Ich konnte die Kinder ganz austragen. Julia wog 2850 Gramm und Pjotr 2225 Gramm. Zwei gesunde Kinder. Sie sind jetzt zweieinhalb und verstehen sich prächtig. Sie sorgen ganz lieb füreinander.‹

Lukas: ›Ich bin jetzt ganz stolz auf meine drei Kinder. Wir sind eine wunderbare Familie.‹

Nina: ›Jetzt ist aber Schluss. Ich will kein Kind mehr. Sich einen Kinderwunsch zu erfüllen versuchen ist eigentlich ein Fest, ein Fest der Liebe und Freude. Aber bei IVF spielen all diese Dinge keine Rolle mehr. Man gerät in die Mühlen der Medizin und fragt sich kaum noch, was die Konsequenzen sind. Niemand warnt dich. Wir hatten das Glück, dass die Behandlung so schnell erfolgreich war. Freunde von uns haben acht IVF-Versuche unternommen, fünf davon auf eigene Kosten, und alles ohne Erfolg. Sie haben jetzt ein Kind adoptiert. Hinterher fragt man sich, warum man das alles auf sich genommen hat. Na ja, es steckt wohl so tief in einem drin, dass man alles dafür übrig hat.‹

IVF ist ein Hilfsmittel, kein Wundermittel

Es war das eigene Sperma, das der englische Zoologe Robert Edwards in den durchwachten Nächten in seinem Labor in den sechziger Jahren benutzte, um Eizellen zu befruchten, die er von befreundeten Gynäkologen bekommen hatte. Übrig geblieben bei gynäkologischen Operationen. Edwards durfte sie höchstpersönlich im OP abholen. Ob die Frauen, von denen diese Eizellen stammten, ihre Zustimmung dazu gegeben hatten, bleibt dabei im Dunkeln.

Edwards konnte nicht vermuten, dass er mit seinen Versuchen eine Revolution entfesselte. Er machte den Weg frei für die Reagenzglasbefruchtung, die in-vitro-Fertilisation (IVF), und damit für Trage- oder Leihmutterschaft, Eizellenspende, wissenschaftliche Forschung mit Embryos, genetische Präimplantationsdiagnostik (PGD und PID), Stammzellenforschung und letztendlich Klonen.

Diese Revolution vollzog sich erst, nachdem der Zoologe Robert Edwards den Gynäkologen Patrick Steptoe traf. Steptoe hatte sich auf Spiegelungen (Laparoskopien) spezialisiert und konnte damit reife Eizellen aus weiblichen Eierstöcken ›ernten‹. Das führte schließlich 1978 zur Geburt des ersten Retortenbabys, Louise Brown, in England. Inzwischen sind weltweit schon Hunderttausende von Kindern in ihre Fußstapfen getreten.

Vor der Erfindung von IVF waren Frauen mit verschlossenen Eileitern unfruchtbar. Eine Eileiterentzündung mit unglücklichem Verlauf, etwa nach einer Geschlechtskrankheit, konnte bewirken, dass einer Frau die Mutterschaft verweigert blieb. Damals blieb etwa 12 Prozent aller Frauen ungewollt kinderlos. Heute sind es nur noch 3 bis 5 Prozent, und das ist den neuen Reproduktionstechniken, allen voran IVF, zu verdanken.

IVF ist inzwischen allgemein akzeptiert. In Deutschland wurden zirka 2 Prozent aller Kinder auf diese Art gezeugt. IVF ist ein Hilfsmittel, aber kein Wundermittel. Wie bei der natürlichen Befruchtung verringern sich auch bei der IVF die Chancen mit dem Älterwerden der Frau. Aus diesem Grund behandeln die meisten Reproduktionskliniken keine Frauen mehr, die älter sind als 41 Jahre. Bei Kliniken mit guten Ergebnissen verlassen 50 bis 60 Prozent der Paare die Klinik mit einem Kind. Dazu sind oft drei oder mehr Versuche erforderlich. Gegenwärtig werden bei bis zu drei IVF- bzw. ICSI-Versuchen die Hälfte der Behandlungskosten von den gesetzlichen Krankenkassen übernommen. Ein erneuter Anspruch auf Kostenübernahme entsteht, wenn eine »klinische Schwangerschaft« vorgelegen hat, auch wenn diese eine Eileiterschwangerschaft war oder wenn sie in einer Fehlgeburt endete.

40 bis 50 Prozent aller Paare, die IVF versuchen, bleiben kinderlos, zum Teil, weil die Behandlung ohne Resultat blieb, zum Teil auch, weil sie vorzeitig abgebrochen wurde. Der Prozentsatz der Paare ohne Erfolg steigt bei Frauen über 35 an. Bei jüngeren Frauen ist die Erfolgsquote höher und kann bis zu 70 Prozent betragen.

Paare, bei denen IVF nicht den gewünschten Erfolg bringt, haben eine intensive und belastende Therapie hinter sich und sehen dann ihre letzte Hoffnung auf ein biologisch eigenes Kind verfliegen. Sie machen danach einen Trauerprozess durch, der schwer ist und ihnen viel abverlangt. Das sollte man sich bewusst machen, bevor man sich für IVF entscheidet.

Wann kommt man für IVF in Betracht?

IVF wurde ursprünglich für Frauen mit verschlossenen Eileitern und für Frauen ohne Eileiter entwickelt. Inzwischen kommen auch Paare für eine IVF in Betracht, bei denen der Mann eine schlechte Spermienqualität hat, sowie Paare, die auf andere Therapien nicht angesprochen haben oder bei denen diese nicht möglich sind. IVF wird auch Frauen mit Endometriose empfohlen, wenn sie nach jahrelangen Versuchen nicht spontan schwanger geworden sind.

Abhängig von der Ursache der Fruchtbarkeitsstörung kommen Paare für IVF in Betracht, wenn sie drei bis vier Jahre vergeblich versucht haben, ein Kind zu bekommen. Bei Frauen über 35 ist das bereits nach zwei Jahren der Fall. Frauen, die fast vierzig sind, werden noch früher behan-

delt. Bei Frauen mit undurchlässigen Eileitern kann die Indikation IVF sofort gestellt werden, was nicht bedeutet, dass sie auch behandelt werden. Viele Kliniken haben Wartelisten.

Die meisten Paare haben, bevor sie mit IVF beginnen, bereits mehrere IUI-Versuche hinter sich. IUI ist wesentlich weniger belastend, weniger kostspielig und die Wartezeiten sind kürzer. Es ist daher logisch, erst mit IUI zu beginnen. Inzwischen sollte man sich, wenn möglich, schon einmal auf einer IVF-Warteliste registrieren lassen. Die meisten Kliniken begrenzen die Anzahl der Versuche auf etwa fünf, sechs oder sieben Behandlungen. Es besteht auch keine Garantie dafür, dass man tatsächlich drei oder mehr Behandlungen bekommt. Reagieren die Eierstöcke zum Beispiel nicht ausreichend auf die Hormonbehandlung, dann sind weitere IVF-Behandlungen sinnlos und die Behandlung wird abgebrochen.

Dreizehn Follikel, acht Eizellen

Es ist Montagmorgen halb elf. Bettina sitzt mit ihrem Mann Gert im Wartezimmer der IVF-Poliklinik. Heute werden bei Bettina zum ersten Mal Eizellen aus den Eierstöcken abgesaugt. In den vergangenen zwei Wochen hat Bettina sich selbst Hormone gespritzt, die die Reifung der Eizellen stimulieren. Vor zwei Tagen, am Samstag, war auf dem Ultraschall zu sehen, dass dreizehn Follikel reif waren. Das war der Augenblick, um die Hormonbehandlung einzustellen.

Statt dessen bekam Bettina ein anderes Hormon, HCG, das den Eisprung herbeiführen sollte. Das HCG musste genau um halb elf Samstagabend gespritzt werden. Es dauert dann ziemlich genau vierzig Stunden bis zum Eisprung. Das Absaugen der Eizellen muss kurz davor erfolgen.

Bettina hatte in der vergangenen Nacht vor Aufregung kein Auge zugetan. Schon eine ganze Zeit lang lebt sie auf diesen Augenblick hin. Schon seit dreieinhalb Jahren versuchen sie und ihr Mann vergeblich, ein Kind zu bekommen. Eine Ursache für die Unfruchtbarkeit konnte nicht festgestellt werden. Sechs Intrauterininseminationen waren ohne Erfolg geblieben.

Bettina ist heiter und zuversichtlich. Bevor die Eizellen abgesaugt werden, bekommt sie ein Beruhigungs- und ein Schmerzmittel. Als die Medikamente zu wirken beginnen, ruft der IVF-Arzt Bettina und ihren Mann ins Behandlungszimmer. Das Licht ist gedämpft, neben der Behandlungsliege steht ein Ultraschallgerät.

Bettina nimmt auf der Behandlungsliege Platz und legt ihre Beine in die Beinstützen. Gert nimmt am Kopfende Platz. Der Arzt führt ein Spekulum (einen Scheidenspiegel) ein und betäubt die Umgebung rund um den Gebärmuttermund. Dann führt er ein Stäbchen ein, den Schallkopf (Transducer) des Ultraschalls. Auf dem Monitor erscheinen Bilder: Die Gebärmutter und die Eierstöcke. Die Eierstöcke bestehen aus tiefschwarzen Teilchen. Jedes Teilchen ist ein mit Flüssigkeit gefüllter Follikel.

Der Arzt nimmt eine lange, dünne Nadel zur Hand und führt sie durch ein Röhrchen, das am Schallkopf befestigt ist, in die Scheide ein. Er sticht durch die Scheidenwand hindurch in den Eierstock. Bettina zuckt kurz zusammen. Trotz der Betäubung ist der Stich schmerzhaft. Auf dem Ultraschall ist zu sehen, wo die Nadel erscheint. An der Nadel ist ein dünner Schlauch befestigt. Es erklingt ein leises, schlürfendes Geräusch. Die Follikel werden einer nach dem anderen angestochen (punktiert) und abgesaugt. Eines nach dem anderen verschwinden die schwarzen Teilchen wie Schnee vor der Sonne vom Bildschirm und sechs Reagenzgläschen strömen voll mit rosa Flüssigkeit – Follikelflüssigkeit. Jetzt kommt der linke Eierstock dran, mit sieben Follikeln. Hoffentlich konnten viele Eizellen ›eingefangen‹ werden. Das ist nicht selbstverständlich. Manchmal gehen sie aus unerklärlichen Gründen verloren.

Bettina darf sich anziehen und ein halbes Stündchen ausruhen.

Die Schwester eilt mit den insgesamt dreizehn vollen Reagenzgläschen ins Labor. Dort gießt der Laborant die kostbare Flüssigkeit aus jedem Glas in eine kleine Glasschale und sucht unter dem Mikroskop in jeder Schale nach einer Eizelle. Er findet acht, jede umgeben von einer Wolke von Follikelzellen. Die Schwester bringt Bettina und Gert die gute Nachricht. Der Laborant überträgt nun die Eizellen in andere Glasschälchen, die mit Tröpfchen versehen sind. Sie enthalten die Nahrung für die Eizellen. In jeden Tropfen wird jeweils eine Eizelle deponiert.

In der Zwischenzeit wird der Samen von Gert aufbereitet, so dass nur die besten und stärksten Zellen übrig bleiben. Unter dem Mikroskop sind Dutzende von sich rasch fortbewegenden Samenfäden zu erkennen.

Zu jedem der Tropfen in den Schälchen, also zu jeder Eizelle, wird ein wenig Spermium hinzugefügt. Und dann muss gewartet werden.

Am nächsten Morgen sind sieben Eizellen befruchtet. In diesen Eizellen sind zwei Vorkerne zu erkennen: Einer stammt von der Samenzelle, der andere von der Eizelle. Sie stehen kurz vor der Verschmelzung. Danach werden sie sich weiter teilen. Bettina erfährt die gute Nachricht durchs Telefon.

Am dritten Tag nach der Befruchtung haben die Eizellen sich ein paar Mal geteilt. Bettina und Gert kommen zum Zurückpflanzen (Transfer) der Embryos in die Klinik zurück. Bettina ist aufgeregt und froh. Das ist der angenehmste Teil der Behandlung, der am wenigsten belastet.

Der Arzt führt wieder das Spekulum ein. Der Laborant bringt aus dem Labor einen haarfeinen Katheter, der zwei winzig kleine Embryos enthält. Der Arzt führt das Röhrchen behutsam durch die Öffnung im Gebärmuttermund und spritzt den Inhalt des Katheters langsam und vorsichtig in die Gebärmutterhöhle hinein. Dort werden sich die Embryonen etwa zwei Tage lang fortbewegen, bevor sie sich, wenn alles gut geht, einnisten.

Die kommenden zwei Wochen sind die spannendsten der ganzen Behandlung. Bei der Einnistung können die Ärzte nicht helfen. Hier muss die Natur ihre Arbeit allein tun.

Bettina und Gert gehen nach Hause und warten ab. Im Labor werden die übrig gebliebenen Embryonen eingefroren. Für ein nächstes Mal, wenn es nötig ist.

Die Behandlung beginnt

Der Beginn der IVF-Behandlung läutet die letzte Phase der Fruchtbarkeitsbehandlung ein. Die meisten Paare haben dann schon jahrelange vergebliche Versuche, schwanger zu werden, hinter sich. Alle Hoffnungen sind jetzt auf die kommenden Monate gerichtet. Es wird schwer werden, aber die Motivation ist groß.

▮ Vor der Behandlung werden beide Partner einem HIV- (Aidsvirus) und einem Hepatitis-Test unterzogen. In manchen Kliniken werden die Frauen gebeten, ein paar Wochen lang die Pille zu nehmen. Eine merkwürdige Erfahrung für jemanden, der schon seit Jahren versucht, ein Kind zu bekommen, aber damit lässt sich die Behandlung besser planen.
Bei IVF wird der Zyklus der Frau mit Medikamenten simuliert. Die Kliniken verwenden dazu verschiedene Schemen. In manchen Kliniken dauert die erste Phase drei bis vier Wochen, in anderen nur zwei.

▮ Zunächst wird der natürliche Zyklus stillgelegt. Das erfolgt mit Hilfe von Nasenspray, das die Hirnanhangsdrüse stilllegt, oder über Injektionen. So wird der Eisprung verhindert, denn wenn dieser zu früh eintritt, ist alle Mühe umsonst gewesen.

- Dann wird ein Hormon gespritzt, das follikelstimulierende Hormon FSH, das das Wachstum der bereits vorhandenen Eibläschen stimuliert. Die Frau produziert selbst auch FSH. Während eines natürlichen Zyklus reifen nur ein oder zwei Follikel vollständig aus. Im Laufe eines IVF-Zyklus erhalten die Frauen mehr und länger FSH, wodurch mehr Follikel heranwachsen und mehr Eizellen reif werden. Wenn aber der Vorrat an Eizellen in den Eierstöcken fast erschöpft ist, bleibt die Ernte mager. Da helfen auch keine langen und hohen Hormondosierungen.

FSH ist unter verschiedenen Markennamen erhältlich und muss täglich gespritzt werden. Die meisten Frauen tun das selbst, manche lassen sich von ihrem Partner oder einer Freundin spritzen. Gespritzt wird ›subkutan‹, mit einer sehr feinen kurzen Nadel flach unter die Haut. Eine Schwester im Krankenhaus gibt dazu Anleitungen.

Vom siebten Zyklustag an wird jeden zweiten Tag per Ultraschall kontrolliert, wie schnell die Follikel wachsen. Reifen zu viele heran, besteht die Gefahr einer Überstimulierung der Eierstöcke. Dann muss die Hormondosis gesenkt werden. Bluttests ergänzen den Ultraschall und geben zusätzliche Informationen. Ein hoher Östrogenspiegel deutet auf viele heranwachsende Eibläschen hin, weil es die Eibläschen sind, die dieses Hormon produzieren.

> **TIPP**
>
> ### Verstimmungen sind jetzt oft hormonbedingt
>
> - Bedenken Sie, dass depressive und aggressive Stimmungen in dieser Zeit mit der Hormontherapie zusammenhängen können. Das geht vorbei!

So geht es weiter

- Wenn die größten Follikel zirka 18 Millimeter oder größer sind, tritt die Behandlung in die nächste Phase. Die Eibläschen sind nun groß genug für den Eisprung. Die Zeit ist reif, um die FSH-Injektionen einzustellen.

  Stattdessen wird jetzt HCG gespritzt, als Ersatz für LH, das den Eisprung in Gang setzt. HCG und LH wirken in der gleichen Weise. Die Verabreichung von HCG muss sorgfältig erfolgen, und zwar an einem genau festgelegten Zeitpunkt, denn zirka 40 Stunden später tritt der Eisprung auf.

- Ein paar Stunden vor dem Eisprung findet im Krankenhaus die Follikelpunktion statt. Dabei werden die Eizellen mit einer Nadel, durch die Scheidenwand, aus den Eierstöcken abgesogen. Dies geschieht mit Hilfe eines Scheidenultraschalls, auf dem der Arzt genau beobachten kann, was er tut. Das Absaugen der Follikel dauert meist nicht länger als eine Viertelstunde.

- Am Morgen des Tages, an dem die Punktion stattfindet, hat der Mann sein Sperma abgeliefert, das danach im Labor bearbeitet und aufbereitet wird. Die kräftigsten Samenzellen werden ausgewählt und später in einem Glasschälchen mit den Eizellen zusammengebracht. Sie müssen jetzt aus eigener Kraft die Eizelle befruchten. Am nächsten Tag wird sich herausstellen, ob das gelungen ist. Dann sind in der Eizelle, unter dem Mikroskop, zwei Vorkerne sichtbar – einer von der Samenzelle und einer von der Eizelle. Diese Vorkerne enthalten die jeweiligen Chromosomen und werden sich dann zu einem neuen Zellkern zusammenfügen. Erst wenn das geschehen ist, kann sich die Eizelle weiter teilen.

- Wenn Eizellen befruchtet worden sind, nimmt die Frau ein neues Medikament: Progesteron. Sie kann es mit Hilfe von Kapseln in die Scheide einbringen. Zusätzliches Progesteron ist nötig, weil der natürliche Hormonzyklus stillgelegt worden ist. Der Körper produziert deshalb nicht genug eigenes Progesteron für die Einnistung. Anstatt Progesteron wird auch HCG in leichten Dosierungen verabreicht.
- Nach einer gelungenen Befruchtung beginnen die Eizellen am zweiten Tag mit der Teilung. Am dritten Tag bestehen sie aus vier bis acht Zellen und ähneln einem Kleeblatt. In diesem Stadium werden ein, zwei oder manchmal auch drei Embryos in die Gebärmutter eingepflanzt. Die übrig gebliebenen werden eingefroren, wenn sie von guter Qualität sind.

Die Einpflanzung bzw. der Transfer in die Gebärmutter ist so gut wie schmerzlos und schnell vorüber. Ein dünner Katheter (ein Schlauch) wird durch den Gebärmuttermund und -hals in die Gebärmutter eingeführt und vorsichtig leergespritzt. Nach dem Transfer kommen die beiden spannendsten Wochen der Behandlung. Jetzt muss sich zeigen, ob mindestens eines der Embryos sich fest einnistet. Dafür kann niemand etwas tun oder lassen, niemand kann das beeinflussen.

Aufgepasst

- Sie brauchen keine Angst zu haben, dass Sie den Embryo nach außen pressen, weder beim Stuhlgang noch beim Wasserlassen. Das ist nicht möglich. Auch Geschlechtsverkehr ist nicht schädlich, obwohl die meisten Frauen so kurz nach einer Punktion und der Einpflanzung wenig Lust darauf haben.

Schwanger oder nicht?

Zirka zwei Wochen nach der Follikelpunktion, um das Datum herum, an dem normalerweise die Menstruation stattfinden müsste, wird ein Schwangerschaftstest durchgeführt. Fällt er positiv aus, dann ist das erste Hindernis genommen. Grund zur Erleichterung, aber noch keine Garantie auf Erfolg. Die Gefahr einer Fehlgeburt beträgt zu diesem Zeitpunkt immer noch fast 25 Prozent.

Ist der Schwangerschaftstest positiv und bleibt die Menstruation aus, folgt zirka drei Wochen später ein Ultraschall. Damit kann beurteilt werden, ob der Embryo lebt, ob es ein Einling oder Zwilling ist und ob es sich eventuell um eine Bauchhöhlenschwangerschaft handelt. Ist auf dem Ultraschallbild ein gesunder, lebendiger Embryo zu sehen, sinkt die Gefahr einer Fehlgeburt um einige Prozent. Man darf sich von diesem Zeitpunkt an wie eine gesunde Frau in anderen Umständen fühlen, die in der Regel zur weiteren Begleitung der Schwangerschaft zum Frauenarzt oder zur Hebamme geht.

Liegt keine Schwangerschaft vor, wird die Enttäuschung groß sein. Das ist menschlich und nur schwer zu vermeiden. Es ist sinnvoll, mit dem Arzt zu besprechen, ob es Sinn hat weiterzumachen. Ist die Entscheidung positiv, muss mindestens ein Zyklus abgewartet werden, bevor mit einem neuen IVF-Versuch begonnen werden kann. Falls Sie der Meinung sind, dass IVF ihr Leben zu stark beherrscht, können Sie in Absprache mit Ihrem behandelnden Arzt auch eine längere Atempause einlegen.

Die Erfolgschancen

Die Erfolgschancen bei einer IVF-Behandlung sind nicht nur von Paar zu Paar, sondern auch von IVF-Klinik zu IVF-Klinik verschieden. Bei dem deutschen IVF-Register sind gegenwärtig 112 Behandlungszentren für IVS und ICSI gemeldet. Ihre Erfolgsquote wird insgesamt mit 26 Prozent angegeben. Für Paare interessant ist jedoch nicht so sehr die Schwangerschaftsrate, sondern die so genannte Baby Take Home Rate (BTHR), also die Anzahl von Babys, die nach IVF tatsächlich geboren werden. Die BTHR beträgt im Durchschnitt 13 Prozent, variiert aber von Klinik zu Klinik.

Das Einfrieren von Embryonen ist in Deutschland nur im Vorkernstadium erlaubt, denn in diesem Stadium handelt es sich nur um befruchtete Eizellen (Kryos). Nach der Verschmelzung der Vorkerne oder der ersten Zellteilung handelt es sich definitionsgemäß um einen Embryo, der dem Embryonenschutzgesetz entsprechend nicht eingefroren werden darf.

Wichtig ist auch die Technik des Gefrierens, die so genannte *Kryokonservierung* oder *Kryopreservation*. Festgestellt wurde, dass Einfrieren in Röhrchen zu besseren Ergebnissen führt als Einfrieren in Ampullen. Es ist auch vorteilhafter, nicht alle befruchteten Eizellen zusammen einzufrieren, sondern jeweils nur ein oder zwei zusammen. So können später mehrere Rückpflanzungsversuche unternommen werden. Wichtig ist auch das Alter der (weiblichen) Patienten. All diese Dinge – plus der Faktor Zufall – können zu unterschiedlichen Ergebnissen bei verschiedenen Kliniken führen. Doch diese Faktoren erklären kaum die großen Erfolgsunterschiede der verschiedenen Kliniken untereinander. Diese sind eher auf verschiedene Behandlungsmethoden zurückzuführen. So wird in einigen Kliniken meist nur eine befruchtete Eizelle wieder eingepflanzt, um Zwillings- bzw. Mehrlingsschwangerschaften zu vermeiden. Andere Kliniken führen u. a. auch IVF-Behandlungen ohne hormonunterstützte Therapie aus.

Bei IVF-Kliniken mit guten Ergebnissen werden schließlich *durchschnittlich* 60 Prozent der Paare schwanger. Bei dem einen Paar klappt es schon nach dem ersten, beim anderen erst nach dem dritten oder vierten IVF-Versuch. In Kliniken mit weniger guten Ergebnissen sinkt die Erfolgsquote auf unter 40 Prozent.

Die individuellen Erfolgsraten der IVF können abweichen. Frauen Anfang dreißig haben eine relativ hohe Erfolgschance. Da die Qualität ihrer Eizellen meist sehr gut ist, steigt die Chance auf ein Kind bei dieser Gruppe. Bei Frauen über 40 beträgt die Erfolgschance nicht mehr als 30 Prozent.

Auch die Ursache für die Unfruchtbarkeit spielt eine wichtige Rolle. Frauen, die an Endometriose oder Flüssigkeit in den – verschlossenen – Eileitern leiden, haben eine etwas niedrigere Erfolgschance. Bei ihnen besteht zudem ein erhöhtes Risiko auf eine Bauchhöhlenschwangerschaft.

Wie wählt man eine IVF-Klinik aus?

Da die verschiedenen IVF-Zentren mit verschiedenen Methoden und Techniken arbeiten, die zu unterschiedlichen Ergebnissen führen, sollte man die Wahl einer Klinik nicht dem Zufall überlassen. Auf der Website des deutschen IVF-Registers (D.I.R., www.deutsches-ivf-register.de) erhalten Sie die Adressen aller IVF-Zentren in Deutschland, die an der Qualitätssicherungsmaßnahme teilnehmen (121 Zentren, Stand Mai 2005), sowie die statistischen Auswertungen der insgesamt durchgeführten Reproduktionsbehandlungen. Erfolgsquoten für die einzelnen Zentren sind jedoch nicht zugänglich.

Der aktuellste veröffentlichte Jahresbericht für das Jahr 2003 gibt eine durchschnittliche Schwangerschaftsrate von über 28 Prozent durchgeführtem Embryotransfer im Falle der In-vitro-Fertilisation und über 27 Prozent pro durchgeführtem Embryotransfer im Falle der intrazytoplasmatischen Spermieninjektion (ICSI).

Von entscheidender Bedeutung bleibt das Lebensalter der Frau. Unter 35 Lebensjahren liegt die Schwangerschaftswahrscheinlichkeit pro Behandlungszyklus bei 30 Prozent und darüber.

TIPP

So finden Sie die passende Klink

- Kalkulieren Sie eventuelle Wartelisten bei der Auswahl einer Klinik mit ein! Melden Sie sich eventuell bei zwei Kliniken gleichzeitig an, bei einer mit kurzen Wartelisten und einer mit guten Erfolgsquoten. Beginnen Sie bei der ersten mit der Behandlung und setzen Sie sie bei der zweiten fort, wenn Sie dort an der Reihe sind.
- Manche Krankenhäuser arbeiten mit großen IVF-Zentren zusammen. Erkundigen Sie sich bei diesen Zentren direkt, wenn ihre Erfolgsquoten nicht auf ihrer Webeite angegeben sind.

Aus unten stehendem Fließdiagramm kann man ersehen, dass 43 Prozent der durch IVF und 45 Prozent der durch ICSI zustande gekommenen Schwangerschaften in einer Geburt enden. Die Rate der Zwillingsgeburten ist nach beiden Methoden ungefähr gleich hoch.

Über die die Erfolgsquoten der einzelnen IVF-Zentren können nur diese Auskunft geben. Erkundigen Sie sich nicht nur nach der Anzahl der Schwangerschaften, sondern auch nach der Anzahl der Zwillingsschwangerschaften. Dazu muss man sich nach dem Prozentsatz Zwillinge *pro zustande gekommener* Schwangerschaft erkundigen. Je weniger es sind, desto besser. 11 Prozent Zwillinge bei allen zustande gekommenen Schwangerschaften ist schön niedrig, 30 Prozent ist zu hoch.

Ein weiterer wichtiger Punkt ist die Wartezeit pro Klinik für IVF oder ICSI. Und ist eine zwischenzeitliche intrauterine Insemination möglich? Letzteres ist nur sinnvoll, wenn das Sperma von mindestens durchschnittlicher Qualität ist und keine Eileiterprobleme eine Schwangerschaft erschweren.

Entscheidungen beim Einpflanzen des Embryos

Im Gegensatz zur intrauterinen Insemination (IUI), bei der man zu vermeiden versucht, dass drei oder mehr Follikel heranreifen, wird das bei der IVF gerade beabsichtigt. Mehrere reife Eizellen bedeuten mehr Chancen auf eine Befruchtung, mehr Chancen auf mehrere Embryos und damit eine größere Chance auf eine Schwangerschaft. Die Hormonwerte, die bei der IVF verabreicht werden, sind daher auch höher als bei allen anderen Fruchtbarkeitsbehandlungen.

Wenn mit einer einzigen Hormonkur im Rahmen *eines* IVF-Versuchs eine größere Anzahl von Eizellen gewonnen werden kann, können überschüssige befruchtete Eizellen (auch Kryos genannt) für einen nächsten Behandlungszyklus kryokonserviert, d. h. tiefgefroren werden. Damit entfällt in einem folgenden Behandlungszyklus die Stimulationsbehandlung. Die Schwangerschaftsrate wird durch diese Maßnahme, bezogen auf die einmalige Eizellengewinnung, noch einmal um weitere 10–15 Prozent gesteigert.

Um die Gefahr einer Mehrlingsschwangerschaft einzuschränken, werden bei Frauen unter 38 nie mehr als zwei bis drei Embryos eingepflanzt. Bei zwei oder drei Embryos kann die Chance auf eine Zwillingsbzw. Drillingsschwangerschaft bei dieser Gruppe bis auf über 50 Prozent ansteigen.

> **TIPP**
>
> ### Ein oder besser zwei?
>
> ▮ Wenn der Arzt Ihnen rät, aufgrund Ihres Alters nicht mehr als einen Embryo transferieren zu lassen, sollten Sie seinen Rat befolgen. Ein Zwilling scheint auf den ersten Blick verlockend, ist es aber nicht. Das Risiko auf Frühgeburten, behinderte Kinder und Komplikationen während der Schwangerschaft steigt damit erheblich.

Viele Kliniken raten den Frauen deshalb, nur einen Embryo einpflanzen zu lassen. Diese Politik des *Single Embryo Transfer* senkt aber die Erfolgsquote der IVF, was aber zum Teil durch das Einpflanzen von konservierten Kryos bzw. Embryos wieder kompensiert werden kann.

Da Embryos sich nach einer Kryokonservierung schwerer einnisten, werden davon manchmal doch mehrere gleichzeitig eingepflanzt.

Aufgepasst

Es kommt manchmal vor, dass aus einem Embryo doch ein Zwilling entsteht. Es handelt sich dann um eine spontane Teilung, bei der aus einem Embryo ein eineiiger Zwilling entsteht. So kann aus zwei eingepflanzten Embryos auch ein Drilling entstehen. Es gibt Hinweise dafür, dass dies bei IVF häufiger vorkommt als bei normalen Schwangerschaften.

Unerwünschte Folgen der IVF für das Baby

Nach der Geburt von Louise Brown, dem ersten Retortenbaby der Welt, im Jahre 1978, war die Begeisterung bei Ärzten und Wissenschaftlern so groß, dass sich zunächst niemand für die Sicherheit der IVF-Technik interessierte. In Deutschland wurde das erste Reagenzglasbaby 1982 geboren, aber auch hier dauerte es fast zehn Jahre, bis die ersten Ergebnisse von Untersuchungen an IVF-Kindern vorlagen.

Wegen der relativ großen Anzahl von Mehrlingen sind Frühgeburten und ein niedriges Geburtsgewicht (unter fünf Pfund) bei IVF-Kindern fünfmal häufiger als bei natürlich gezeugten Kindern. Aber auch bei IVF-Einlingen besteht eine doppelt so große Gefahr auf eine (extreme) Frühgeburt und sie wiegen bei der Geburt im Schnitt 100 Gramm weniger. Die genauen Ursachen dafür sind noch nicht bekannt.

Größere Risiken und häufigere Komplikationen sind wichtig für Forscher und Wissenschaftler. Wenn sie entdecken können, wodurch sie verursacht werden, kann auch nach neuen Mitteln und Methoden gesucht werden, um diese Probleme zu lösen. Für die künftigen Eltern überwiegen die Vorteile einer IVF-Behandlung in der Praxis die Nachteile.

Das Risiko einer Mehrlingsschwangerschaft kann leicht durch das Einpflanzen nur eines Embryos beherrscht werden. Der Aufenthalt einer Eizelle außerhalb des Körpers birgt mehr spezifische Risiken, obwohl sie relativ gering sind. In der Vergangenheit gelangte der Fall eines IVF-Zwillings an die Öffentlichkeit, bei dem ein Kind hell- und eines dunkelhäutig war. Eine der Eizellen war versehentlich nicht mit dem Sperma des Partners, sondern mit dem eines anderen Mannes befruchtet worden, weil der Laborant zum Ansaugen des Spermas keine saubere Pipette verwendet hatte.

1988 wurden in den Niederlanden 62 Frauen bei einer IVF-Behandlung mit dem Hepatitis-B-Virus infiziert. Das Virus stammte aus infiziertem Blutserum, das der Nahrungsflüssigkeit für die Eizellen beigemischt worden war.

Seit dieser Zeit wurden die Sicherheitsvorschriften in allen IVF-Laboratorien verschärft. So wird zur Zeit kein Blutserum mehr verwendet. Die Chance auf Fehler mit schwerwiegenden Folgen ist äußerst gering, aber nie ganz ausgeschlossen.

Und jetzt die gute Nachricht

IVF-Kinder haben *keine* erhöhten Behinderungsrisiken. Wissenswert ist auch, dass die Schwester von Louise Brown, Natalie (ebenfalls ein Retortenbaby), inzwischen selbst Mutter eines Kindes ist. Sie hat damit bewiesen, dass ihre Reproduktionsfähigkeit durch die Reagenzglasbefruchtung nicht beeinträchtigt wurde.

Unerwünschte Folgen der IVF für die Frau

Eine IVF ist für beide Partner belastend, vor allem aber für die Frau. Wie die meisten ärztlichen Behandlungen ist auch IVF nicht ohne Risiko. Die unerwünschten Folgen sind jedoch meist vorübergehender Art und relativ harmlos, aber leider nicht immer. Überstimulierung der Eierstöcke oder eine Infektion können in seltenen Ausnahmefällen selbst zum Tode einer Frau durch IVF führen.

Weniger dramatisch, aber unangenehm ist es, dass eine Frau regelmäßig zum Ultraschall und zu Blutuntersuchungen muss, täglich Hormone spritzen und eine Follikelpunktion und die Einpflanzung über sich ergehen lassen muss. Die Follikelpunktion kann schmerzhaft sein und das Einspritzen der Hormone ist unangenehm. Manchmal entzündet sich die Haut oder es entstehen am Einstichherd blaue Flecken.

Die **Hormone haben Nebenwirkungen** (siehe auch das Kapitel *Hormone zur Stimulierung der Eizellreifung*). Viele Frauen klagen über Depressivität oder Gereiztheit, haben Kopfschmerzen, Hitzewallungen oder Schmerzen im Unterleib. Manche werden durch die Hormone unausstehlich. Eine von hundert Frauen erleidet eine schwere Überstimulierung der Eierstöcke, die quasi ›durchdrehen‹ und – vor allem, wenn sich viel Flüssigkeit im Unterleib ansammelt – einen Krankenhausaufenthalt nach sich ziehen.

Schmerzhaft ist auch das Absaugen der Follikel, die sogenannte **Follikelpunktion**. Wie schmerzhaft ist bei jeder Frau und Punktion unterschiedlich. Der eine Eierstock kann empfindlicher sein als der andere. Auch die Lage der Eierstöcke in der Bauchhöhle spielt eine Rolle. Liegen sie schön nach vorne oder sind sie versteckt und für den Arzt schwer erreichbar? Es kann auch vorkommen, dass beim Punktieren der Follikel eine Blutung entsteht oder der Darm punktiert wird. Dann kann eine Operation erforderlich sein, um den Schaden zu beheben. In seltenen Fällen kann es nach Follikelpunktionen zu einer Infektion kommen, die in Ausnahmefällen die Fruchtbarkeit beeinträchtigen kann.

Obwohl der Embryo bei einer IVF in die Gebärmutter eingepflanzt wird, ist die **Gefahr einer Eileiterschwangerschaft** nicht ausgeschlossen. Der Embryo treibt einige Tage lang an der Gebärmutterwand entlang und kann dabei auch in die Eileiter gelangen. In seltenen Fällen nistet er sich dort ein. Frauen mit Eileiterproblemen haben dafür eine leicht erhöhte Chance, etwa 4 Prozent pro Schwangerschaft.

Ein erhöhtes Eierstockkrebsrisiko, von dem in den neunziger Jahren die Rede war, scheint es durch IVF bzw. IVF-Medikamente jedoch nicht zu geben. (Siehe dazu auch Kapitel *Hormone zur Stimulierung der Eizellreifung.*)

Die größten Nachteile der IVF sind wahrscheinlich die **Unsicherheit** und die Spannung, die die Behandlung mit sich bringen. Man weiß schließlich nie sicher, ob es gelingt. Trotzdem muss man sich auf eine stark belastende Behandlung einlassen, von der man weiß, dass es zugleich die letzte Möglichkeit ist, schwanger zu werden. Klappt es nicht, bleibt den meisten Paaren nur noch die Wahl zwischen der Adoption, Pflegeelternschaft oder ungewollter Kinderlosigkeit. Dieses Wissen setzt die gesamte IVF-Behandlung schwer

TIPP

So meistern Sie Krisen

▪ Wer den Mut verliert oder die Behandlung zu schwer findet, sollte sich mit der Klinik in Verbindung setzen. Die IVF-Krankenschwester oder -Beraterin oder eine Sozialarbeiterin, die auf dieses Arbeitsfeld spezialisiert ist, kann ihnen weiterhelfen. Das gilt auch für Selbsthilfegruppen.

▪ Wenden Sie sich mit Ihrem Kummer und Ihrer Unsicherheit an Vertrauenspersonen. Außenstehende wissen oft nicht, wie schwer eine IVF-Behandlung ist und haben oft kein Verständnis dafür, dass die Unsicherheit eine Belastung ist. Sich aussprechen hilft.

Selbsthilfegruppen:
Beratungsnetz Kinderwunsch
Deutschland
Tel. 0 62 21-5 68 13
(www.bkid.de)
Verein der Selbsthilfegruppen für
Fragen ungewollter Kinderlosigkeit
(www.wunschkind.de,
Tel. 01 80-5 00 21 66)
Kinderwunsch Seite
(www.wunschkinder.net,
Tel. 0 51 39-8 73 04)

unter Druck. Man wird zwischen Furcht und Hoffnung hin- und hergerissen. Man sollte versuchen, gut damit umzugehen und soweit wie möglich sein normales Leben zu leben.

Intrazytoplasmatische Sperma-injektion: ICSI

Nach der IVF läutete ICSI eine neue Revolution in der assistierten Reproduktionsmedizin ein. Dabei handelt es sich um eine Technik, bei der die Samenzelle direkt in die Eizelle eingebracht wird. Eine neue Fruchtbarkeitsbehandlung – nur diesmal für Männer. Männer mit sehr schwachem Samen können mit Hilfe von ICSI doch noch ein genetisch eigenes Kind zeugen. Allerdings muss die Frau zu einer IVF-Behandlung bereit sein. Das ist der Preis.

AUS DEM LEBEN

Bericht aus der Klinik: »Meine Mami macht Babys«

Esther arbeitet als Laborantin im IVF-Labor einer Universitätsklinik. Wenn ihr Sohn nach dem Beruf seiner Mutter gefragt wird, antwortet er: »Meine Mami macht Babys«. Das hat schon zu manchen überraschten Reaktionen geführt.

Esther ›strippt‹ gerade eine Eizelle, wie sie es selbst nennt. Mit einer gläsernen Nadel, deren Ende so fein und dünn wie ein Haar ist, saugt sie unter dem Mikroskop eine Wolke von Zellen weg, die eine Eizelle nach dem Eisprung umgeben. So bleibt eine kahle Eizelle übrig, mit der sich gut arbeiten lässt.

Die kahle Eizelle liegt in einer Glasschale. Unter dem Mikroskop scheint sie recht groß zu sein, aber in Wirklichkeit ist sie nur so klein wie ein Stecknadelkopf: 0,2 Millimeter. Die Instrumente zur Bearbeitung der Samen- und Eizellen sind daher auch so haarfein, dass sie kaum sichtbar sind. Mit einem solchen haarfeinen Instrument, der Haltepipette, fixiert Esther die Eizelle auf dem Schälchen, damit sie gut in Position bleibt.

Dann ›betäubt‹ sie die Samenzellen, um dafür zu sorgen, dass sie sich träge und langsam fortbewegen. Sonst ist es kaum möglich, eine von ihnen beim Schwanz zu fassen. Mit der haarfeinen Injektionspipette ergreift Esther eine Samenzelle, entfernt den Schwanz und saugt sie auf. Unter dem Mikroskop bringt sie die Samenzelle vorsichtig bis an die Wand der Eizelle heran und drückt sie mit einem kräftigen Stich durch die Eizellenwand nach innen. Die gibt sich nicht so leicht geschlagen. Esther muss tief in die Wand hineindrücken, bevor diese die Samenzelle hereinlässt.

Sechs Eizellen werden auf diese Weise behandelt. Alle sechs werden vorerst künstlich warm gehalten, denn erst muss abgewartet werden, ob die Befruchtung auch wirklich zustande kommt. Im günstigsten Fall hat Esther heute sechs potentielle Babys gemacht.

Wie funktioniert ICSI?

1992, vierzehn Jahre nach der Geburt des ersten Reagenzglasbabys, wurde im Labor wiederum eine Revolution in der assistierten Reproduktionsmedizin entfesselt. Diesmal war es ein Mitarbeiter eines Labors in Brüssel, der beim Aufbringen der Samenzellen auf das Glasschälchen bei IVF aus Versehen eine Eizelle anstach und somit die Samenzelle in das Innere der Eizelle einbrachte. Von allen IVF-behandelten Eizellen war schließlich nur diese eine Eizelle befruchtet. Das war die Geburtsstunde der ICSI, der intrazytoplasmatischen Spermainjektion.

ICSI, wobei eine Samenzelle mit einer Haarpipette direkt in die Eizelle injiziert wird, brachte für viele die Rettung. ICSI hilft, und zwar nicht unfruchtbaren Frauen, sondern Männern, die nicht reproduktionsfähig sind. Männer mit schwachem, wenig beweglichem Samen, der nicht stark genug ist, um aus eigener Kraft eine Eizelle zu befruchten, können mit ICSI doch noch Vater eines genetisch eigenen Kindes werden. Bis dahin war zur Erfüllung des Kinderwunsches nur noch der Weg über die künstliche Befruchtung mit Spendersamen offen. Seit es ICSI gibt, können die Ärzte fast allen unfruchtbaren Paaren die Hoffnung auf ein genetisch eigenes Kind geben. In den vergangenen zehn Jahren sind weltweit schon Zehntausende ICSI-Kinder geboren worden.

Für die Frauen der zeugungsunfähigen Männer sind die Folgen erheblich. Sie müssen sich einer IVF-Behandlung unterziehen, auch wenn sie selbst normal fruchtbar sind. Die Hormontherapie, der Ultraschall, die Follikelpunktion, die Abgabe von Sperma – alles verläuft genau wie bei IVF. Der einzige Unterschied ist die Befruchtungstechnik im Labor. Bei IVF dringt eine Samenzelle aus eigener Kraft in die Eizelle ein. Das Wettrennen zur Eizelle gewinnt immer die stärkste und kräftigste Samenzelle. Bei ICSI gibt es kein Wettrennen, und damit auch keine ›natürliche‹ Auswahl zwischen starken und weniger starken Samenzellen. Für die Befruchtungschancen ist das von keiner Bedeutung, diese sind bei ICSI genauso groß wie bei IVF.

Unerwünschte Folgen der ICSI für das Baby

Die ICSI-Technik birgt potentielle Risiken, die es bei IVF so nicht gibt. Bei der Befruchtung der Eizelle wird eine winzig kleine Öffnung in der Eizellwand herbeigeführt. Ein Gegenstand von außen, eine gläserne Haarpipette, dringt kurz in die Eizelle ein. Und mit der Samenzelle gelangt ein bisschen von der Flüssigkeit in die Eizelle, in der der Samen aufbewahrt wird. Ob dies alles langfristig Folgen für das Baby hat, ist noch nicht bekannt. Kurzfristige Risiken, so haben Studien ausgewiesen, scheint es keine zu geben.

Ein potentielles Risiko von ICSI ist das Paradox der erblich gewordenen Unfruchtbarkeit. Denn Männer mit einer erblichen Form von schwachem Sperma können diese Abweichung jetzt an ihre Söhne weitergeben.

Aber das ist nur der geringere Prozentsatz, denn bei den meisten Männern ist die Zeugungsunfähigkeit nicht erblich bedingt. Bei manchen fehlen kleine Teile des Y-Chromosoms. Ob sie dieses Defizit an ihre mit Hilfe von ICSI gezeugten Söhne weitergeben, wird sich erst zeigen, wenn diese Kinder erwachsen sind. Die Risiken sind minimal, und da es für dieses Problem bereits eine Lösung gibt, nämlich ICSI, werden künftige Eltern sich in der Praxis selten von einer eigenen ICSI-Behandlung abhalten lassen.

Ein anderes potentielles Risiko bei ICSI ist eine geschlechtsgebundene Chromosomenstörung: Mädchen, denen ein weibliches Chromosom fehlt, oder Jungen, die eines zu viel haben. Diese Kinder sind meist unfruchtbar. Bei ICSI verdoppelt sich die Gefahr einer solchen Störung: Von drei von tausend auf sechs von tausend, was immer noch verhältnismäßig wenig ist.

Da bei Männern mit Spermien schlechter Qualität die Gefahr einer Chromosomen- oder DNA-Störung erhöht ist, kommt bei allen ›ICSI-Männern‹ eine Chromosomenuntersuchung vorab in Frage. Das Ergebnis einer solchen Untersuchung lässt allerdings sechs Wochen bis drei Monate auf sich warten. Sollte sich zeigen, dass der Mann Träger einer Erbkrankheit ist, die er an sein

Kind weitergeben kann, kann das Paar entscheiden, doch noch von ICSI abzusehen.

Manchmal wird ICSI-Frauen eine ausführliche Ultraschalluntersuchung während der Schwangerschaft angeboten, um eventuelle Fehlbildungen des Babys frühzeitig zu entdecken. Eigentlich besteht dazu wenig Grund, da ICSI-Kinder, abgesehen von den bereits genannten Chromosomenstörungen, die auf dem Ultraschall nicht sichtbar sind, kein erhöhtes Fehlbildungsrisiko haben. Ein Kind mit einer Chromosomenstörung entwickelt sich übrigens meist völlig normal. Bei ICSI besteht keine erhöhte Gefahr auf Downsyndrom.

»Ich hatte zwar Samen, aber er konnte nicht raus.«

Ronald: ›Marit und ich waren schon ein paar Jahre zusammen, als der Wunsch nach Kindern kam. Marit setzte die Pille ab. Sie hatte einen unregelmäßigen Zyklus, nur alle sechs bis zehn Wochen. Als es dann nicht gleich klappen wollte, gingen wir nach einem dreiviertel Jahr zum Hausarzt. Der meinte, wir seien zu erfolgsfixiert und wir sollten uns Zeit lassen. Er schickte uns wieder nach Hause.

Ein weiteres halbes Jahr später sind wir wieder zurückgegangen. Wir wollten unbedingt eine Überweisung zum Frauenarzt. Die Untersuchungen konzentrierten sich alle auf Marit. Der unregelmäßige Zyklus war ein Hinweis dafür, dass das Problem bei ihr lag.

Marit bekam Medikamente, um den Eisprung zu regulieren. ›Viel Glück‹, lautete der Kommentar, als auf dem Ultraschall zu sehen war, dass einige Eizellen reif waren. Leider ohne Erfolg.

Mein Sperma war immer noch nicht untersucht worden. Fünf Monate lang haben

wir es so versucht. Erst dann wurde ich gebeten, Sperma abzuliefern. Als das Ergebnis bekannt war, ging Marit allein zum Gynäkologen für das Gespräch, ich musste arbeiten. Wir erwarteten auch keine schlechte Nachricht. Aber ihr wurde mitgeteilt, dass überhaupt keine Samenzellen zu finden gewesen waren. Ihre Welt brach zusammen. Alle Hoffnung war auf einen Schlag weg.

Eine zweite Spermauntersuchung brachte das gleiche Ergebnis. Ich wurde zum Urologen geschickt, der aber keine Ursache fand. Ich bestand aber auf einer Untersuchung. Dazu musste eine Gewebeprobe, eine Biopsie, aus dem Hoden entnommen werden. Es fiel mir nicht leicht, und ich habe lange darüber nachgedacht, aber schließlich habe ich doch zugestimmt.

Die Operation wurde unter Vollnarkose durchgeführt. Eigentlich gar nicht so schlimm wie ich befürchtet hatte. Zwei, drei Tage lang hatte ich Schmerzen, aber ich war schnell wieder fit. Allerdings hatte ich danach ein paar Tage lang Schmerzen im Rücken, wahrscheinlich Spannungsschmerzen.

In der Gewebeprobe wurden Samenzellen entdeckt. Eine riesige Erleichterung für mich. Ich *hatte* also Samen. Er konnte nur nicht nach draußen.

Der nächste Schritt war ein rektaler Ultraschall, um zu untersuchen, ob vielleicht die Samenleiter fehlten. Eine ziemlich unangenehme Sache. Bei der ersten Untersuchung war alles nur schwer sichtbar. Eine eindeutige Diagnose konnte nicht gestellt werden. Ich bat um eine *zweite Meinung* und wurde an einen Urologen in einer Universitätsklinik überwiesen, der mehr Erfahrung auf diesem Gebiet hatte.

Ich hatte, so stellte sich heraus, ›eine erworbene, obstruktive Azoospermie‹, das heißt, einen nicht angeborenen, sondern durch eine unbekannte Ursache entstandenen Verschluss der ableitenden Samenwege.

Eine Operation würde kaum Erfolgschancen, aber viele Risikofaktoren bieten: Entzündungen, Inkontinenz usw. MESA oder PESA war eigentlich die einzige Möglichkeit. Dabei wird bei einem mikrochirurgischen Eingriff Samen aus dem Nebenhoden entnommen, der dann für ICSI verwendet wird. Leider war die erste Gewebeprobe vernichtet worden, denn sonst hätte der Samen aus dieser Biopsie für die ICSI verwendet werden können.

Unser Urologe beriet uns bei der Wahl der Klinik. Wir mussten die Behandlung zunächst selbst bezahlen. 6500 Euro für MESA und ICSI.

Der Aufenthalt in der Klinik war angenehm. Man nahm sich genügend Zeit, uns alles zu erklären und wir wurden gut begleitet. Auch die genetischen Untersuchungen, die erforderlich waren, konnten gleich dort durchgeführt werden. Wir brauchten dafür nicht zu einer anderen Klinik und es gab keine zusätzlichen Wartezeiten. Mit einem Paket von Medikamenten und Spritzen wurden wir wieder nach Hause geschickt. Die Behandlung würde in Zusammenarbeit mit einer Universitätsklinik in unserer Nähe stattfinden.

Marit musste Hormone spritzen, um Eizellen reifen zu lassen. Am Tag der Follikelpunktion musste ich auch unters Messer. Meine Eltern haben uns in die Klinik gebracht, denn wir wussten natürlich nicht, in welchem Zustand wir nach der Behandlung sein würden.

Am Tag der Behandlung wurden wir erst zur Kasse gebeten, um abzurechnen. Marit und ich lagen gemeinsam in einem Zimmer. Zuerst holte man sie zum Absaugen der Follikel; sie kam erleichtert zurück und hatte kaum Schmerzen gehabt. Insgesamt waren 26 brauchbare Eizellen abgesaugt worden.

Dann kam ich dran. Ich hatte mich gegen eine Vollnarkose entschieden, das hätte mich noch mal 800 Euro gekostet. Außerdem wollte man diesmal keine Gewebeprobe entnehmen, sondern die Samenzellen mit einer dünnen Nadel absaugen. Diese Technik heißt PESA (Precoutanous Epidymdale Sperm Aspiration) und ist weniger belastend.

Erst bekam ich eine Betäubungsspritze ins Bein. Danach folgte die Punktion, die im Nu vorbei war. Innerhalb einer Minute war es geschehen und ich hatte nichts gespürt. Unter dem Mikroskop wurde untersucht, ob gute Samenzellen dabei waren. Dann wurde eine zweite Punktion vorgenommen, um etwas mehr Vorrat zu haben.

Die Behandlung habe ich eigentlich ganz gut überstanden und als nicht besonders schwer empfunden. Alles verlief perfekt. Der Samen und die Eizellen waren von guter Qualität. Drei Tage später durften wir wiederkommen, hoffentlich zum Einpflanzen. Es stellte sich heraus, dass zwölf Eizellen befruchtet und bis zum Kryostadium geteilt waren. Vier waren von besonders guter Qualität, zwei davon wurden eingepflanzt.

Der Tag, an dem wir hörten, dass der Schwangerschaftstest positiv war, ist für uns unvergesslich. Es war ein Tag voller Emotionen. Wir waren überglücklich. Die Zeit, die danach beginnt, ist eigentlich eher ungewöhnlich und merkwürdig. Plötzlich ist man ganz normal schwanger, und das ist eigenartig. Auf dem ersten Ultraschall, nach sechs Wochen, war *ein* Kind sichtbar. Das war, trotz aller Freude, auch eine Enttäuschung, denn es waren ja zwei eingepflanzt worden. Wir haben ein paar Tage gebraucht um zu verarbeiten, dass wir ein Kind verloren hatten.

Nach zirka zwölf Wochen ist man dann ›endgültig‹ schwanger und kann man zur Begleitung der Schwangerschaft zum Frauenarzt oder zur Hebamme. Wir haben uns für Letztere entschieden. Nach all der Mühe, die es uns gekostet hatte, um so weit zu kommen, erlebten wir diese Zeit besonders intensiv miteinander. Marit fühlte sich prima. Wir hatten ein Jahr zuvor geheiratet, mit dem Gedanken, dass wir vielleicht nie Eltern

werden würden. Jetzt waren ›wir‹ schwanger! Wir waren sehr, sehr glücklich.

Vor einer Woche wurde unser Sohn Ralf geboren. Wir hatten uns für eine Hausentbindung entschieden. Alles ging sehr schnell und unkompliziert. Abends gegen sechs fingen die Wehen an und nachts um zehn nach zwölf kam er auf die Welt, unser Kleiner. Er wiegt 3710 Gramm. Ein prächtiges Kerlchen.

Mit unseren Versicherungen verhandle ich inzwischen über die Rückerstattung der Behandlungskosten. Meine eigene Versicherung hat mir die PESA inzwischen vergütet. Aber die Versicherung von Marit will die ICSI-Behandlung nicht bezahlen. Ich kämpfe aber weiter, inzwischen mit einem Anwalt. Nicht nur wegen des Geldes, denn es geht ja auch ums Prinzip. Ich bin schließlich nicht der Einzige, den es trifft.

In der Klinik liegen noch zwei Kryos und ein Vorrat Samenzellen von uns auf Eis. Wenn alles gut geht, werden wir demnächst wahrscheinlich einen zweiten Versuch wagen.‹

MESA und PESA

MESA und PESA sind eine besondere Form von ICSI, wobei mit Hilfe verschiedener Techniken reife Samenzellen aus dem Nebenhoden entnommen werden.

MESA ist die Abkürzung für ›mikrochirurgische epididymale Spermienaspiration‹. Dabei werden mit Hilfe einer Spiegelung im Hoden Samenzellen aus den Nebenhoden gewonnen. Dieser Eingriff erfolgt unter Vollnarkose oder mit Spinalanästhesie, d. h. örtliche Betäubung des unteren Teils des Körpers, wobei das Narkosemittel über das Rückenmark verabreicht wird.

PESA ist die Abkürzung von ›präkutaner epididymaler Spermienaspiration‹. Dabei wird der Samen mit einer dünnen Nadel aus dem Nebenhoden gezogen. Dieser Eingriff ist wesentlich weniger belastend und kann mit örtlicher Betäubung durchgeführt werden.

Beide Techniken werden bei Männern angewandt, die zwar Samen produzieren, deren Samenwege aber verschlossen sind, so dass das Ejakulat nur Samenflüssigkeit und keine Samenzellen enthält. Der Fachbegriff hierfür lautet ›obstruktive Azoospermie‹.

Ein Samenleiterverschluss kann angeboren, aber auch erst später entstanden sein, z. B. nach einer Infektion, einer Verletzung oder einer fehlgeschlagenen Wiederherstellungsoperation nach einer Sterilisation. Meist lässt sich die Ursache nicht mehr feststellen. MESA und PESA helfen auch beim vollständigen Fehlen der Samenwege, z. B. wenn diese nie angelegt worden sind, oder nach einer Sterilisation.

Um sicherzugehen, dass eine normale Samenproduktion vorliegt, wird zunächst eine Hormontherapie durchgeführt und wird eine winzige Gewebeprobe, eine Biopsie, aus dem Hoden entnommen. Sind die Hormonwerte normal und enthält die Biopsie genügend Samenzellen, bietet sich mit MESA oder PESA eine gute Möglichkeit an. Im Allgemeinen können die Samenzellen aus der Biopsie für eine erste Behandlung genutzt werden. Die Biopsie wird dann eingefroren.

MESA und PESA sind Eingriffe, die beim Mann vorgenommen werden. Die Behandlung für die Frau nach MESA oder PESA beim Partner ist die gleiche wie bei IVF und ICSI. Auch die Erfolgsquote bei MESA und PESA entspricht der bei ICSI und IVF. Da die meisten Frauen noch jung sind, ist der Prozentsatz an fortgesetzten Schwangerschaften sogar relativ hoch.

TESE oder Testikuläre Spermienextraktion

TESE, die testikuläre Spermienextraktion, ist ein Eingriff, der bei Männern mit einer schwer gestörten Samenproduktion vorgenommen wird. In den Nebenhoden, in die die Samenzellen aus dem Hoden transportiert werden, um noch zirka zwei Wochen heranzureifen, werden bei diesen Patienten keine Samenzellen angetroffen. Aber im Hoden selbst, dort wo der Samen produziert wird, findet man manchmal sehr junge, noch unreife Samenzellen.

Bei TESE wird zunächst operativ eine Gewebeprobe (Biopsie) aus dem Hoden entnommen. Darin werden eine oder mehrere Samenzellen gesucht, die dazu geeignet sind, eine Eizelle zu befruchten. Durch TESE können in bis zu 75 Prozent der Fälle doch noch Spermien gefunden werden.

Die Erfolgsquoten bei TESE sind weniger hoch als bei ICSI, MESA oder PESA. Der Hauptgrund dafür ist die erhöhte Fehlgeburtenrate.

Eine Fruchtbarkeitsbehandlung über vierzig

In deutschen Reproduktionskliniken werden Frauen über 41 Jahren zu einer Fruchtbarkeitsbehandlung nur angenommen, wenn eine gutachterliche Beurteilung der Erfolgsaussichten positiv ausfällt.

Es gibt Erfolgsstorys von Paaren, bei denen es doch noch geklappt hat, aber auch Geschichten von Paaren, die nach intensiven Therapien schließlich mit leeren Händen da standen. Wichtig ist in jedem Fall, dass jedes Paar für sich die Chancen, Kosten und Risiken abwägt und sich auf Enttäuschungen vorbereitet.

»Ich bin 44 und deshalb habe ich weniger Chancen.«

Caroline: ›Wir haben uns erst spät kennen gelernt. Ich war 38, Alexander 34. Anfänglich spielten Kinder für uns noch keine Rolle. Aber als dann meine Mutter starb, war für mich plötzlich alles anders. Ich war 41, als ich vom Frauenarzt die Spirale entfernen ließ. Der meinte: ›Wir sehen uns wieder, wenn Sie schwanger sind.‹ Dass meine Fruchtbarkeit wegen meines Alters geringer sein könnte, sagte er nicht. Keine Warnung, kein Rat, nichts. Und wir selber hatten keine Ahnung.

Wir waren in dieser Zeit in einer schwierigen Lebensphase. Viele Menschen um uns herum starben, ich war nach dem Tod meiner Mutter, an der ich sehr hing, depressiv und wir waren in einen Rechtsstreit verwickelt. Kein Wunder, dass es mit dem Schwangerwerden nicht gelingen will, dachten wir uns. Und dabei beließen wir es vorläufig. Keine Spur von Panik oder Eile. Ich wusste, dass ich nicht unfruchtbar war, denn vor zehn Jahren war ich einmal schwanger gewesen.

Wir beschlossen, unserem Leben eine neue Wendung zu geben, kündigten und machten uns auf den Weg zu einer Weltreise. Unterwegs würde es mit dem Schwangerwerden schon noch klappen, dachten wir. Dann würden wir unsere Reisepläne an-

passen oder zurückkehren. Aber nichts dergleichen geschah. Als wir in Australien waren, schlug Alex vor, von dort aus unseren Hausarzt anzurufen und ihn um eine Überweisung und einen Termin beim Frauenarzt zu bitten.

Sofort nach unserer Rückkehr gingen wir dorthin. Eine ernüchternde Erfahrung. Die Stimmung war ausgesprochen negativ. Die Botschaft des Gynäkologen war eindeutig: »Was wollen Sie hier eigentlich? Sie sind schon 43, was stellen Sie sich dabei vor?« Jetzt erst begriffen wir, dass die Fruchtbarkeit der Frau mit zunehmendem Alter abnimmt. Auch niemand in unserer Umgebung wusste das. Freunde meinten: »Aber es gibt doch noch IVF?« Das dachten wir anfangs auch, aber wegen meines Alters kam ich für nichts mehr in Betracht.

Von Aufgeben war allerdings keine Rede. Wir wollten schließlich wissen, woran es lag und ob es vielleicht ›reparabel‹ war. Der Frauenarzt hat uns auf unseren Wunsch hin gründlich durchgecheckt. Alles wurde untersucht, was man nur untersuchen konnte. Trotz meines Alters war mein FSH-Spiegel noch ziemlich niedrig. Das war ein gutes Zeichen, denn es bedeutete, dass die Wechseljahre noch nicht im Anzug waren. Das Problem lag bei Alex. Sein Sperma war so schwach, dass eine natürliche Befruchtung so gut wie ausgeschlossen war. Die einzige Möglichkeit war ICSI, diese Behandlung, bei der die Samenzelle in die Eizelle eingebracht wird.

Unser Gynäkologe war nicht dazu bereit, uns Informationen dazu zu geben. Wir haben alles selbst recherchiert. In den Niederlanden gab es nur eine einzige Klinik, die auch noch Frauen mit 43 behandeln wollten, vorausgesetzt, der FSH-Spiegel war noch gut. Aber auch dafür war ich inzwischen zu alt. Ich rief die Universitätsklinik im belgischen Gent an. Ein Unterschied von Tag und Nacht! Man war freundlich zu uns und alle erforderlichen Untersuchungen wurden sofort durchgeführt. Wartelisten kannte man dort nicht.

Auch in Gent war man sich einig, dass ICSI in unserem Fall die einzige Möglichkeit war. Meine Eierstöcke produzierten noch genug Eizellen, das war also kein Problem. Wir brauchten nicht lange zu überlegen und fingen sofort mit der Behandlung an.

Den ersten ICSI-Versuch erlebten wir als ein großes Abenteuer. Wir wurden manchmal mitten in der Nacht spontan wach vor lauter Aufregung. Neun Eibläschen reiften heran und wurden punktiert. Fünf davon wurden befruchtet. Drei wurden eingepflanzt und zwei wurden eingefroren. Ich vermute, dass ich ganz kurz schwanger war. Der Schwangerschaftstest war ganz hell rosa, meine Menstruation kam später und ich bekam schreckliche Bauchschmerzen.

Die größte Enttäuschung kam einen Monat später. Wir hatten unsere Sachen schon gepackt, um zum Einpflanzen der eingefrorenen Kryos nach Belgien zu fahren. Die Bedingung dafür war, dass sich die Zellteilung nach dem Auftauen wieder fortsetzen würde. Das war aber nicht der Fall. Wir brauchten gar nicht erst loszufahren. Das war bitter.

Vor zwei Wochen fand schließlich die zweite ICSI-Behandlung statt. Heute Morgen kamen meine Tage. Zum ersten Mal zweifle ich daran, ob wir weitermachen sollen. Die Behandlung ist keine Belastung für mich, das ist nicht das Problem. Ich habe einfach Angst davor, dass der Kinderwunsch unser Leben völlig beherrscht. Ich treffe keine wichtigen Entscheidungen mehr, bewerbe mich nicht um neue Stellen und habe auch die Suche nach einer neuen Wohnung vorläufig aufgegeben, weil wir noch nicht sicher wissen, ob wir zu zweit bleiben oder Kinder bekommen. Außerdem ist die Behandlung wahnsinnig teuer und wir bekommen nichts vergütet. Weil ich 44 bin, sind meine Chancen eben niedrig. Eine alte Eizelle bleibt eine alte Eizelle, daran ändert auch ICSI nichts.

Wir erkundigen uns jetzt auch nach den Bedingungen für eine Adoption. Wegen unseres Alters kämen wir für ein Kurzverfahren in Betracht. Ein Baby können wir allerdings nicht mehr bekommen, aber ein oder mehrere ältere Kinder schon noch. Wir haben hier in den Niederlanden das strengste Adoptionsgesetz der Welt. Emigrieren wäre auch noch eine Möglichkeit. Dann könnten wir in einem anderen Land doch noch ein Baby adoptieren.

Im Moment weiß ich einfach nicht, wie es weitergehen soll. Wir müssen erst einmal alle noch offenen Möglichkeiten neu abwägen. In den kommenden Wochen haben wir ganz schön viel zu besprechen.‹

»Meine Eileiter waren abgeklemmt.«

Ingrid: ›Mit 27 bekamen wir unseren Sohn, nachdem ich erst eine Fehlgeburt gehabt hatte. Wir wollten gerne noch ein Kind, aber es klappte einfach nicht. Ich wurde zwar schwanger, aber es endete immer wieder mit einer Fehlgeburt. Nach meiner Scheidung, mit vierzig, wurde ich schwanger von meinem damaligen Freund. Ich wollte das Kind nicht, habe es wegmachen und mich gleichzeitig sterilisieren lassen.

Nicht lange danach ging ich wieder eine feste Beziehung ein. Mein Freund wollte gerne ein Kind von mir. Meinen Einwand, dass das nicht mehr möglich sei wegen meiner Sterilisation, ließ er nicht gelten. Er meinte: »So etwas kann man auch rückgängig machen.«

Wir haben auch noch kurz an IVF gedacht, wollten aber lieber, dass die Schwangerschaft auf natürlichem Wege zustande kommt. Also ging ich zum Frauenarzt, um mich zu erkundigen, ob eine Wiederherstellungsoperation möglich sei. Zuerst wurde mein Blut getestet um festzustellen, ob ich schon in den Wechseljahren war. Mein biologisches Alter war noch prima. Aber im Krankenhaus war man sehr zurückhaltend. Die Grenze für eine Wiederherstellungsoperation lag bei 42. Ich war 43. Außerdem wurde ich über die worst-case-Szenarien aufgeklärt: Die Chance, dass die Operation gelingen würde, war klein. Wenn die Operation gelingen würde, würde die Chance auf eine Schwangerschaft in meinem Alter sehr klein sein. Falls ich dann doch schwanger werden würde, wäre das Risiko groß, dass das Kind nicht gesund geboren wird. Außerdem würde ich wegen meines Alters wahrscheinlich selbst Komplikationen während der Schwangerschaft bekommen und eine schwere Zeit haben.

Ich kam ziemlich deprimiert nach Hause. Aber mein Mann sagte: »Dann fahren wir eben nach Frankreich.« Wir hatten von einem französischen Gynäkologen gehört, der Wiederherstellungsoperationen durchführte. Der richtete sich nicht nach dem absoluten, sondern nach dem biologischen Alter und hatte bei mir keinerlei Bedenken.

Wir legten sofort den Operationstermin fest. Es brauchte nur zwei kleine Schnitte gesetzt zu werden, beim Nabel und beim Schambein. Meine Eileiter waren damals abgeklemmt worden, dadurch war nur wenig Gewebe beschädigt worden.

Drei Tage nach dem Eingriff fuhren wir wieder nach Hause. Ich hatte fast keine Beschwerden.

Ein paar Monate später war ich schwanger. Die Schwangerschaft verlief problemlos. Als unsere Tochter geboren wurde, war ich 45.

Wir sind noch immer jeden Tag froh darüber, dass wir diesen Schritt gewagt haben. Ein Kind hält einen jung. Unsere Tochter ist jetzt 8. Wir hätten sehr gerne noch ein zweites Kind gehabt, aber es hat nicht mehr geklappt. Offenbar fand die Natur, dass es so genug war; ich war inzwischen auch schon 47. Ein paar Jahre später, mit 51, fingen dann die Wechseljahre an.‹

Aufgeschoben – aufgehoben?

Über vierzig Mutter werden ist nichts Neues. Früher, als es noch kaum Verhütungsmittel gab, bekamen viele Frauen mit vierzig noch ein Kind. Der Unterschied zu heute liegt darin, dass es damals meist nicht das erste oder zweite Kind war. Außerdem war es selten eine bewusste Entscheidung, es ›passierte‹ halt einfach, und nicht immer zur großen Freude der Frau.

Heutzutage sind Mütter über vierzig meist Frauen mit einem starken Kinderwunsch. Häufiger als früher wechseln Frauen und Männer im Laufe ihres Lebens den Partner, haben mehrere Ehen oder mehrere Beziehungen nacheinander. Und oft wollen sie in einer neuen Beziehung dann noch ein gemeinsames Kind.

Die Schwangerschaftsraten sind in diesem Alter gering. Die Qualität der Eizellen nimmt rapide ab und körperliche Beschwerden wie hoher Blutdruck, Zucker, Herz- und Kreislaufstörungen stellen sich verstärkt ein. Es kommt also auch häufiger zu Schwangerschaftskomplikationen.

Trotzdem steigt der Bedarf an Fruchtbarkeitsbehandlungen bei Frauen über vierzig. Frauen, die in deutschen Fertilitätszentren nicht mehr angenommen werden, können es auf sich nehmen in das benachbarte Ausland zu gehen und dort auf eigene Kosten und eigenes Risiko eine Reproduktionsbehandlung durchführen zu lassen. In anderen europäischen Ländern, etwa Belgien, Spanien oder Frankreich, gibt es Privatkliniken, in denen bis ins höhere Alter Fruchtbarkeitsbehandlungen durchgeführt werden.

Manchmal mit viel Erfolg, wie die Geschichte von Ingrid beweist. Aber nicht jeder hat so viel Glück. Stärker als jüngere

---

TIPP

Schwanger über 40?

▪ Wollen Sie mit über vierzig noch schwanger werden? Dann sollten Sie Ihren Gesundheitszustand kritisch begutachten. Wenden Sie sich im Zweifelsfalle an Ihren Hausarzt oder Gynäkologen. Erkundigen Sie sich nach den Komplikationsrisiken während der Schwangerschaft in Ihrer spezifischen Situation. Ungünstig sind hoher Blutdruck, Zucker, Herz- und Kreislaufbeschwerden, Störung der Schilddrüsenfunktion sowie Nieren- und Leberprobleme.

▪ Starkes Übergewicht und Rauchen beeinträchtigen nicht nur die Fruchtbarkeit und erhöhen das Fehlgeburtenrisiko, sondern bilden auch Risikofaktoren während der Schwangerschaft. Das gilt in verstärktem Maße mit zunehmendem Alter, wenn die Organe und Blutgefäße sowieso stärker belastet werden. Stellen Sie das Rauchen ein und versuchen Sie abzunehmen, bevor sie schwanger sind. Abnehmen während der Schwangerschaft gefährdet das Baby und das sollten Sie unter allen Umständen vermeiden.

Frauen mit Fruchtbarkeitsproblemen müssen Frauen über vierzig damit rechnen, dass sie möglicherweise nicht schwanger werden. Kommt es doch zu einer Schwangerschaft, so endet diese häufiger mit einer Fehlgeburt.

Der FSH-Spiegel

Immer mehr Kliniken gehen vom biologischen Alter einer Frau und weniger von ihrem tatsächlichen Alter aus. Sie stellen dazu zu Beginn des Zyklus, etwa am zweiten oder dritten Tag, die Konzentration des follikelstimulierenden Hormons, also den FSH-Spiegel, im Blut fest. Diese Tests sind übrigens auch in der Apotheke oder Drogerie erhältlich.

Was sagt dieser Test aus? Ein hoher FSH-Spiegel ist ein Hinweis dafür, dass die Wechseljahre bevorstehen. Der Test zeigt an, dass das Gehirn viel FSH an die Eierstöcke schickt und dass zu wenig Eibläschen übrig sind, um das körpereigene Bremssystem zu aktivieren.

Was ist hoch? Der Grenzwert, den man zugrunde legt, ist nicht in jeder Klinik gleich, da nicht jedes Labor nach der gleichen Methode verfährt, aber er liegt immer zwischen 10 und 15 internationalen Einheiten. Liegt der FSH-Wert deutlich über 15, dann werden die Eierstöcke sehr wahrscheinlich nicht mehr ausreichend auf das stimulierende Hormon reagieren. Es werden dann wahrscheinlich zu wenig Eizellen heranreifen und eine IVF-Behandlung kommt nicht mehr in Frage. Denn wenn die Quantität unzureichend ist, lässt die Qualität der Eizellen meist auch zu wünschen übrig.

Ein erhöhter FSH-Spiegel ist ein Hinweis, besagt aber nicht alles. Ein tatsächliches Alter über vierzig allerdings auch nicht. Die Kombination der beiden ist aussagefähiger.

Für eine IVF-Behandlung ist es vor allem wichtig zu wissen, wie die Eierstöcke auf eine Hormonbehandlung reagieren. Wenn relativ viele Eizellen heranreifen, ist das ein gutes Zeichen. Sind es – trotz einer kräftigen Dosis Hormone – weniger als vier, sieht es schlecht aus. Die Chance auf eine erfolgreiche IVF-Behandlung mit eigenen Eizellen ist dann relativ gering.

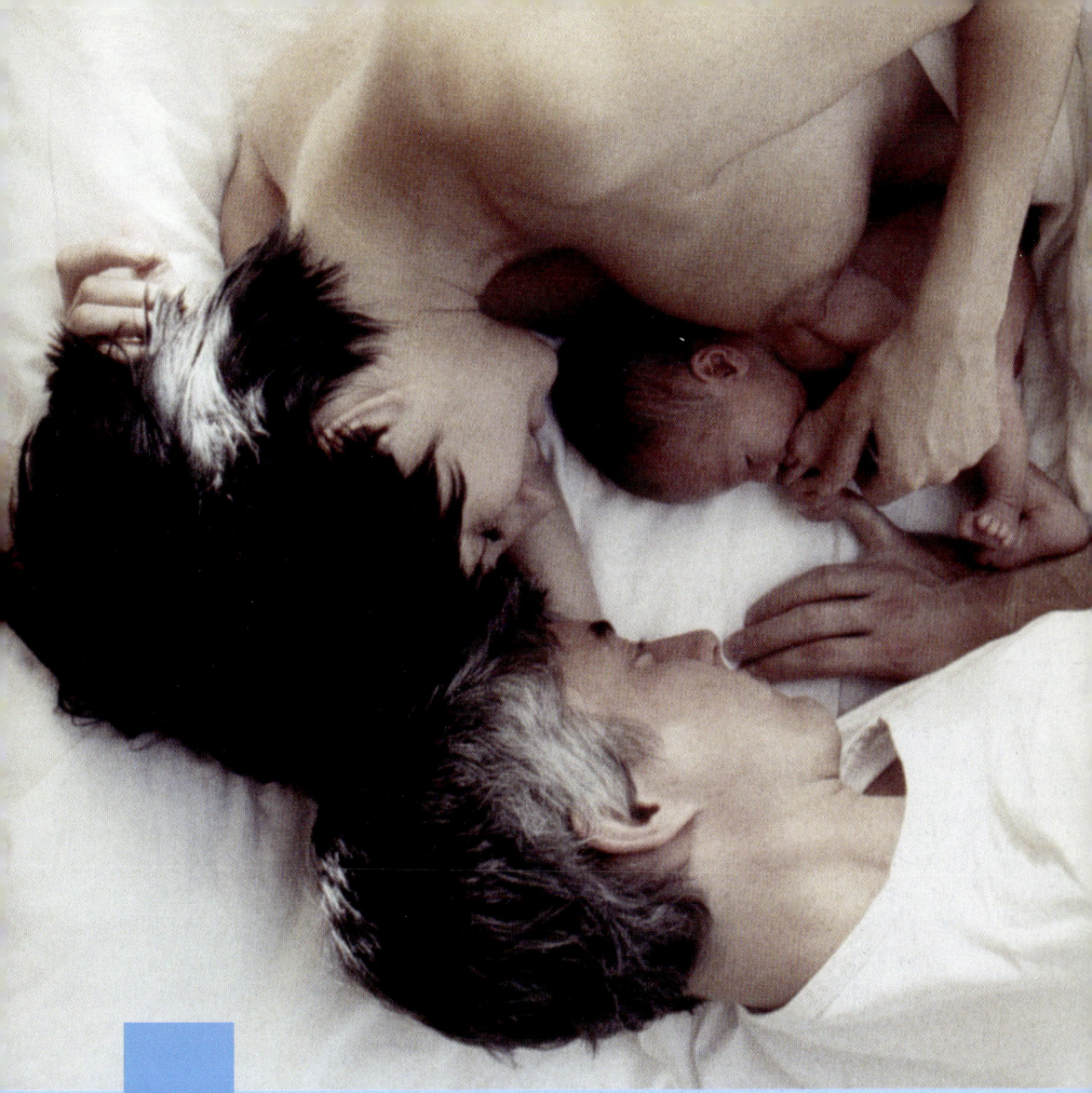

9

Ein Dritter im Spiel

Wenn Dritte ins Spiel kommen, bekommt Schwanger werden eine neue Dimension. Ob ein Samenspender in Frage kommt, entscheidet jedes Paar für sich. Für den einen ist ein Dritter undenkbar, für den anderen kann es ein logischer Schritt sein. Tut man gut daran, sich für einen absolut anonymen Spender zu entscheiden? Wählt man einen unbekannten, aber nachweisbaren Spender oder besser gleich einen bekannten? Und welchen Platz räumt man einem bekannten Samenspender in der Familie ein? All diese Dinge wollen gut überlegt sein.

Eine dritte Partei erfordert größtmögliche Sorgfalt

Die Beteiligung einer dritten Partei macht Schwanger werden zu einer komplexen Angelegenheit. Ist die Entscheidung für eine Samenspende einmal gefallen, stellt sich als erstes die Frage, ob der Spender bekannt oder besser anonym sein soll. Entscheidet man sich für einen bekannten Samenspender, dann sind deutliche Absprachen und Vereinbarungen erforderlich. Ist die dritte Partei ein Bekannter, sollten Absprachen gemacht werden. Absprachen über den Platz des Spenders in der Familie, aber auch darüber, was man dem Kind und was man anderen mitteilen möchte. Diese Absprachen sollte man schriftlich festlegen. Man verhindert damit, dass später die Grenzen dessen, was man unter »Familie« versteht, unscharf werden oder der Spender sich ausgeschlossen oder benutzt fühlt.

Ein Dritter im Spiel ist nichts Neues

Dritte, die eine Schwangerschaft ermöglichten, gab es schon immer. Nach Schätzung von Wissenschaftlern beträgt der Prozentsatz an Kindern, die einen anderen Vater haben als sie glauben, zwischen 5 und 20 Prozent.

Früher wurde so etwas immer verschwiegen. Die Gesellschaft tolerierte keine Konkurrenz zur ›normalen‹ Familie. Das betreffende Kind fühlte aber nur allzu oft, dass der Hausfreund oder der Lieblingsonkel ein mehr als normales Interesse an ihm hatte. Oder dass es im Gegensatz dazu als Aschenputtel behandelt wurde. Schwierige und komplizierte Verhältnisse innerhalb der Familie waren die Folge.

Früher handelte es sich in solchen Fällen oft um eine Art Samenspende. Andere Möglichkeiten gab es noch nicht. Oft war es ein Fehltritt mit ungewollten Folgen, aber manchmal war es auch bewusst so gemeint. Frauen, die nicht schwanger wurden, versuchten ihr Glück manchmal bei einem anderen Mann. Später gab es dann die Möglichkeit der künstlichen Befruchtung mit Spendersamen in einer Klinik. Anfangs wurde auch das noch streng geheim gehalten. Der Zeitgeist war nicht danach, hierüber offen zu sprechen. Das hing unter anderem auch mit der Tatsache zusammen, dass es um die männliche Unfruchtbarkeit ging. Mehr noch als bei Frauen war – und ist – dieses Thema tabubeladen. Es muss also Tausende von Menschen geben, die nicht wissen, dass ihr sozialer Vater nicht ihr leiblicher Vater ist.

Das änderte sich mit der Zeit. Die Toleranz gegenüber anderen Familienformen wurde größer. Es gab bewusst unverheiratete Mütter und lesbische Frauen, die zusammen Kinder bekamen. Bei ihnen war deutlich, dass ein Samenspender im Spiel war. Und auf die Dauer verlor sich auch die strikte Anonymität.

In allen Fällen, in denen eine dritte Person an der Schwangerschaft beteiligt ist, ist eine sorgfältige Abwägung geboten. Es ist wichtig, gut darüber nachzudenken, ob es auch zu einem passt, ein Kind mit Hilfe von Dritten zu bekommen. Und es ist noch wichtiger, feste Absprachen zu machen, wenn der eventuelle Spender ein Bekannter ist. Auf jeden Fall sollten dann die gegenseitige Rollenverteilung, die Geheimhaltung, die Informationen, die man dem Kind geben will, usw. deutlich festgelegt sein. Für den Spender ist es unter allen Umständen wichtig, dass er die Entscheidung freiwillig, also nie unter Druck fällt.

Vier Spendertypen

Im Laufe der Zeit hat es vier Typen von Spendern gegeben. Beim ersten Typ handelte es sich um den anonymen Samenspender, der nicht mehr auffindbar bzw. nachweisbar war und über den nichts bekannt war. Die Spenderkinder, die jetzt in der Pubertät oder etwas älter sind und die in einer Klinik gezeugt wurden, stammen fast alle von diesem Typ Spender.

Beim zweiten Spendertyp handelte es sich ebenfalls um einen anonymen Spender, der ebenfalls nicht mehr auffindbar bzw. nachweisbar war, aber einige Informationen über ihn wurden in einem ›Spenderpass‹ festgelegt, wie zum Beispiel Haarfarbe, Größe und Schulausbildung.

Der dritte Typ ist der unbekannte Spender, der später auffindbar ist.

Die Insemination mit Spendersamen (donogene Insemination) befindet sich in Deutschland in einer gesetzlichen Grauzone. Rein rechtlich ist sie unzulässig, aber nicht strafbar. Und auf Wunsch wird sie in den Fertilitätskliniken bei verheirateten Paaren durchgeführt. Jedoch kennt lediglich der Arzt die Identität des Spenders, er entscheidet nach rein gesundheitlichen Aspekten. Lediglich die Farbe von Haaren und Augen sowie die Körpergröße sollen in etwa zu den zukünftigen Eltern passen.

Der vierte Typ ist der bekannte Spender, den Eltern selbst wählen. Dabei müssen Eltern und Spender gemeinsam festlegen, welche Form sie der Spende geben.

Voraussetzung für die künstliche Befruchtung mit Spendersamen ist eine Einwilligung der Eltern, in der der soziale Vater die Vaterschaft unwiderruflich anerkennt. Auf diese Weise ist gesetzlich geregelt, dass der soziale Vater auch nachträglich, etwa im Falle einer Trennung, die Vaterschaft nicht anfechten kann.

Künstliche Befruchtung mit Spendersamen (AID)

Die künstliche Befruchtung mit Spendersamen, also IVF, bei der Spendersamen verwendet wird, bedarf in Deutschland der Genehmigung einer von der Ärztekammer bestellten Ethikkommission. Diese Form der Befruchtung, die auch heterologe (donogene) Insemination oder AID (artificial insemination by donor) genannt wird, ist für eine Frau oft die letzte Möglichkeit, selbst schwanger zu werden. Für ihren Partner gleicht es einer Art von Adoption, allerdings mit dem Vorteil, dass er von den ersten Anfängen einer eventuellen Schwangerschaft an Anteil am Werden des Kindes nehmen kann. Nachteile gibt es jedoch auch. Im Gegensatz zu IVF wird das Thema ein ganzes Leben lang eine Rolle spielen, es sei denn, die Eltern entscheiden sich dafür, niemandem etwas davon zu erzählen. Dann leben sie mit einem großen Geheimnis.

»Der Arzt verglich AID mit einer halben Adoption.«

Jana: ›Ich war 29, als wir uns für Kinder entschieden. Wir kamen von einer Reise nach Thailand zurück, wir waren verheiratet und wir fanden, dass die Zeit reif war für ein Kind. Ich setzte die Pille ab, aber es passierte nichts. Ich wartete nur ein halbes Jahr, bevor ich mich entschied, zum Hausarzt zu gehen. Der riet mir zu Temperaturmessungen und wollte Hayos Samen untersuchen.‹

Hayo: ›Eine Woche später fanden wir eine Nachricht auf unserem Anrufbeantworter, dass in meinem Sperma keine einzige Samenzelle angetroffen worden war. Das war merkwürdig. Beim zweiten Versuch hatten wir das gleiche Ergebnis. Ich wurde an den Urologen überwiesen, der aber keine Ursache finden konnte. Er überwies uns an eine Klinik, die auf MESA spezialisiert war.‹

Jana: ›Wegen jedem Ultraschall musste ich zwei Stunden hin und zwei Stunden zurück fahren. Ich nahm dann immer eine Woche frei. Ich sprach mit niemandem darüber und erfand alles Mögliche. Wenn der Grund für die Unfruchtbarkeit bei mir gelegen hätte, wäre ich wohl offener gewesen. Aber Männer sind da empfindlicher. Man macht keinen Eindruck am Stammtisch, wenn man erzählt, dass man keine Samenzellen produziert.‹

Hayo: ›Mit einem operativen Eingriff wurde zunächst einmal festgestellt, ob überhaupt Samenzellen in den Hoden vorhanden waren. Das war der Fall. Inzwischen wusste man auch, was die Ursache meiner Unfruchtbarkeit war: Ich war Träger der Erbkrankheit Mukoviszidose (zF) und die Trägerschaft hat oft zur Folge, dass die Samenleiter fehlen.‹

Jana: ›Wir entschlossen uns zu MESA-Behandlungen. Drei Versuche missglückten. Es entstanden zwar Embryos, aber sie nisteten sich nicht ein. Es blieben uns noch drei Möglichkeiten: TESE, Adoption oder heterologe Insemination. Letzteres war für mich anfangs undenkbar. Ich sah das als eine Art Ehebruch. Ich wollte ein Kind von Hayo oder eine Adoption. Sonst nichts.‹

Hayo: ›Ich wollte von Anfang an AID, am liebsten mit dem Samen eines anonymen

Spenders. Wir gingen also in eine Klinik, um uns beraten zu lassen. Der Leiter der Klinik war ein schon etwas älterer Gynäkologe.‹

Jana: ›Der Arzt gebrauchte für AID den Vergleich mit einer halben Adoption. Das gefiel mir. Damit überzeugte er mich. Wir durften schon ein paar Tage später zur Behandlung kommen. Aber leider hat es beim ersten Mal nicht geklappt. Beim zweiten Mal ging ich etwas zu früh, der Ovulationstest war noch nicht positiv. Aber der Gynäkologe und auch wir wollten in Urlaub, weshalb wir doch einen Versuch wagten. Ich war fest davon überzeugt, dass es wieder nichts werden würde. Im Urlaub bekam ich große Bedenken was den anonymen Spender betraf. Wir redeten und beschlossen, keinen dritten Versuch mehr zu unternehmen. Aber ich war schwanger! Ich hatte ausgesprochen zwiespältige Gefühle. Ich war unheimlich froh, aber gleichzeitig auch wütend. Schon jahrelang wollten wir ein Kind und ich konnte nicht schwanger werden. Und ausgerechnet jetzt, wo ich nicht schwanger werden wollte, war ich es! Außer der Freude fühlte ich auch Scham. Ich traute mich nicht, meine Schwangerschaft offen zu zeigen; es war, als ob ich im Paradies war, das für mich eigentlich verboten war, und aus dem man mich wieder verstoßen würde.‹

Hayo: ›Ich fragte mich, ob ich mich wirklich als Vater fühlen würde. Warum eigentlich nicht, dachte ich. Abgesehen von diesem kleinen Moment würde ich doch immer und überall dabei sein. Während der Schwangerschaft, bei der Entbindung, bei den vollen Windeln, dem ersten Zahn, den ersten Schritten, kurz: Bei allem, was einen Vater zum Vater macht.

Wir stellten uns die Frage, ob wir dem Kind erzählen wollten, dass es mit Spendersamen gezeugt wurde. Wir entschlossen uns, das zu tun, denn wir wollten nicht mit

einem Geheimnis leben. Und den Gedanken, dass unser Kind es vielleicht zufällig doch erfahren würde, fanden wir entsetzlich.

Wir bekamen eine Tochter, Britta. Ein paar Stunden nach ihrer Geburt schaute sie mich mit ihren rabenschwarzen Augen ganz tief und eindringlich an, während Jana schlief. Ich fühlte sofort ein starkes Band zwischen uns. Sie war ganz mein Kind.‹

Jana: ›Ich wollte so gerne zwei Kinder schnell nacheinander. Wir gingen also zu unserem Gynäkologen zurück, der kurz vor seiner Pensionierung stand. Aber keine der Behandlungen hatte Erfolg. Wir wandten uns an eine Privatklinik, zirka hundert Kilometer von unserem Wohnort entfernt. Ich glaube, ich habe um die dreißig Behandlungen gehabt. Monat für Monat, wenn der Ovulationstest positiv war, musste ich wieder dorthin. Das war eine schwere Zeit. Ich wollte so furchtbar gerne noch ein Kind, sprach aber mit niemandem darüber. Ich arbeitete auch noch, und zwar mehr als zuvor, um alles soweit wie möglich zu verdrängen. Ein einziges Mal war ich kurz schwanger, aber ich bekam eine Fehlgeburt. Das gab mir den Rest. Ich war übernervös und beschloss, die Behandlung abzubrechen.‹

Hayo: ›Wir meldeten uns zur Adoption an und absolvierten alle Kurse.‹

Jana: ›Eine schreckliche Zeit. Belehrend, bevormundend, bürokratisch, einfach schrecklich. Ich dachte mir: »Jeder kann einfach so ein Kind kriegen, nur wir nicht.«

Es kam auch noch etwas anderes hinzu. Wir hatten schon ein Kind. Dass das zweite nicht kommen wollte, darüber durften wir uns doch eigentlich gar nicht beklagen. Aber man will das zweite schließlich auch nicht nur für sich allein, sondern vor allem für das erste Kind. Britta schrie einmal: »Ich will Geschwister! Linford hat eine Schwester und ich bin immer noch allein!«

Hayo: ›Inzwischen gab es ganz in unserer Nähe eine Samenbank. Das war die Lösung. Weniger reisen würde auch weniger Stress bedeuten.‹

Jana: ›Wir beschlossen, dass ich noch vier normale Versuche machen würde und noch eine IVF mit Spendersamen. Und dann würde ich definitiv aufhören. Die ersten drei Mal war nichts. Das nahm mir meinen ganzen Mut. Eigentlich wollte ich nicht mehr. Aber wir hatten uns nun einmal auf vier Behandlungen geeinigt. Und die vierte hat es dann gebracht. Es ist nicht zu fassen: Immer wenn mich der Mut verließ, wurde ich schwanger.‹

Hayo: ›Wir haben jetzt zwei Töchter. Britta weiß schon ein wenig über AID. Wenn es irgendwie passt, erzählen wir ihr, dass wir Samen im Krankenhaus geholt haben.‹

Jana: ›Das Thema künstliche Befruchtung mit Spendersamen ist nie abgeschlossen. Im Gegensatz zu IVF ist es kein Buch, das man schließt, wenn es einmal geklappt hat. Wir haben es gerade erst Brittas Lehrerin erzählt, die sehr verständnisvoll reagierte. Aber als wir nach ein paar Wochen wieder zu einem Gespräch kamen, war eine Praktikantin dabei, die sich notiert hatte: »Hayo ist nicht Brittas leiblicher Vater.« Das tut weh.

Was mir am Anfang noch Probleme bereitete war, dass man normalerweise Kinder will mit einem Mann, den man liebt. Bei dieser Art des Kinderkriegens spielt das überhaupt keine Rolle mehr. Ich wollte immer kleine Hayos, wie auf den alten Kinderphotos. Aber jetzt bin ich eigentlich ganz froh, dass es anders gekommen ist. Jetzt, da wir Britta und ihr Schwesterchen haben, sehe ich, dass ein Kind vor allem sich selbst ähnelt und sich selber gehört.‹

Samen von einem Anderen

Künstliche Befruchtung mit Spendersamen oder heterologe Insemination (AID) kann eine Lösung für Männer sein, die selbst keine Samenzellen produzieren, aber auch für Paare, bei denen die ICSI-Therapie fehlschlug.

Paare mit Fruchtbarkeitsproblemen müssen, bevor sie sich für die AID entscheiden, oft eine Barriere überwinden. Eine erfolgreiche Behandlung bedeutet schließlich, dass der männliche Partner nicht der leibliche (biologische) Vater des Kindes ist. Nicht nur der Mann kann sich damit schwer tun,

sonder auch die Frau. Sie möchte schließlich ein Kind mit – und von – dem Mann, den sie liebt. Außerdem haben manche Frauen das Gefühl, fremd zu gehen, wenn sie den Samen eines fremden Mannes in ihrem Körper zulassen. Mancher Mann kann auch den Gedanken schlecht ertragen, dass ein anderer Mann sich selbst befriedigt hat, um seine Frau zu schwängern.

Andererseits ist es für die Frau biologisch und genetisch ihr eigenes Kind. Für den Mann ist die heterologe Insemination am besten mit einer halben Adoption zu vergleichen. Das Kind hat die Erbmasse seiner Frau und eines fremden Mannes. Die künstliche Befruchtung mit Spendersamen hat aber im Vergleich zur Adoption den großen Vorteil, dass beide Eltern die Zeit der Schwangerschaft gemeinsam erleben und das Kind von der Geburt an bei sich haben. Außerdem wird ihr Kind von der eigenen Frau ausgetragen, geboren und gestillt. Sie entscheidet auch über die Qualität der vorgeburtlichen Umgebung – am besten rauch-, alkohol- und stressfrei. Schwangerschaft und Entbindung sind gemeinsame Erfahrungen. Für viele Paare geben diese Vorteile bei der Wahl zwischen Adoption, Kinderlosigkeit oder AID den Ausschlag.

Für Singlefrauen und lesbische Paare mit einem Kinderwunsch ist die künstliche Befruchtung mit Spendersamen die Lösung. Allerdings dürfen deutsche Ärzte nur verheiratete Paare behandeln. Der Weg in das benachbarte Ausland oder die Selbstinsemination ist für diese Frauen der einzige Weg.

Aufgepasst

- In (ausländischen) Privatkliniken ist die Samenqualität bei weitem nicht immer garantiert. Oft ist unklar, wie streng die Auswahl und Kontrolle von Spendern in bezug auf HIV, Samenqualität und andere Merkmale ist. Es sind Beispiele von dunkelhäutigen Ehepaaren bekannt, die über eine Privatklinik ein weißes Kind bekamen und umgekehrt. Erkundigen Sie sich vorher ausführlich über den Ruf der Klinik oder suchen Sie selbst einen Spender.

- Als alleinstehende Mutter sollten Sie nur Mutter werden wollen, wenn sie körperlich und geistig kerngesund sind und ein blühendes soziales Leben und Netz haben. Unterschätzen Sie nicht, wie schwer das Leben einer alleinerziehenden Mutter ist! Man muss gesund dazu sein und braucht Hilfe und Unterstützung dabei.

Verfahren und Chancen

Die künstliche Befruchtung an sich ist eine einfache Handlung. Am wichtigsten ist das Timing. Die Befruchtung muss kurz vor dem Eisprung stattfinden, wenn die Chance auf eine Schwangerschaft am größten ist. Der richtige Zeitpunkt kann über Ultraschallaufnahmen festgestellt werden, mit denen das Wachstum der Follikel verfolgt wird. Die Alternative ist ein Ovulationstest, ein Blut- bzw. Urintest, mit dem die Höhe des LH-Spiegels festgestellt wird.

Kurz nach dem starken Anstieg des LH-Hormonspiegels wird das Sperma eingeführt. Weil in der Klinik eingefrorener Samen verwendet wird, dessen Qualität etwas geringer ist als bei frischem Sperma, wird meist die so genannte Kappeninsemination gewählt. Dabei werden die Spermien mit einer speziellen Kappe direkt vor dem Muttermund platziert. Das soll zu einer besseren Aufnahme in die Gebärmutter führen und die Spermien vor dem möglicherweise ungünstigen Milieu der Scheide schützen. Die Kappe ist mit einem dünnen Schlauch verbunden, der an eine Spritze gekoppelt ist, in der sich das Sperma befindet. Nach etwa 1–2 Stunden wird die Kappe dann entfernt.

Die Schwangerschaftschance bei künstlicher Befruchtung mit eingefrorenem Spendersamen beträgt in einer Klinik zirka 10 Prozent pro Zyklus. Nach sechs Zyklen ist die Chance auf 45 Prozent gestiegen, nach 12 Zyklen auf 65 bis 70 Prozent. Sollte es dann noch immer nicht geklappt haben, ist noch IVF mit Spendersamen möglich. Auf diese Weise werden mit drei Versuchen zirka 20 Prozent der Frauen doch noch schwanger. Im Endeffekt werden also rund 90 Prozent der Frauen, die sich für die künstliche Befruchtung mit Spendersamen entschieden haben, schwanger.

Selbstbefruchtung

Selbstbefruchtung ist ein Kinderspiel. Dazu braucht man keinen Arzt. Ein sauberes Gefäß und eine nadellose Spritze aus der Apotheke reichen aus. Wichtig ist der richtige Zeitpunkt. Außerdem sollte man den Zyklusverlauf gut kennen. Ein Ovulationstest beweist dabei gute Dienste.

»Die Liebe zu einem Kind hängt nicht von den Genen ab.«

AUS DEM LEBEN

Julia: ›Hannah und ich wollten gerne Kinder. Ich bin die Jüngste von uns beiden, also sollte ich schwanger werden. Einen anonymen Spender wollten wir beide nicht. Wir fanden, dass ein Kind seinen Vater kennen sollte.‹

Hannah: ›Wir mussten also in unserem Freundeskreis Umschau nach einem Spender halten. Das ist keine leichte Sache.‹

Julia: ›Das Äußere spielt eine wichtige Rolle, außerdem muss der IQ stimmen. Das waren unsere Auswahlkriterien. In einer Liebesbeziehung macht man das schließlich auch so. Zuerst habe ich meinen Ex-Mann gefragt. Der hat es sich lange überlegt, wollte dann aber doch nicht.‹

Hannah: ›Ich hatte zwei Brüder, das schien uns eigentlich ideal. Aber keiner von beiden wollte und außerdem war die Frau des einen sehr dagegen.‹

Julia: ›Wir hatten noch einen guten Bekannten, den wir beim Segeln kennen gelernt hatten. Der war Junggeselle. Wir fuhren regelmäßig mit ihm aufs Meer. Dabei lernt man sich gut kennen. Hannah schrieb ihm einen Brief und gab ihm drei Monate Bedenkzeit. Ich hatte große Zweifel, dass er dazu bereit sein würde. Aber schon nach kurzer Zeit bekamen wir Antwort: »Phantastisch. Ich mache es.« Wir haben uns riesig gefreut.‹

Hannah: ›Wir haben noch zwei Monate gewartet, um ihm Zeit zu geben, gut darüber nachzudenken. Danach haben wir alles besprochen, auch die rechtlichen Konsequenzen. Wir haben eine Umgangsregelung vereinbart. Peter durfte einmal im Monat das Baby sehen, einmal bei uns, beim nächsten Mal bei ihm. Wir haben ihn gefragt, ob es Erbkrankheiten in seiner Familie gibt, was glücklicherweise nicht der Fall war. Peter hat keinen HIV-Test machen lassen. Er gehört nicht zu einer Risikogruppe und wir fanden es nicht nötig. Wir sprachen auch gleich über eventuelle weitere Kinder und damit war er auch einverstanden.‹

Julia: ›Peter wollte dann irgendwann mal das Kind als seines anerkennen, damit es ihn einmal beerben könne. Wir erschraken furchtbar. Wir wussten von Fällen, dass der Spender gerichtlich gegen die Mutter vorgegangen war, weil diese sich der Anerkennung durch den Vater widersetzte. Wir hatten eine Stiefelternadoption geplant, das hieß also, dass Hannah das Kind adoptieren wollte, und Peters Pläne würden das unmöglich machen. Also sprachen wir mit ihm. Glücklicherweise verstand er uns.‹

Hannah: ›Wir haben uns nicht gegen alles eingedeckt, das ist unmöglich. Wir haben aber miteinander abgesprochen, dass wir alle sechs Monate eine Besprechung haben würden.‹

Ein Dritter im Spiel

Julia: ›Wir hatten also einen Spender und die wichtigsten Dinge geregelt. Erst dann haben wir uns um die medizinischen Details gekümmert und um die Frage, wie wir es praktisch machen würden.‹

Hannah: ›Ich rief verschiedene Krankenhäuser an. Im einen wollte man uns zwar helfen, aber es ging dort sehr formal zu. Es musste zweimal ein HIV-Test durchgeführt werden, sofort und dann drei Monate später noch einmal. Außerdem waren Gespräche mit einer Sozialarbeiterin eingeplant. Wir hatten dieses Stadium eigentlich schon hinter uns und wollten das alles nicht noch einmal. Bei anderen Krankenhäusern lehnte man es ab, zwei Frauen zu helfen.

Endlich fand ich einen Arzt bei der Samenbank einer Universitätsklinik, der zu unserer großen Überraschung und Freude sagte: »Aber das könnt ihr doch selbst!« Er gab sogar einen Kurs, in dem man lernen konnte, sich selbst zu befruchten, aber der war leider voll besetzt. Wir haben einen Termin vereinbart und er hat uns genau erklärt, was und wie wir es tun mussten. Er gab uns Spritzen mit und braune Gläser für das Sperma. Julia musste ihren Eisprung beobachten und dazu haben wir einen Ovulationstest gebraucht.‹

Julia: ›Dann war da noch die Frage: Bei wem? Wir fanden es belastend für den Spender, der Sperma produzieren musste, und schlugen ihm vor, dass ich zu ihm kam. Wir haben Peter gebeten, rund um meinen Eisprung drei Tage Enthaltsamkeit zu üben. Keine einfache Frage.

An dem Morgen, an dem der Ovulationstest positiv war, habe ich ihn sofort angerufen. Abends, nach der Arbeit, habe ich den Zug genommen und habe ihn vom Bahnhof aus angerufen, damit er das Sperma produzieren konnte, solange ich noch weg war. Als er fertig war, rief er mich dann wieder zurück. Es war zehn Minuten zu Fuß zu seinem Haus, das war genau die Zeit, die das Sperma brauchte, um sich zu verflüssigen. Es musste innerhalb einer Stunde geschehen, was bedeutete, dass ich es bei ihm zu Hause einbringen musste.

Ich legte mich auf die Couch und Peter reichte mir auf einem Tablett die Spritze mit dem Sperma. Er ist sehr diskret und das ist angenehm. Er verließ das Zimmer, ich führte die Spritze ein und drückte sie langsam leer, wie ich es gelernt hatte. Das Einspritzen des Spermas sagte mir eigentlich gar nichts. Es war für mich eine klinische Handlung. Eigentlich musste ich dann kurze Zeit liegen bleiben, aber das habe ich nur beim ersten Mal gemacht.

Ich lief dann wieder zum Bahnhof. Merkwürdig war es schon, danach wieder in einem vollen Zug zu sitzen. Zur Sicherheit hatte ich eine Slipeinlage mitgenommen, das war praktisch.‹

Hannah: ›Beim ersten Mal hat es nicht geklappt. Beim zweiten Mal schon, aber nach neun Wochen hatte Julia eine Fehlgeburt.‹

Julia: ›Ich fand es schrecklich, dass es doch noch schief ging. Auch für den Spender. Wir hatten uns so viel Mühe gegeben. Wir haben meine erste Menstruation abgewartet und es gleich wieder versucht. Und dieses Mal hat es geklappt.‹

Hannah: ›Während der Schwangerschaft haben wir zweimal einen Ultraschall machen lassen und beim zweiten Mal Peter mitgenommen. Das macht die Schwangerschaft für alle vertraut und erfahrbar.‹

Julia: ›Peter besuchte uns vor der Geburt ein paar Mal mit Photos aus seiner Kinderzeit. Wir konnten sehen, wie er als Kind war. Er sagte auch, dass er das Baby öfter als einmal pro Monat sehen wollte. Aber das wollten wir nicht. Wir bekamen dadurch das Gefühl, einen Eindringling in unserem Haus und unserer Beziehung zu haben. Aber ich brachte es nicht übers Herz, ihm das zu sagen. Deshalb habe ich ihm einen Brief geschrieben, einen ziemlich deutlichen.‹

Hannah: ›Peter erschrak furchtbar, aber er akzeptierte, dass wir unsere Grenzen angaben. Wir wollten auch nicht, dass er bei der Entbindung dabei war. Wir haben ebenfalls erfahren, dass es unheimlich wichtig ist, alle Dinge, die sich ergaben, sofort zu besprechen.‹

Julia: ›Die Geburt verlief problemlos. Wir bekamen einen Jungen, Robert. Ich hatte einen Dammriss und musste nach der Entbindung sofort in den OP.‹

Hannah: ›Die Schwester legte Robert in meine Arme, während Julia weggebracht wurde. Ich habe ihn ganz lange ganz ruhig festgehalten und an mich gedrückt. Mit weit offenen Augen schaute er mich durchdringend an. Ich dachte: Er sieht dich. Wir waren sofort vertraut miteinander. Ich hatte nie das Gefühl, dass er ein Fremder war. Für mich ist es wichtig, wie Julia damit umgeht. Wenn sie ihn für sich behalten wollte, weil sie seine biologische Mutter ist, wäre das schwer für mich. Es ist wichtig, dass man Rücksicht aufeinander nimmt. Aber die Liebe zu einem Kind hängt nicht von den Genen ab, das weiß ich sicher.‹

Julia: ›Stillen war nicht gerade mein Ding. Es war Hannah, die mich immer wieder stimulierte, doch noch ein wenig durchzuhalten, weil es gut für ihn sei. Aber im Grunde war ich froh, als ich nach drei Monaten abstillen konnte.‹

Hannah: ›Natürlich stellen wir fest, dass die Umgebung manchmal merkwürdig reagiert. Sie wollen wissen, wer der Vater ist und wie wir zu einem Kind gekommen sind. Sie suchen auch ständig nach Ähnlichkeiten. Robert ähnelt Julia, aber auch Peter, aber das stört mich nicht weiter.‹

Julia: ›Robert ist jetzt vierzehn Monate alt. Wir wollen noch ein paar Monate warten und dann wollen wir ein zweites Kind.‹

Kinderspiel

Wenn alles klappt, ist Schwangerwerden ein Kinderspiel. Das gilt auch für die Selbstbefruchtung mit Spendersamen. Wenn zwei Frauen ein Kind wollen und Spendersamen haben, brauchen sie weiter niemanden, auch keinen Arzt. Das gilt auch für Paare, bei denen die Frau an Vaginismus leidet oder die aus anderen Gründen während der fruchtbaren Zeit keinen Geschlechtsverkehr haben können. In solchen Fällen kann eine künstliche Befruchtung mit Samen des eigenen Partners durchgeführt werden (man nennt das auch autologe Insemination oder AIH = artificial insemination of husband).

Eine Selbstbefruchtung ist wesentlich kürzer und einfacher als eine Prozedur im Krankenhaus. Aber die Verantwortung für den AIDS-Test und alle anderen Vorsorgemaßnahmen liegt dann beim Paar selbst. Es ist wichtig zu wissen, ob in der Familie des Spenders Erbkrankheiten vorkommen, ob er selbst gesund lebt, keinen Alkohol und keine Drogen nimmt und nicht raucht.

Wie weit man bei den Voruntersuchungen geht, hängt auch davon ab, wie gut man einen Spender kennt.

Der richtige Zeitpunkt

Wichtig ist der richtige Zeitpunkt der Befruchtung, und zwar nicht nur für die Frau, sondern auch für den Mann. Wenn der Spender drei Tage vor der Befruchtung enthaltsam bleibt, ist der Samen kräftiger. Das heißt also, dass der Spender sein Sexualleben auf den Zyklus der Frau abstimmen muss, für die er Samen spendet. Deshalb sollte eine Frau ihren Zyklus kennen (siehe dazu Kapitel *Den eigenen Zyklus kennen*). Der Spender kann sich dann darauf einstellen.

Eine Eizelle ist etwa zwölf Stunden lang fruchtbar. Am besten inseminiert man deshalb einen Tag vor dem Eisprung oder am Tag des Eisprungs selbst.

Wie oft und an welchen Tagen inseminiert wird, hängt von der Bereitschaft des Spenders und der geographischen Entfernung ab. Falls er dazu bereit ist, mehrere Male pro Monat zu spenden, hat man die meisten Chancen, wenn man an den fruchtbaren Tagen jeden zweiten Tag inseminiert. Wenn das für den Spender eine zu starke Belastung ist, sollte man am besten einen Ovulationstest benutzen, um die fruchtbarsten Tage festzustellen.

Siehe für mehr Informationen auch den Abschnitt *Liebe nach Plan* auf Seite 152.

Man nehme ein Marmeladenglas

Man nehme ein Marmeladenglas und eine Spritze – ohne Nadel, erhältlich in der Apotheke – und der Rest ist ein Kinderspiel. Darauf läuft es zumindest hinaus. Etwas detaillierter sieht die Prozedur wie folgt aus. Wenn der richtige Zeitpunkt gekommen ist, produziert der Spender über Masturbation Sperma und fängt es in einem sauberen Gläschen auf. Sperma verträgt keine Seife und anderen Mittel. Also: Gründlich mit heißem Wasser nachspülen und danach umgekehrt an der Luft, z. B. auf einem gebügelten Taschentuch auf der Heizung, trocknen. Das Glas darf keine Sei-

fenreste enthalten, auch nicht von einem Geschirrtuch oder Küchenpapier.

Für das Einführen des Spermas gilt eine minimale und eine maximale Wartezeit. Die minimale Wartezeit beträgt etwa zehn Minuten. In dieser Zeit verflüssigt sich das anfänglich leicht klumpige Sperma und wird wässrig. Das ist der richtige Zeitpunkt für die Insemination. Bei manchen Männern dauert die Verflüssigung etwas länger, manchmal bis zu einer halben Stunde.

Nach der Verflüssigung kann der Samen sofort eingebracht werden. Sollte das nicht möglich sein, kann das Sperma auch transportiert werden, und zwar bei Zimmertemperatur (18 bis 20 °C) in der Innentasche eines Mantels oder einer Jacke. Hitze, Kälte und Sonnenlicht schaden dem Sperma. Deshalb sind zum Transport dunkle Gläser oder eine lichtdichte Jacke ideal. Nach einer Stunde gehen die ersten Samenzellen ein, was aber nicht tragisch ist, da es die schwachen Zellen als erstes trifft. Aber innerhalb von zwei Stunden muss das Sperma eingeführt sein.

Zum Aufsaugen und Einbringen des Spermas wird eine saubere 2 cl-Plastikspritze verwendet, die in jeder Apotheke erhältlich ist. Wenn das Sperma aufgesaugt ist, drückt die Frau die Spritze so tief wie möglich in ihrer Scheide leer. Obwohl starker Samen immer nach oben schwimmt, ist es ratsam, nach der Insemination eine halbe Stunde liegen zu bleiben, eventuell mit einem Kissen unter dem Gesäß, damit das Sperma nicht wieder wegfließt. Und dann kommt die spannende Zeit des Wartens.

Aufgepasst

Im Handel sind Kappen erhältlich, die speziell für die künstliche Befruchtung entworfen worden sind. Sie werden am Gebärmuttermund angebracht, vakuumgezogen und dann wird der Samen hineingespritzt. Diese Kappen sind für die Insemination mit frischem Samen ungeeignet. Schon das Anbringen ist schwierig. Es besteht das Risiko, dass die Kappe nicht am Gebärmuttermund, sondern an der Wand der Vagina angebracht wird. Außerdem kann es zu Blutungen des Gebärmuttermundes kommen und Blut schadet dem Sperma. Eine Inseminationskappe bringt also unnötige Kosten mit sich und ist nicht nur unpraktisch, sondern kann auch leicht falsch benutzt werden.

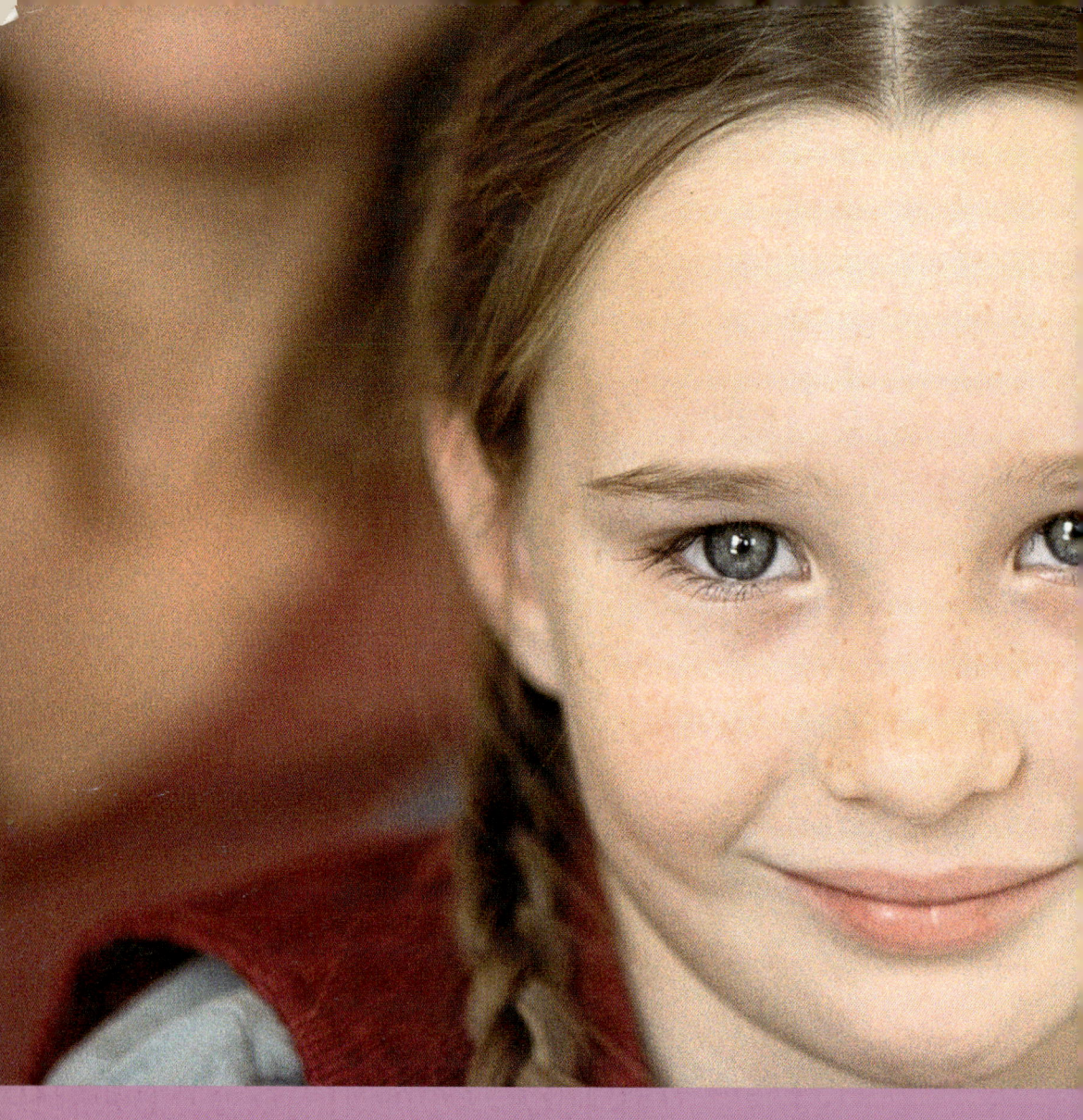

Wenn alle Versuche vergebens waren, wenn eine Schwangerschaft immer wieder ausblieb oder immer wieder in einer Fehlgeburt endete, bricht einmal der Augenblick der Wahrheit an. Der Augenblick, an dem man beschließen muss, die Fruchtbarkeitsbehandlungen zu beenden.

Nach der endgültigen Entscheidung kommt eine Zeit der Trauer. Die Umstellung geht nicht von heute auf morgen und braucht ihre Zeit. Eine neue Entscheidung steht an: Wie soll es jetzt weitergehen? Drei Möglichkeiten stehen offen: Adoption, Pflegeelternschaft oder ein Leben zu zweit.

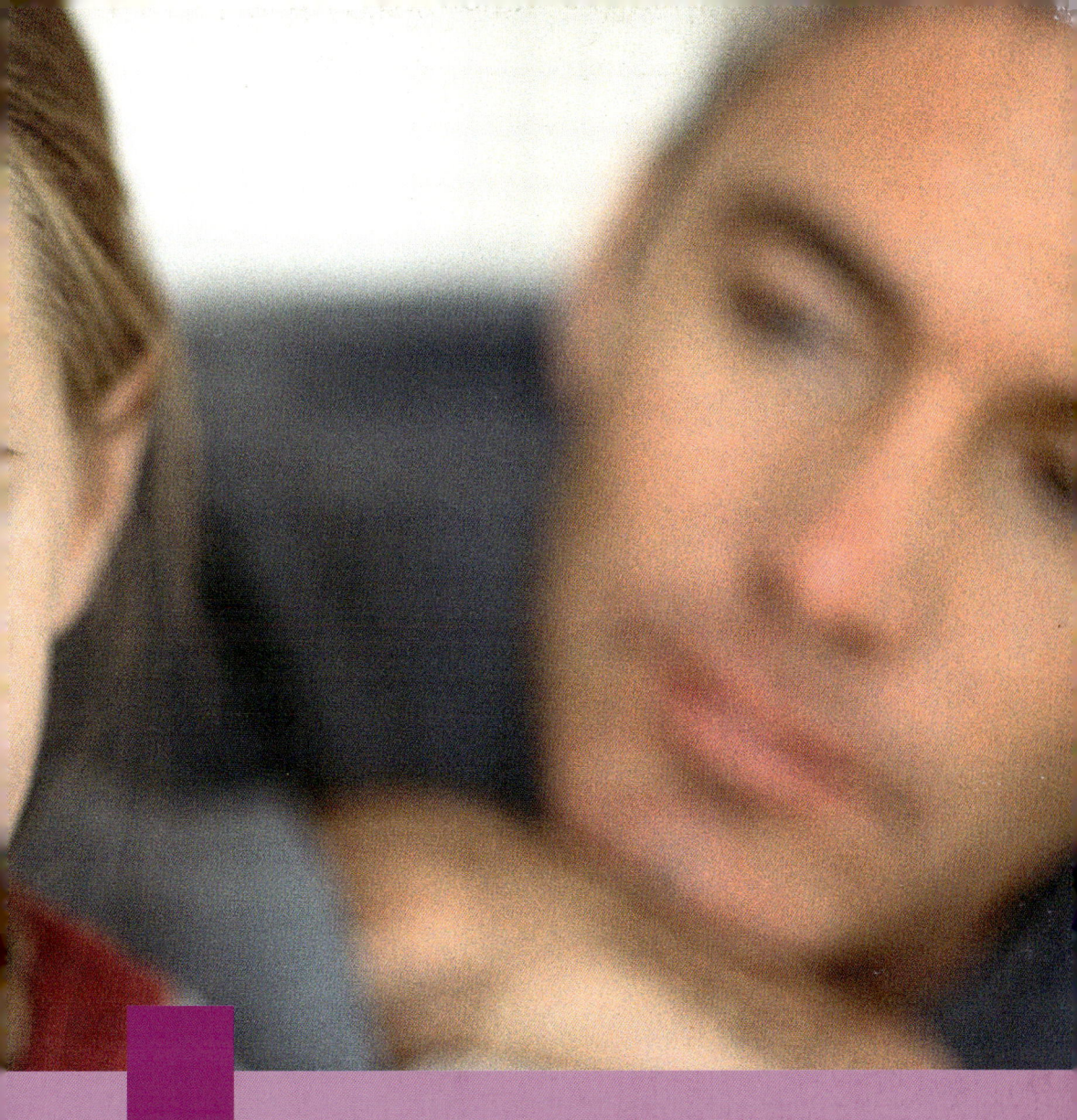

10

Wenn alle Versuche vergebens waren

Ein Leben zu zweit

Bei fünfzig Prozent der Paare, die sich für IVF entscheiden, bleibt die Behandlung ohne Erfolg. Manche stellen die Behandlung schon nach dem ersten Misserfolg ein, andere erst nach dem fünften oder sechsten. Es kann medizinische Gründe geben, um mit den Behandlungen aufzuhören, aber auch persönliche. Viele Paare finden nach einiger Zeit, dass es reicht, und ziehen sich aus dem klinisch-technischen Betrieb zurück. Ein schwieriger Augenblick. Man muss akzeptieren, dass alle Mühe umsonst war, dass man nie schwanger werden wird, dass der innige Wunsch, ein eigenes Kind zu bekommen, nicht in Erfüllung gehen wird und dass die Zukunft anders aussehen wird, als man sie sich erträumt hat.

Manchmal ist es der behandelnde Arzt, der findet, dass weitere Behandlungen zwecklos sind. Aber oft sind es auch die Paare selbst, die meinen, sie hätten genug versucht und die aufhören wollen.

Wann dieser Augenblick kommt, ist von Paar zu Paar verschieden. Ja, er kann sogar bei den Partnern verschieden sein. Manchmal hat der eine die Hoffnung noch nicht aufgegeben, während für den anderen die Grenze schon erreicht ist.

Wie auch immer: Die Entscheidung, die Behandlungen zu beenden und die Versuche einzustellen, ist rein persönlich. Für den einen ist die Grenze nach zehn IVF- oder anderen Behandlungen erreicht, für den anderen schon nach einer, für manche schon nach dem ersten Gespräch mit dem Gynäkologen. Manche entschließen dann sich zur Adoption oder zur Pflegeelternschaft, die anderen entscheiden sich für einen gemeinsamen Lebensweg ohne Kinder.

Ein Leben zu zweit, Adoption oder Pflegeelternschaft

Bei jeder Fruchtbarkeitsbehandlung, wenn eine Schwangerschaft immer wieder ausbleibt oder in einer Fehlgeburt endet, kommt einmal der Zeitpunkt, an dem man die Behandlung beendet. Manchmal entscheidet der behandelnde Arzt, dass eine Fortsetzung sinnlos ist, zum Beispiel, wenn nicht genug Eizellen heranreifen. Manchmal beschließt das Paar oder die Frau selbst, dass es genug war und manchmal ist es eine Kombination dieser drei.

In allen Fällen bedeutet diese Entscheidung, dass zunächst eine Zeit der Trauer anbricht. Viele Frauen haben das Gefühl, dass ihr Körper sie im Stich gelassen hat. Dass die monatlich wiederkehrenden Blutungen umsonst sind. Männer fühlen sich oft machtlos und verstecken ihre Gefühle. Aber vor allem empfindet jeder den tiefen Schmerz darüber, dass der Wunsch nach einem Kind nicht erfüllt wird. Mit nichts kann man Eltern so sehr treffen wie mit ihrem Kind und nichts trifft Menschen mit einem starken Kinderwunsch so sehr, wie die Mitteilung, dass dieser Wunsch nicht in Erfüllung geht.

Dann kommt die Frage: Und jetzt? Wie geht es jetzt weiter? Es sind noch drei Möglichkeiten offen: Eine Adoption, eine Pflegeelternschaft oder ein Leben zu zweit. Für eine Adoption ist Eile geboten, da es ein Höchstalter für die Bewerber gibt und das

Verfahren lang ist. Auch Pflegeeltern müssen ein Bewerbungsverfahren und eine Vorbereitungszeit durchlaufen. Beide Möglichkeiten sind zu komplex, um sie im Rahmen dieses Buches zu besprechen.

Wer eine Adoption oder Pflegeelternschaft ablehnt, entscheidet sich zwangsläufig für ein Leben zu zweit. Der Trauerprozess setzt dann in seiner ganzen Vehemenz ein. Eine schwere Zeit bricht an, die aber auch die Beziehung und das Leben vertiefen kann. Reden, vor allem auch miteinander reden, ist wichtig. Paare, die gut miteinander reden und ihre Trauer teilen können, überstehen diese Zeit oft recht gut. Nach einigen Jahren tut es weniger weh und das Leben nimmt wieder seinen Lauf.

Paare, die schlecht miteinander kommunizieren oder die einander im Laufe der Behandlung fremder geworden sind, sollten jetzt in ihre Beziehung investieren und aktiv daran arbeiten. Und sie sollten sich mit Schicksalsgefährten in Verbindung setzen, zum Beispiel über Patientenverbände. Sonst ist ihre Beziehung gefährdet.

Mehr Informationen über Adoption und Pflegeelternschaft: www.adoption.de; www.adoptierte.de; www.bundeszentral register.de/bzaa; www.pflegeeltern.de

Informationen erhalten Sie auch bei den Kinder- und Jugendämtern, Pflegeelternvereinen und Pflegeelternverbänden.

»Ich machte keinen Umweg mehr, wenn ich Kinder sah.«

Ellen: ›Ich wusste immer schon, dass ich Mutter werden wollte. Das stand für mich fest. Als ich dreißig war, beschlossen mein damaliger Mann und ich, dass die Zeit reif war. Obwohl, eigentlich war ich es, die so weit war.

Weil es nicht sofort klappte, sind wir schon nach einem halben Jahr zum Hausarzt gegangen. Der hat sofort das Sperma untersuchen lassen, aber das war in Ordnung.

Nach einem weiteren halben Jahr bekamen wir dann eine Überweisung zum Gynäkologen. Es stellte sich heraus, dass meine Eileiter verstopft waren. Eine deutliche Indikation für IVF. Aber die Wartelisten waren lang und ich musste zwei Jahre warten.

Ich hatte mich informiert und wusste, bevor ich mit der Behandlung begann, dass ich eine Chance von 15 bis 20 Prozent pro Behandlung hatte. So war das damals. Wir hatten uns auf sechs Versuche geeinigt, wovon wir einige selbst bezahlen mussten.

Aber das hatte ich gerne dafür übrig. Ich hatte *alles* dafür übrig.

Beim ersten Mal kalkuliert man den Misserfolg schon mit ein. Den akzeptiert man. Aber mit jedem Mal wird es schwieriger. Vor allem beim vierten Mal, als die Qualität eines Embryos besonders gut war, traf uns die anschließende Fehlgeburt hart. Jedes Mal beginnt man wieder bei null. Aber ich hatte einfach keine andere Chance schwanger zu werden.

Für mich kam noch erschwerend hinzu, dass mein damaliger Mann bei jedem missglückten Versuch eher erleichtert reagierte. Ich fühlte mich von ihm im Stich gelassen, hatte das Gefühl, alles allein durchstehen zu müssen.

Meine Arbeit als Sekretärin, die ich angenommen hatte, weil ich dachte, dass sie sich leicht mit Kindern vereinbaren ließe, gab ich auf und wurde Busfahrerin.

Nach dem fünften Versuch waren insgesamt schon sechzehn Embryos erfolglos eingepflanzt worden. Ich war schon seit fünf Jahren in Behandlung. Auf einmal dachte ich: Jetzt reicht es. Die Behandlung an sich fand ich nicht schlimm. Das würde ich sofort noch einmal machen. Aber immer wieder diese Enttäuschungen, ich konnte sie einfach nicht mehr ertragen.

Kurz nachdem wir die Behandlungen eingestellt hatten, ging unsere Ehe in die Brüche. Das hatte alles mit der misslungenen IVF-Therapie zu tun. Für mich ging eine Welt unter, aber meinem Ex-Mann machte es im Grunde gar nichts aus. Und über unsere Kinderlosigkeit reden konnten wir schon gar nicht. Wir hatten keinen Draht mehr zueinander. Und dann traf ich Lex. Wegen ihm habe ich mich dann auch scheiden lassen.‹

Lex: ›Ich war damals noch Junggeselle. Kinder kriegen war für mich noch kein Thema gewesen, aber eigentlich wollte ich schon welche.‹

Ellen: ›Das war ganz neu für mich: Ein Mann mit einem Kinderwunsch. Die Hoffnung blühte wieder auf. Mit ihm wollte ich es noch einmal versuchen.‹

Lex: ›Ich habe gleich gesagt, dass ich wahrscheinlich auch ein Fruchtbarkeitsproblem habe. Als kleiner Junge hatte ich eine Hodentorsion (Hodenverdrehung) und dadurch war ein Hoden abgestorben. Später hatte ich am übrig gebliebenen Hoden auch noch zweimal eine Torsion, also waren die Voraussetzungen nicht gerade optimal. Mein Samen, so stellte sich heraus, war in der Tat nicht gut genug für IVF. Allerdings kamen wir für ICSI in Betracht. Diese Behandlung stand damals aber noch in den Kinderschuhen und wir wussten nicht, welche Auswirkungen es auf das Kind haben würde.‹

Ellen: ›Inzwischen war auch bekannt, dass meine Eileiter durch Feuchtigkeit aufgeschwemmt waren, was sich ungünstig auf meine Schwangerschaftschancen auswirkte. Außerdem war ich eine DES-Tochter. Ein weiterer ungünstiger Faktor.‹

Lex: ›Als ob das alles noch nicht genug war, kam in meiner Familie auch noch Mukoviszidose vor. Wir sahen uns diese Liste an und beschlossen, auf weitere Behandlungen zu verzichten. Adoption war nichts für uns. Wir hatten in unserer direkten Umgebung ein paar Beispiele, wo es nicht gut gegangen war. Wir entschieden uns ganz bewusst für einen gemeinsamen Lebensweg zu zweit. Aber erst musste Trauerarbeit geleistet werden. Das war schwer. Noch jahrelang nagte der Zweifel in uns. War es wirklich richtig gewesen, die Behandlungen einzustellen? Wer weiß, vielleicht hatte die Natur doch noch eine Überraschung für uns in petto? Der Kinderwunsch blieb noch lange tief in uns lebendig.‹

Ellen: ›Für mich war es schon der zweite Trauerprozess. Ich fiel in ein tiefes Loch. Meine Arbeit füllte mich nicht aus und während der IVF-Therapie hatte ich zu wenig Energie, um mich weiter zu bilden. Jetzt, so fand ich, war es zu spät dafür. Ich vermied Kinderspielplätze, Schulen und vor allem schwangere Frauen. Auf dem Rummelplatz stieß mir einmal jemand dreimal mit einem Kinderwagen gegen die Beine. Ich ging heulend nach Hause.

Erst nach fast vier Jahren ging es mir wieder besser. Ich machte keinen Umweg mehr, wenn ich Kinder sah. Der Schmerz ließ nach.‹

Lex: ›Was uns am meisten geholfen hat, waren die Kontakte mit Leidensgenossen über den Patientenverein. Leidensgenossen findet man nicht spontan, in der eigenen Umgebung. Kinderlosigkeit ist ein Tabu, die Leute reden nicht darüber; sie finden, dass das Privatsache ist und dass es niemanden etwas angeht. Aber man *muss* mit jemandem sprechen, sein Gefühl teilen. Wir sind inzwischen Kontaktpersonen für den Patientenverein und stellen dabei fest, dass kinderlose Paare sich oft völlig von ihrer Familie und ihren Freunden isolieren. Aber so schafft man es nicht, seine Trauer zu verarbeiten.‹

Ellen: ›Ich habe mit einer Ausbildung zur Graphikerin angefangen und wir haben »Leihkinder«: Kinder von Freunden, mit denen wir eine besondere Beziehung aufgebaut haben. Das alles hat uns geholfen.

Was nicht heißt, dass ich akzeptiert habe, dass ich keine Mutter bin. Das finde ich noch immer unnatürlich. Aber wir schaffen es, damit zu leben.‹

Lex: ›Durch die Kinderlosigkeit bleibt in unserem Leben etwas unerfüllt, es ist wie ein Loch, vor allem jetzt, wo unsere Eltern alt werden und wir für sie sorgen müssen. Für uns ist später niemand da. Trotzdem machen wir Fortschritte. Wir sehen jetzt auch die Vorteile. Wenn wir Kinder gehabt hätten, würden wir uns jetzt Sorgen darüber machen, wie sie und ihre Kinder auf dieser überbevölkerten Welt mit all dem Schrecklichen, das passiert, leben und überleben würden. Diese Sorgen haben wir jetzt nicht.‹

Nachwort

Liebe Leserinnen und Leser,

Schwanger werden ist ein großes Ereignis im Leben einer Frau und ihres Partners. Ein Ereignis, dass uns nur noch ein-, zwei- oder dreimal im Leben trifft. War es früher „das Schicksal", ob und wie viele Kinder man bekam, so ist es jetzt für die meisten Frauen – und Männer! – eine bewusste Entscheidung geworden.

Gleichzeitig wurden in den letzten 10–20 Jahren viele wissenschaftliche Erkenntnisse verfügbar über Genetik und äußere Einflüsse auf die Reproduktion. Äußere Einflüsse können die Reproduktion beeinträchtigen und auch schaden. Dies beginnt schon vor der Empfängnis: Rauchen z.B. oder sogar auch Mitrauchen vermindert stark die Fruchtbarkeit bei Männern und Frauen und kann schon kurz nach der Konzeption die Eizellproduktion der Mädchen schädigen. Folsäure dagegen erhöht die Chance auf ein gesundes Kind. Ein Kind wächst nie mehr so schnell wie in der ersten Woche nach der Konzeption. Wenn eine Frau nur einen Tag über die zu erwartende Regelblutung ist, ist die Fruchtanlage bereits 5 mm groß. 10 Wochen später ist die empfindlichste Phase im Leben des Kindes bereits vorbei. Deshalb ist es wichtig, eine Schwangerschaft gut vorzubereiten und bereits vor der Konzeption die Lebensweise darauf einzustellen. So erhöht man die Chance auf einen schnellen Schwangerschaftseintritt und ein gesundes Kind und verhindert, dass das werdende Kind schädlichen Einflüssen ausgesetzt ist.

Es gibt jedoch noch einen anderen wichtigen Grund, um beizeiten über eine Schwangerschaft nachzudenken. Man soll sich frühzeitig die Frage stellen, ob man Kinder bekommen möchte. Nach dem 30. Lebensjahr nimmt bei der Frau die Reproduktionsfähigkeit ab und nach dem 35. Lebensjahr geht es sehr schnell. Wenn man zu lange wartet, kann es durchaus sein, dass es nicht mehr zu einem Schwangerschaftseintritt kommt. Nicht nur das Alter, sondern auch andere Fruchtbarkeitsstörungen können Probleme verursachen. 15 Prozent der Paare sind ungewollt kinderlos und suchen einen Frauenarzt auf, um sich helfen zu lassen.

Es muss dann zunächst durch entsprechende Untersuchungen geklärt werden, wo die Ursache für die Kinderlosigkeit liegt, um dann so gezielt wie möglich zu behandeln. Der Arzt spielt dann als Dritter im Bunde eine wichtige Rolle bei Ereignissen, die sich normalerweise nur innerhalb einer Beziehung abspielen. Auch hier wiederum ist es wichtig, sich gut auf die Behandlung vorzubereiten und sich darüber Gedanken zu machen, wie weit man bei der Behandlung gehen will. Es ist wichtig, sich in diesen Fällen genau zu informieren und sich über den aktuellen Stand der Wissenschaft klar zu werden.

Dieses Buch soll Ihnen zuverlässige Informationen über alle Aspekte der Fruchtbarkeit und des Schwangerschaftseintritts geben. Es stellt die Chancen und Risiken der verschiedenen Behandlungen dar und zeigt Wege auf, um die Chancen für einen Schwangerschaftseintritt zu erhöhen.

Außerdem hilft es Ihnen, gut vorbereitet in die Schwangerschaft hineinzugehen.

Mit freundlichen Grüßen
Prof. Dr. K. Diedrich
Klinik für Frauenheilkunde und Geburtshilfe – Universitätsklinikum Lübeck

Anhang

Glossar

AID artifical insemination by donor
künstliche Befruchtung mit Spendersamen

AIH artifical insemination by husband
s. autologe Insemination

autologe Insemination
künstliche Befruchtung mit Samen des eigenen Partners

DES Diethylstilbestrol
synthetisches Östrogen

donogene Insemination
Insemination mit Spendersamen

EUG
s. Extra-Uterin-Gravidität

Extra-Uterin-Gravidität
Eileiter- oder Bauchhöhlenschwangerschaft

FSH
follikelstimulierendes Hormon

GIFT Gamete Intra Fallopian Transfer
Einbringen von Eizelle und Sperma in den Eileiter

HCG humanes Chorion-Gonadotropin
stimuliert den Eisprung

heterologe Insemination
Insemination mit Spendersamen

ICSI Intracytoplasmatische Spermainjektion
die Samenzelle wird direkt in die Eizelle eingebracht

Intracytoplasmatische Spermainjektion
s. ICSI

Intrauterine Insemination
Einbringen von aufbereitetem Sperma in die Gebärmutter

In-Vitro-Fertilisation
Reagenzglasbefruchtung

IUI
s. Intrauterine Insemination

IVF
s. In-Vitro-Fertilisation

Kappeninsemination
Methode der künstlichen Befruchtung, Platzierung von Sperma vor dem Muttermund mit Hilfe einer Kappe

Kryokonservierung
Einfrieren von Embryonen

Laparoskopie
Bauchspiegelung

LH
luteinisierendes Hormon, löst den Eisprung aus

MESA mikrochirurgische epidymale Spermienaspiration
Entnahme von Samenzellen aus dem Nebenhoden

PESA Precoutanous Epidimydale Sperm Aspiration
Absaugen von Samen aus dem Nebenhoden mit einer dünnen Nadel

Progesteron
Gelbkörperhormon

TESE testikuläre Spermienextraktion
Gewinnung von unreifen Samenzellen aus dem Hoden

Stichwortverzeichnis

Anhang

Anhang

Bibliografische Information der Deutschen Bibliothek
Die Deutsche Bibliothek verzeichnet diese Publikation in der Deutschen Nationalbibliografie; detaillierte bibliografische Daten sind im Internet über http://dnb.ddb.de abrufbar

Programmplanung: Sibylle Duelli

Außenlektorat: Silvia Knöpfel

Umschlaggestaltung:
Cyclus · Visuelle Kommunikation, Stuttgart

Textzeichnungen: Christian Lackner
Fotos innen: 14–15, 34–35, 100–101, 122–123, 264–265 Mauritius
alle übrigen: Archiv der Thieme Verlagsgruppe

222–223 Superbild
Die abgebildeten Personen haben in keiner Weise etwas mit der Krankheit zu tun.

1 BEIBLATT

2/06

Aus dem Niederländischen übertragen von Karin Arends-Kailer

© Mariël Croon 2004
© der deutschen Übersetzung 2005 TRIAS Verlag in MVS Medizinverlage Stuttgart GmbH & Co. KG
Oswald-Hesse-Str. 50
70469 Stuttgart
Printed in Germany

Satz: Fotosatz H. Buck, Kumhausen
Druck: Grafisches Centrum Cuno, Calbe

Gedruckt auf chlorfrei gebleichtem Papier

ISBN 3-8304-3284-4   1 2 3 4 5 6

Wichtiger Hinweis:
Wie jede Wissenschaft ist die Medizin ständigen Entwicklungen unterworfen. Forschung und klinische Erfahrung erweitern unsere Erkenntnisse, insbesondere was Behandlung und medikamentöse Therapie anbelangt. Soweit in diesem Werk eine Dosierung oder eine Applikation erwähnt wird, darf der Leser zwar darauf vertrauen, dass Autoren und Verlag große Sorgfalt darauf verwandt haben, dass diese Angabe **dem Wissensstand bei Fertigstellung des Werkes** entspricht.
Für Angaben über Dosierungsanweisungen und Applikationsformen kann vom Verlag jedoch keine Gewähr übernommen werden. **Jeder Benutzer ist angehalten,** durch sorgfältige Prüfung der Beipackzettel der verwendeten Präparate und gegebenenfalls nach Konsultation eines Spezialisten festzustellen, ob die dort gegebene Empfehlung für Dosierungen oder die Beachtung von Kontraindikationen gegenüber der Angabe in diesem Buch abweicht. Eine solche Prüfung ist besonders wichtig bei selten verwendeten Präparaten oder solchen, die neu auf den Markt gebracht worden sind. **Jede Dosierung oder Applikation erfolgt auf eigene Gefahr des Benutzers.** Autoren und Verlag appellieren an jeden Benutzer, ihnen etwa auffallende Ungenauigkeiten mitzuteilen.